Mind over mood:

Change how you feel by changing the way you think
(second edition)

理智胜过情感

如何改变你的抑郁、焦虑、愤怒和内疚情绪

（第二版）

[美] 丹尼斯·格林伯格　　克里斯提娜·A.帕蒂斯凯 ／ 著
（Dennis Greenberger）　　（Christine A. Padesky）

宋一辰　李稔秋 ／ 译

中国轻工业出版社

图书在版编目（CIP）数据

理智胜过情感：如何改变你的抑郁、焦虑、愤怒和内
疚情绪：第二版／（美）丹尼斯·格林伯格，（美）克里斯
提娜·A.帕蒂斯凯著；宋一辰，李稔秋译．—北京：中国
轻工业出版社，2018.2（2025.5重印）

ISBN 978-7-5184-1650-9

Ⅰ.①理⋯　Ⅱ.①丹⋯②克⋯③宋⋯④李⋯
Ⅲ.①情绪障碍－普及读物　Ⅳ.①R749.4-49

中国版本图书馆CIP数据核字（2017）第249275号

版权声明

责任编辑：戴　婕　　　责任终审：杜文勇
策划编辑：戴　婕　　　责任校对：刘志颖　　　责任监印：吴维斌

出版发行：中国轻工业出版社（北京鲁谷东街5号，邮编：100040）
印　　刷：三河市鑫金马印装有限公司
经　　销：各地新华书店
版　　次：2025年5月第1版第8次印刷
开　　本：710×1000　1/16　印张：22.25
字　　数：196千字
书　　号：ISBN 978-7-5184-1650-9　　定价：68.00元
读者热线：010-65181109
发行电话：010-85119832　　　010-85119912
网　　址：http://www.chlip.com.cn　　http://www.wqedu.com
电子信箱：1012305542@qq.com
版权所有　侵权必究
如发现图书残缺请拨打读者热线联系调换
250706Y2C108ZYW

推荐序

观察你用来观察世界的透镜

Greenberger 博士和 Padesky 博士的这本《理智胜过情感：如何改变你的抑郁、焦虑、愤怒和内疚情绪》（第二版），教我们理性地认识和调节情绪。这很对一些人的胃口，他们以为读过这本书之后，就可以找到办法，一劳永逸地消灭那些"不理性"的情绪反应。我得说，这是一个误解。这本书并不教人对抗情绪。

情绪是自然反应的一部分，不必对它抱有敌意。

有些人不喜欢情绪，害怕情绪。我们喜欢夸一个人"情绪稳定"，任何情况下都把它看成褒义词，甚至有新闻报导闹过笑话，说某地突发事故，处理得法，死难者家属纷纷"情绪稳定"。——遭遇死伤大事，谁要是真能平心静气，那就怪了。这不过是作者的一厢情愿，代表了我们对情绪的某种认识。

与其说理智"胜过"情感，我倒觉得，不如说成是"合作"或者"协调"，更契合这本书的主旨。一提胜负，总觉得是两军对垒，你死我活的架势。其实，一个人的理智和情感原本可以合作无间，类比于大象和骑在大象背上的人。这是乔纳森·海特在《象与骑象人》一书中的比方。人首先是情绪的动物，然后才有理智。情绪就像大象，代表着人类最原始的冲动，论力气，论强壮，它厉害百倍。而理智就像骑在象背上的人，单薄，纤弱，他不能扭转或阻止大象的脚步，但他总能想到种种办法，与大象默契配合，坐在象背上四处遨游。

具体有哪些办法呢？读者可以在《理智胜过情感》里学到。

这是一本认知治疗的普及读物。认知治疗是我最早学习的心理治疗的流派，也是目前在国外应用最广、获得研究证据最多的流派。从理论上来说，可以溯源到古希腊哲学，当时就已经发现了人的主观想法，是如何决定人对外部世界的反应。从 20 世纪开始的认知革命，不过是把这一思想用更具体的操作方法、更完备的术语体系表达出来。几千年前我们就知道，我们看到的世界未必是真实的世界，每个人都隔着一层透镜观察它。而直到现在，认知治疗才开发出这样的方法，让我们有机会摘下自己的透镜，欣赏它、感受它、理解它，甚至改造它。

我们无法看到真实世界。无论再怎么努力做到客观，都一定会有自己的视角，有信息的取舍，有经验的补充，经过联想和推理，最后得到极具个性化的结论。换句话说，我们无论如何都会隔着一层透镜。但总体而言，当人们开始有意识地观察和讨论这个透镜本身（looking at the belief）——而不只是无意识地透过它观察这个世界（looking through the belief）——都可以算是认知的一次重大升级。你从"认知"的领域跨越到"元认知"的领域：对认知的认知。

认知疗法，就是帮助人实现这一升级的过程。

它不负责帮我们判断好坏对错：哪些情绪是好的，哪些情绪是过分的，哪些情绪是痛苦的但是有用的……这些你都可以有自己的选择。它告诉你的是，情绪是可以被认识的。它邀请你用一种相对客观的方式，来观察你身上的那些主观反应。每一种情绪的背后都有规律可循。一旦你掌握了这些规律，再看自己身上的那头"大象"时，它就不再是一身蛮力、只知道横冲直撞的怪物。你可以跟它对话，与它合作。经历过这个变化的人都会知道，这种体验是何其的美妙！

但并不是"有情绪问题"的人才需要这个过程。某种意义上，不把它看成是"治疗"，而看成一种自我认识、自我提升的过程，可能更贴切一些。

《理智胜过情感》这本书，是认知治疗的一个浅近的入门。它在西方世界是长销不衰的心理自助书，中文版第一版在国内也有很大的影响力。我本科学心理学，当时就慕名读过这本书，后来读博士时系统学习认知治疗，又把这本书读了好几遍。当时的初衷是学习书中的理论和方法，但其实阅读的过程也大大有助于我调适自己的心态。

《理智胜过情感》出自大师之手，但并不深奥。它把复杂的理论变成简洁优美的、可用的方法，贴近每个人的生活，既准确又生动。它可以作为专业人士的学习材料，也可以作为没有专业背景的读者的自助工具书。我向大家推荐这本书！

李松蔚

2017 年 11 月 21 日写于清华园

前　言

鲜有书籍能彻底改变人的一生，而《理智胜过情感》（*Mind Over Mood*）正是这样一本书。Greenberger 和 Padesky 将心理学中的智慧与科学提炼为简明易行的改善指南，本书值得心理治疗师、患者以及所有想要改变生活的人们反复阅读。

当我在 20 世纪 50 年代末研究认知疗法时，从未想过它有朝一日能成为如此有效和广为人知的心理治疗方法。最初，认知疗法（Cognitive Therapy）被用于治疗抑郁症，随后发展成为认知行为疗法（Cognitive Behavior Therapy, 简称为 CBT）。现如今，认知行为疗法因其卓越的治疗效果，成为全世界应用最广泛的心理治疗方法。

认知行为疗法在治疗抑郁症、惊恐障碍、各类恐惧症、焦虑、愤怒、压力应对障碍、人际关系障碍、药物或酒精滥用、饮食障碍、精神病以及其他心理问题方面卓有成效。本书向读者阐释了治愈所有心理问题的核心原则。

《理智胜过情感》是第一本将认知行为疗法的内容和步骤以通俗易懂的形式呈现给大众的书，是认知行为疗法的发展道路上一道卓越的里程碑。Greenberger 和 Padesky 根据自己的临床经验，为读者们提供了一系列引导问题、提示和工作表，作为逐步改善的工具和方法。本书是心理健康专业的研究生以及精神科住院医生的教科书之一，用简练的语言描述了认知行为疗法的所有要点，具有高度的自助性，也可辅助治疗使用。作为认知行为疗法的畅销书，本书第一版曾被翻译为 22 种语言。

在《理智胜过情感》的第二版中，两位作者对焦虑的治疗方式进行了令人欣喜的完善，并且融入了正念、接纳、宽容、感恩和积极心理学的内容，帮助读者更好地运用认知行为疗法来疏解苦恼，建立幸福快乐的人生。

我与 Greenberger 和 Padesky 是相识多年的同学、同事和友人，他们融合了彼此出众的才华与经验，促成了本书的诞生。Dennis Greenberger 在认知行为疗法的临床应用方面拥有独到的创新和丰富的经验，他在工作中会接触很多挑战性的案例，如具有自杀倾向的患者。Greenberger 博士在加州的纽波特比奇创建了焦虑与抑郁中心诊所，该诊所是为需要帮助的儿童、青少年和成年人提供认知行为疗法服务的模范机构。除了管理诊所之外，Greenberger 博士也对精神科住院医师和心理学研究生进行学术指导。

Christine Padesky 与我已共事 34 年，曾为全世界数以千计的治疗师讲授认知疗法。她对认知行为疗法具有极为深刻的理解，与来访者之间温暖、边界清晰且专注的关系令人称羡。Padesky 博士在 1983 年于加州亨廷顿海滩创立了认知疗法中心，培训了无数的治疗师，该中心现已成为国际认知行为疗法的培训基地。Padesky 博士在同行中享有很高的声誉，曾获多项国际和州际奖项。

本书凝练了 Greenberger 博士和 Padesky 博士多年的治疗与教育经验。我与 John Rush、Brain Shaw 和 Gary Emery 合著的《治疗抑郁的认知疗法》（*Cognitive Therapy of Depression*）革新了治疗方法的实施方式，这本《理智胜过情感》建立了认知行为疗法的施用标准。书中清晰的指导能帮助患者和治疗师更为准确地利用认知行为疗法改善自身的状况，是一本绝佳的认知行为疗法使用手册。

Aaron T. Beck，医学博士
宾夕法尼亚大学精神病学荣誉教授
美国贝克学院名誉会长

致　谢

我们由衷地感谢 Aaron T. Beck 先生为发展认知疗法做出的开创性贡献。他的工作成果是《理智胜过情感》的理论基石和灵感来源。Beck 先生是我们两人的导师、同事和朋友，是他让我们明确了毕生的职业方向，最终成为心理学工作者。他对我们编写本书提供了积极的支持，并给出了许多宝贵的反馈意见，大大提升了本书的价值。我们希望本书的第二版能够继续准确地呈现 Beck 先生认知行为疗法（CBT）的观点，为读者提供清晰的引导，方便读者进行自助——这是 Beck 先生工作的核心理念，也是他传承给我们的精神财富。

Kathleen A. Mooney 女士审校了本书早期的版本，并对每章内容都提供了细致的反馈。她是一名优秀的认知流派治疗师，为人细腻诚恳，拥有无限的热情和创造力，同时，她还具有专业的文字编辑能力和视觉设计才能，她对本书的内容和形式都做出了巨大贡献。例如，是她建议我们增加"小帮手"和"小提示"这种形式的，并且她还为之设计了图示，方便读者找到这部分内容。她慷慨地提供了许多想法，让本书一步一步变得更完善。

Guilford 出版社的编辑 Kitty Moore 女士是本书的坚定支持者，她一直鼓励着我们。事实上，我们接触过的每一名 Guilford 出版社的工作人员，都是那么专业、那么聪慧、那么正直，这大概就是 Guilford 能成为心理健康书籍出版行业领军者的原因。我们还要特别感谢主编 Seymour Weingarten 先生，他一直和我们秉承着相同的理念。

Rose Mooney 女士对本书第一版的草稿给予了反馈，据此，我们重新构架了本书某几章的内容，以增加可读性。Rose Mooney 女士是一位理想的读者，她细心而有洞察力，为我们的成书帮了大忙。

　　本书的内容来自于认知行为治疗师的集体智慧。我们感谢全世界研究者辛勤的工作，是他们孜孜不倦地帮助人们摆脱情绪的桎梏。许多治疗师对本书的第一版给予了肯定，并以各种创造性的方式将本书应用在来访者身上。有些治疗师还将他们使用后的感想告诉了我们，建议我们今后应如何修订本书。能在认知行为治疗领域收获如此多的友谊和共同工作的机会，我们感到万分荣幸。本书第二版就是在这样的基础上诞生的，这是一门实证取向的疗法，是艺术性与科学性的融合，它是千百名治疗师和学者们智慧的结晶。

　　最重要的是，我们要感谢本书第一版的百万读者们。你们之中，有些人认真地在书上每一页都写满了字，字字都是思维的火花和真挚的情感。有些人把书中的工作表复印了一遍又一遍，直到熟练地掌握了管理情绪的技能。你们的努力、承诺和感人的回复，都让我们备受激励。为此我们花了三年的时间写出了本书的第二版。另外还要感谢我们曾接待过的来访者们，你们提出的问题、分享的体验，加深了我们对人类情绪变化规律的理解。尽管我们不能将你们的名字一一列出，但我们相信，这本书就是对你们最好的回馈，感谢你们开放的心态和不懈的努力。是你们教会我们，如何成为更好的治疗师和写作者。我们从你们身上学到的东西，都会反映在这本书里面。

　　最后，我们还要感谢彼此。共同写作本书的过程充满快乐，我们总是有新的发现。基本上可以这样说，这本书的每一页都是我们两人一起写的——这是个相当累人的过程，但绝对比我们单独一人写出来的效果好多了。

Dennis Greenberger

Christine A. Padesky

关于我们私人的致谢：

　　感谢我妻子 Deidre Greenberger 女士的温暖和爱。她对我本人、对本书都怀着坚定的信念，这是我的力量和灵感之源。她将自己的才智、幽默、率真、好奇和聪慧赋予了本书，也赋予了我。还要感谢 Elysa Greenberger 和 Alanna

Greenberger，她们是上天赐给我的最珍贵的礼物。

我每周都会和焦虑与抑郁中心的几名伙伴进行非正式的讨论，他们也为本书做出了贡献，他们是 Perry Passaro、Shanna Farmer、David Lindquist、Janine Schroth、Robert Yeilding、Bryan Guthrie 和 Jamie Flack Lesser。我们思维激荡式的讨论既遵循 CBT 的基本原则，又扩展了 CBT 的范围边界，这种方式影响了本书第二版的写作。这些治疗师将本书中所讲的规则和方法灵活应用，为来访者带来了积极的效果，我被他们的创造性深深折服，从中收获了太多。特别要感谢我的挚友兼值得信赖的工作伙伴 Perry Passaro。是他让我的思维更敏锐，帮助我扩展思路，使我对认知疗法的意义有了更深的了解。

Dennis Greenberger

我的整个职业生涯都得益于 Aaron T. Beck 先生。正是他的第一本书为我的职业生涯勾勒出了完整的图景。在我们将近 40 年的友谊里，我从他身上学到了数不清的东西，是他让我生命的每一年都变得更丰富。他的好奇心、创造力、幽默感、合作精神和仁爱之心，每天都在激励着我，至今不衰。

Kathleen Mooney 与我共同相伴了 35 年，她参与了我所有的 CBT 项目。她对好的想法有高超的识别能力，并能够以创造性的视角将这些想法更好地实现出来，本书就是一个体现。Kathleen 用她积极的精神、诚恳的态度、始终如一的支持和幽默感，不断激励着我。无论是开拓新版图还是找寻回家的路，我都依赖她的智慧和指引。因为她，我每天都变得更好！

Christine A. Padesky

致临床工作者和对本书感兴趣的读者的一封信

科学研究表明，认知行为疗法（CBT）对广泛的心理问题都有显著的疗效，包括抑郁、焦虑、愤怒、进食障碍、物质滥用、关系问题，等等。《理智胜过情感》是一本极具操作性的工具书，将CBT各种技术一步一步地拆解开，手把手地教给你如何使用。本书旨在帮助读者更深刻地理解自身的问题，让生活发生根本性的改变。读者既可以使用本书自助，也可以在治疗师的陪伴下使用本书。

对于治疗师来讲，《理智胜过情感》可以帮助你设计治疗方案，帮你强化CBT的某些技巧以教授给来访者，还可以帮助你的来访者在治疗结束之后继续发展自助能力。本书包含内容丰富的工作表和情绪量表，可以帮助来访者将在咨询室里学到的东西应用到日常生活当中，增加来访者的参与度，使技能迁移变得更轻松。CBT的技能学习是循序渐进的，有时候，新技能的获得需要建立在掌握原有技能的基础之上，本书就是按照这样的方式编排的。本书中设计了许多"小帮手"，还针对操作过程中常见的困难列出了许多问题解决指导，这都可以帮助读者们成功地应用CBT法则来解决他们的问题，体验更大的快乐，提高生活满意度。

《理智胜过情感》第一版发行后，得到了读者们的广泛支持，我们诚惶诚恐。我们写作本书的原意，是希望用实证研究探讨心理治疗的有效性，帮助治疗师们提升他们的治疗效果。不过，CBT最令人兴奋的一点就是，它不仅授人以鱼，还能授人以渔，帮助来访者成为自己的治疗师。我们衷心地希望本书能够作为一本思路清晰、使用方便的教学手册，既能帮助读者自助，又能指导治疗师助人。

《理智胜过情感》曾获得行为与认知治疗协会（Association for Behavioral and Cognitive Therapies）颁发的首届优秀自助图书奖。优秀自助图书奖只颁发给具有如下特征的书籍：

- 使用认知行为的原则
- 所提供的方法有实证研究支持
- 书中不包含与科学证据相违背的建议或方法
- 所提供的方法，疗效应具有一致性和普遍性
- 应具有优秀的心理治疗实践性

治疗师们可以对本书中所提供的方法具有足够的信心，几十年间，研究不断证明，这些技术对抑郁、焦虑及其他情绪问题有着良好的疗效，来访者可以放心使用，并从中获益。研究显示，学习过本书技巧的来访者们不但康复效果好，而且情绪提升效果可以维持相当长的时间（复发率低），更重要的是，他们可以独立自主地应用这些技能，不再需要一直依靠治疗师。

《理智胜过情感》第二版在第一版的基础上全面更新，反映了近20年最新的研究成果和临床经验。新版中加入了一些新的有实证支持的方法，包括：想象、接纳、正念；恐惧阶梯、焦虑的暴露疗法；忍耐不适感和不确定感；积极心理学的内容。新版本还全面更新了有关行为激活、放松、处理情绪的认知重构法的表述，同时保留了第一版中最易被读者接受的核心结构。

这些年里，我们不断地被阅读过《理智胜过情感》的治疗师和普通读者所感染，惊讶于他们能如此创造性地使用这本书。全球许多心理研究所和精神科实习项目都将本书作为学习CBT的参考书目。《理智胜过情感》至今已被翻译成22种语言，事实证明，本书中所讲授的各种技巧，对于不同文化背景、不同经济水平的读者来说，具有普遍的效果。

一个同事告诉我们，她曾去过孟加拉的一个诊所，看见一位女士在地上用棍子划来划去。走近一看才发现，那位女士正在用棍子写《理智胜过情感》第一版中介绍过的思维记录表。另一个同事告诉我们，澳大利亚的土著头人发现，《理智胜过情感》第2章讲到的五因素模型是CBT中最具有跨文化特性的理论之一，和他们部落流传至今的祖先智慧有着异曲同工之妙。这本书的应用范围是如此广

泛，戒毒中心、临床心理机构、医院、法庭、流浪人群救助组织，等等，都在使用本书。当然，更多购买这本书的人是个体使用者，他们或希望通过本书寻求自助，或经心理卫生机构推荐而购买本书。这充分说明，无论是专业人士还是普罗大众，大家对于学习到可行的、科学的情绪处理方法是多么地渴求。

本书的第一版还有一本配套书籍，《理智胜过情感治疗师指南》（*Clinician's Guide to Mind Over Mood*），其中提供了一些更深入更有效的治疗方案，帮助专业人士在治疗过程中应对不同的心理问题。这本配套指南的最新版本已在 2016 年出版。

我们希望，《理智胜过情感》第二版仍旧是一本实用的指导书籍，继续帮助人们改善情绪，让生活变得更积极。在使用本书的过程中，不管你是用一根棍子在地上划来划去，还是在电子设备上记录点滴，目的都是一样的——愿书中的技巧能让你变得更快乐，对生活更满意。

我们建议，治疗师们在应用本书帮助来访者的时候，保持好奇开放的心态和不断学习的视角。世界上每个人的体验都是独特的，而书中的原理则关注的是人类普遍的发展变化规律。在本书第一版问世之后，心理学知识和心理治疗原理出现了许多新进展。我们尽可能地将这些新发现和新观点写进第二版里，希望能够最大限度地表现这门学科的实证性和前沿性。

Dennis Greenberger

Christine A. Padesky

目　录

1

《理智胜过情感》将如何帮助你

牡蛎能从一粒沙中造出一颗珍珠。沙粒惊扰了牡蛎，但牡蛎用保护性的光滑外膜来裹住沙粒，同时缓解了自身的痛苦。正是这层保护性的外衣造就了美丽的珍珠。对于牡蛎而言，不适的刺激物成为了孕育美丽新事物的种子。同样地，《理智胜过情感》将帮助你从现有的不适中发现有价值的新事物。书中描述的方法可以让你感觉好起来，并且在眼前的问题解决后长远地影响你的人生。

我们希望，你能和其他用书中的方法解决问题的人们一样，将引领你阅读《理智胜过情感》的不适看作"塞翁失马，焉知非福"。这件事将给予你探索新视角的机会和动力，并让你更好地享受未来的生活。

本书将如何帮助你？

《理智胜过情感》将传授你有效解决抑郁、焦虑、愤怒、恐慌、嫉妒、内疚、羞愧等情绪问题的策略、方法和技巧。书中的方法还能帮助你解决人际关系问题，更好地应对压力，提升自尊水平，更加自信无畏。对戒酒和药物戒断过程中的人也有帮助。本书将一步步地讲解方法，因此你可以迅速做出改变。

本书的思想源于当代最有效的心理治疗模式之一——认知行为疗法（CBT）。

"认知"指的是我们在想什么，以及是如何进行思考的。认知行为治疗师认为，思维、信念、行为与日常生活中的情绪、身体感受和事件密切相关。认知行为疗法的中心思想在于，我们对一件事或经历的感知对情绪、行为和身体反应有强烈的影响。

举例来说，如果我们在超市排队的时候想："这可能要等一会儿，我可以趁机休息一下"，那么我们的身体就会感到平静和放松，可能会和身边的人聊聊天，或者拿起附近的杂志看。相反，如果我们这样想："不应该让我等这么久！超市应该多雇几名员工"，我们可能就会感到沮丧和气愤，身体也会紧张不安，并对周围的顾客和收银员充满抱怨。

《理智胜过情感》将教你识别并理解日常生活中类似的小事，乃至人生大事中，我们的思维、情绪、行为和身体反应之间的联系。你将会从更有效的角度去思考自身情境，转变那些把你禁锢在消极情绪和关系中的思维模式及行为，探索如何在遇到问题时做出改变。最后，这些变化将使你感到更加平静幸福，充满信心。从本书中学到的技巧也将会帮助你改善并享受积极正向的人际关系。

我怎样才能知道这本书是有用的？

当你意识到自己正在不断进步时，坚持做一件事是比较容易的。例如，当我们刚开始学习阅读时，先认识了字母表和独立的字母。起初，我们会花费很大精力去辨认字母。当这个技能逐渐熟练之后，我们能自动识别每个字母，甚至不再注意单个字母，因为我们已经学会了简单的词汇，知道要把字母整合起来。一个刚学会阅读的人在浏览文章时，只会挑自己认识的词语看。在掌握了阅读简单句子的技巧之后，我们可以理解更复杂的句子和段落，能读简单的书，知道自己在不断进步。很快地，我们阅读的重点不再是单个字母，而是整体文章的意思。在学校里，孩子们的阅读水平逐年提升，并且可以用考试衡量。

类似地，在使用本书时，你也将意识到自己的进步并衡量它们。在开始的几周内，你将会学习一些独立的技巧。一段时间之后，你会学着将这些技巧整合起来，用以改善自己的情绪和生活。衡量进步的方法之一是在练习过程中定期测量情绪。第4章将介绍计分的方法，让你看到自己的进步。

使用本书的方法

《理智胜过情感》是一本独具特色的书，它将教给你改善思维和行动的方法，并将在持续不断的耐心练习中日臻熟练。因此，一定要完成每章的练习，即使有些练习看起来很容易完成，但实际操作时可能比想象中更难。很多读者会发现，技能练习得越多，收获的益处越多。

在最开始的时候，每天花一点时间来练习技巧很有帮助。你可以设计一个规律的时间表，帮助自己阅读或练习《理智胜过情感》。如果你只是快速粗略地阅读而不加以练习，就无法应用它们来解决生活中的问题。

因此，重点并不在于阅读速度，而在于你是否能够花足够多的时间去理解每一章的内容，并用于改善自身的生活。某些章节可能只需要几小时就能理解，但其他章节将花费你数周甚至数月的时间去练习，直到你能运用自如。

本书的阅读顺序可进行个性化调整。如果你试图通过本书改善特定的情绪，第 4 章的末尾处建议了适宜阅读的几个章节（第 13 章、第 14 章或第 15 章）。你可以直接选择感兴趣的内容阅读，跳过不适用的章节。当然，你也可以按照第 1 章到第 16 章的顺序完整地阅读这本书。

心理治疗师将根据个人情况，为读者建议不同的章节阅读顺序。如果你想将本书推荐给治疗师，希望治疗师能先预读《致临床工作者和对本书感兴趣的读者的一封信》。

除了改善情绪，我能通过《理智胜过情感》来解决问题吗？

可以。《理智胜过情感》中情绪管理的技巧也可帮助人们解决一系列的问题，例如缓解压力、戒断酒精或药物、处理暴饮暴食或催吐等饮食困难、改善人际关系、提升自尊水平等。本书能够给你带来幸福快乐，找到生活中的意义和目标，建立积极正向的情绪。

我能重复使用书中的表格吗？

针对书中的重点技巧，每章都设计了相应的练习并辅以表格。末页的附录中列出了正文中出现的所有表格，你可以把它们复印下来，需要的时候随时使用。

《理智胜过情感》中所有的技巧和策略都是以数十年的研究成果为基础的。这些方法经过反复印证，非常可靠实用。只要认真阅读本书并对其中的技巧持续练习，就能从积极的角度来逐步改变人生，开启幸福美好的生活！

第1章　总　结

➤ 认知行为疗法（CBT）对抑郁、焦虑、愤怒以及其他情绪问题有显著的治疗效果。

➤ 除此之外，认知行为疗法还能够治疗饮食障碍、酒精及药物滥用、压力过大、自卑等其他问题。

➤《理智胜过情感》将一步步教你认知行为疗法的操作技巧。

➤ 经过实践证明，对这些技巧练习得越多，得到的收获越大。

➤ 如果你只是想解决特定的情绪问题，可按照书中建议的章节顺序进行阅读。

2

明晰问题

本：我讨厌变老。

在一个下午，一名心理治疗师接到了来自希尔薇（Sylvie）的咨询电话。这位73岁的老妇人对她丈夫本（Ben）的状况非常担忧，因为本看起来和一篇文章中描写的抑郁症表现很像。在此前的半年内，本一直在持续地抱怨疲惫，希尔薇也经常听到他凌晨三点还在客厅里踱步，无法入睡。另外，本变得消极易怒，对她不再似从前那般亲近，也不出门探望朋友，做什么事情都提不起兴趣。本去看了大夫，但医生说他的身体机能没有任何问题。于是他向妻子抱怨说："我讨厌变老，这种感觉太糟糕了。"

得知基本情况之后，治疗师希望能和本通话。本不情愿地拿起话筒，表示他并非针对治疗师个人，但他对"精神科医生"不抱任何希望，也不想来咨询室，因为他只是上了年纪，而不是疯了："如果换成是你，已经78岁，或者成天被疼痛折磨着，你也不会开心的！"最终，本答应来咨询一次，只是为了让希尔薇放心，他笃定这不会带来任何帮助。

我们对问题的理解影响着解决问题的方式。本将他的睡眠问题、疲劳、易怒、做事兴趣减退归因于年龄的增长。他不能控制自己变老，因此，他认为做任何事都无法改善现状。

在第一次会面时，治疗师被本和希尔薇迥然不同的着装震惊了。希尔薇为了这次见面打扮得非常得体，她穿了一条玫红色的裙子搭配花式衬衣，辅以同样色调的耳环和鞋子，在椅子上坐得笔直，用热切的目光注视着治疗师，并微笑致意。与此形成鲜明对比的是，本微微陷入椅子中，虽然衣着整洁，但下巴上残留着没刮干净的胡茬，眼睛周围的黑眼圈显示了他的疲倦。他缓慢而僵硬地站起来，向治疗师打了招呼，冷淡地说："好吧，这一小时归你了。"

在接下来的30分钟内，本的故事随着治疗师的问询逐渐展开了。伴随着每一个问题，本都会深深地叹口气，再语调平平地回答。本当了35年的卡车司机，过去的14年都在本地送货。退休之后，他会定期和其他三位退休的好友聚在一起聊天、吃饭或看体育节目。本也热衷于手工劳动，比如修理物品、装饰家里、为他的孙辈修理自行车之类的活计。他会定期与三个孩子、八个孙辈见面，为良好的亲情关系感到满足和骄傲。

18个月前，希尔薇被确诊罹患乳腺癌。所幸发现及时，她经过手术和化疗之后已经痊愈了。说到妻子的病情，本几欲落泪："我以为自己要失去她了，不知道怎么办才好。"而希尔薇立刻靠过来，安抚地拍着本的胳膊，"我没事，亲爱的，一切都好了。"本强忍住情绪，一边说一边重重地点了点头。

在希尔薇接受治疗期间，本的一位挚友路易突发急病去世了。十八年的友谊就此终止，痛失爱友的本非常生气。他认为如果路易能早点去看医生，就会得到更好的治疗。从此之后，本将全部的注意力放在了希尔薇的治疗进程上，也不再去探望朋友。希尔薇说："本认为我不能错过任何一次治疗，否则就将导致无法挽回的后果。"

"在希尔薇痊愈之后我意识到，这样的解脱只是暂时的，我的余生中将不断遇到疾病和死亡，感觉一只脚已经迈进了坟墓，而你这样的年轻人是不会理解的。"本又叹了口气，"不过这也无所谓，我已经发挥不了什么作用了。现在孙辈们可以自己修自行车，我的儿子们也有各自的朋友，我若是不在了希尔薇也许会过得更好。我不知道哪种情况更可悲：是就此死去呢？还是当朋友们相继离世，只有我孤单地活在这个世界上？"

对本的基本情况了解之后，治疗师又查看了他的体检报告，各项指标都很正常。于是治疗师基本可以确定，本患有抑郁症。这使他感到身体不适（失眠、食欲减退、易疲劳），具有一系列行为改变（停止社交活动、回避朋友）和情绪变化（悲伤、易怒、愧疲），以及思维方式的转变（悲观、厌世、批判自我）。本在近两年间遭受了许多离别和压力：妻子的癌症、好友的离世、儿孙们不再依赖自己，这也是抑郁症常见的诱因。

虽然本非常质疑治疗的有效性，但在妻子的鼓励下，他同意再进行三次访谈，看效果再决定是否继续进行治疗。

认识本的问题

在第二次会面中，治疗师帮助本理解在过去的两年中他所经历的变化。通过图 2.1 中的五点模型，本意识到周围环境的一系列变化（希尔薇的癌症、路易的离世等重大人生事件）导致了他行为的改变（停止和朋友的社交往来、为了希尔薇的治疗不必要地增加去医院的次数）。除此之外，他对自我及生活的思维方式也发生了变化（"每一个我关心的人都在走向死亡"、"我的儿孙们不再需要我了"），这使他在情绪上（易怒、沮丧）和生理上（疲劳、失眠）都感到非常糟糕。

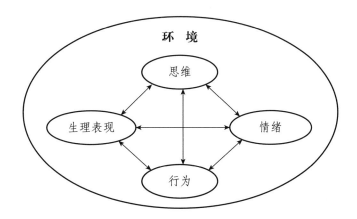

图 2.1　五点模型，可用于理解生活经历

从图 2.1 可以看出，五项因素之间存在着联系，一个人生活中的任何一项改变都会对所有的其他因素产生影响。例如，我们行为的变化会使思维方式和感受（不论是生理还是心理）都发生改变，进而影响到外部环境及生活中的事件。同样地，思维方式的转变也将使行为、情绪、身体反应发生变化，最终对我们周围的社会环境产生影响。当理解了这五项因素在生活中是如何发生相互作用之后，我们将更加明确问题所在。

本从这个模型中意识到，这五个因素之间的相互影响最终使他逐渐陷入悲伤的情绪中。由于本产生了"因为我们老了，所以我的朋友们很快都将死去"这样的想法（思维），所以他不再给朋友们打电话（行为）。与友人断交之后，他开始感到孤独和悲伤（情绪），缺乏户外活动导致了他的失眠和疲惫（生理表现）。而本的朋友们也因为他的自我孤立和多次活动的缺席，不再主动联系他（环境）。久而久之，这些交互作用的因素将本卷入了抑郁的漩涡。

一开始，当本和他的治疗师确认了他的致病原因之后，本表现得非常挫败："这是没有希望的，所有的一切都将变得越来越糟！"后来，治疗师引导他意识到，既然这五项因素是联结在一起的，任何一项的提升都可能会对其他因素产生积极的影响，进而得到整体的改善。于是本同意尝试着改变，看看哪些方面的转变能让他感觉更好些。

我们在本章会介绍四位来访者，他们的故事将贯穿全书，本就是其中一位。他们都是通过《理智胜过情感》中介绍的策略和方法解决了遇到的困难。出于对隐私的保护，我们修改了一些辨识度高的信息，对他们的个人描述综合了几位来访者的情况。这四位来访者的治疗进展与治疗师处理同类问题的经验一致。

琳达：如果我不会惊恐发作，我的生活将无比美好！

"我的一个朋友说，认知行为疗法可以治愈惊恐发作。你认为这能帮助我吗？"电话中的来访者直截了当地提出了这个问题。她用坚定自信的语气向治疗师询问认知行为疗法，非常直白地描述了她致电的原因。"我的名字是琳达（Linda），今年 29 岁。除了害怕坐飞机之外，我之前从未遇到过不能解决的问题。我在一家公司担任市场营销主管，我热爱这份工作，直到两个月前晋升为区域主管。新的职位需要大量的出差，但每当我想起坐飞机就会浑身出冷汗。我想过回到以前的职位上，但我的朋友建议先咨询你试试。你能帮忙吗？"

在第一次会面时，琳达比约定的时间早到了一会儿，拿着她的公文包和一个笔记本，准备记下应该做的事。琳达的母亲一直避免乘坐飞机，她怀疑自己对飞行的恐惧是受到了她母亲的影响。琳达第一次惊恐发作是在八个月前，那个时候她还没有晋升。

据琳达回忆，她第一次惊恐发作的时候是在一个超市里。她正进行周六的采购，突然间，她感到心脏开始狂跳。此前并未出现过类似的情况，琳达吓出一身冷汗，以为自己心脏病发作了，赶忙去医院看了急诊。但在一系列彻底的检查之后，医生确认她没有任何心脏疾病，身体非常健康。

从那之后，琳达会每月惊恐发作一到两次，职位晋升之后病情更甚，一周内会多次感到恐惧。每次都是心跳加速、呼吸困难、浑身出冷汗。这不仅发生在坐飞机时，恐慌的感觉有时候"凭空而出，即使在家也是一样"。琳达突如其来的恐慌通常持续几分钟，之后就会即刻消失，直到几小时之后再次出现。

"我对自己充满信心，我有很好的朋友，也有关心我的家人。我不喝酒，也从未接触过毒品。我过着很棒的生活，这种事为什么会发生在我身上？"琳达确实拥有充实快乐的生活，唯一的重创来自于一年前她父亲的离世。她非常思念父亲，从母亲和两个哥哥处获得安慰。虽然琳达的工作强度很大，她也很在意别人对自己的看法，但她看起来乐于承受这些压力，也能将生活和工作很好地平衡。

那么，琳达为何会惊恐频发呢？接下来的章节将逐步讲解她惊恐发作的原因。在琳达领会了生理表现、思维与行为之间存在的联系之后，她不但克服了恐慌，也能顺利地乘坐飞机了。

认识琳达的问题

琳达会担忧、恐慌、害怕坐飞机，存在很多焦虑问题。图 2.1 中的模型可以用来解释焦虑吗？使用五项因素分析琳达的情况如下：

环境／生活变化／情境： 父亲去世；工作晋升。

生理表现：出冷汗；心跳加速；呼吸困难；坐立不安。

情绪：害怕；紧张；恐慌。

行为：避免乘坐飞机；可能放弃晋升机会。

思维："我心脏病发作了"；"我就要死了"；"如果发生了我不能应对的事情怎么办？"；"我坐飞机的时候会遇到不好的事情。"

如你所见，五点模型除了分析抑郁之外，也能全面地描述焦虑。抑郁和焦虑之间存在差异。首先，抑郁导致的生理变化通常是缓慢的，例如失眠、感到疲劳，而焦虑会引发突然的生理表现，如心跳加速、出汗、感到恐慌。抑郁所致的最明显的行为变化是兴趣减退，做事提不起精神，进而疏离人群。琳达说她乐于与人交流，热爱她的工作，但她会躲避引发焦虑的事物。当我们感到焦虑时，回避是最常见的行为变化。

最后，抑郁和焦虑患者的思维方式也是不同的。从本的思维可以看出，他是消极无望、自我批判的，而琳达是典型的焦虑，她的思维更加灾难性（"我心脏病发作了"），不仅担忧未来的某项特定事情（乘坐飞机），也对生活中普通的事情感到忧虑（"如果发生了我不能应对的事情怎么办？"）。抑郁症患者通常关注过去和现在的事情，焦虑症患者则担忧现在和未来的事情。

第 13 章、第 14 章和第 15 章将介绍不同类型情绪的典型特点，并提供测量抑郁和焦虑症状的量表。

玛丽莎：我的人生不值得过下去。

玛丽莎（Marissa）是一名重度抑郁患者。在第一次面谈时她向治疗师透露，自己的抑郁在过去的六个月内愈发严重，甚至感到不受控制了。这令她感到非常恐惧，因为在她 18 岁和 25 岁时各有一次重度抑郁，每次都导致她尝试自杀。玛丽莎眼含泪水，卷起袖子展示了手腕上留下的伤疤，那是她第一次自杀未遂后留下的。

玛丽莎在 6 ~ 14 岁期间一直遭受父亲的性骚扰。在她 14 岁的时候，父母离婚了，但那时她已经对自己产生了消极的想法。"我认为自己是不好的，所以父亲才会这样伤害我。我害怕和其他的孩子们接触，因为一旦他们知道发生在我身上的事，就会觉得我是个怪物。我也不敢和其他的成年人来往，我怕他们也会这样伤害我。"

当玛丽莎同意和她的第一个男朋友卡尔结婚时，她抓住这次机会离开了原生家庭。那时她 17 岁，已经怀了卡尔的孩子。三年之后——他们的第二个孩子刚出生不久，他们就离婚了。玛丽莎在 23 岁再婚，第二段婚姻持续了两年。她的两任丈夫都酗酒，并且对她实施家庭暴力。

尽管玛丽莎在第二次离婚之后陷入了长达 18 个月的抑郁，但她也因此变得强大。她决定不依靠前夫，凭自己的能力养育两个孩子。她最大的孩子今年 19 岁，在当地一所大学读书，课余做兼职，她最小的孩子在学校表现良好，玛丽莎为他们感到骄傲。

现在，36 岁的玛丽莎是一家制造企业的行政助理。虽然她是一位成功的好母亲，但她仍然是自我批判的。在第一次会面时，她尽量避免和治疗师眼神交流，一直低头紧盯着放在腿上的手。她的语气单调低沉，表情严肃。在多次提到"一无是处"的过去和惨淡的未来时，她的眼眶中溢满了泪水。"我自杀的念头越来越强烈。孩子们已经可以独立生活了，我的痛苦永远看不到尽头，死亡是唯一的解脱。"

玛丽莎在谈及她的生活以及她如此痛苦的缘由时，她表示自己每天都非常沮丧。在过去的半年内，她抑郁加重，难以完成工作。为此，她收到了上司的两次口头警告和一次书面通知。她发现自己越来越疲惫，做事越来越没有动力。在家的时候，玛丽莎只想一个人待着，不接电话，也不和家人或朋友们聊天。她为孩子们准备好基本的餐食之后，就回到自己的卧室，关上门看电视，直到睡着。

在第一次来访时，玛丽莎并不确定认知行为疗法是否能帮助她，是家庭医生推荐她来尝试的。她将认知行为疗法视为最后一根救命稻草，如果这次治疗没有效果，自杀恐将成为她唯一的选择。毋庸多言，治疗师对玛丽莎给予了极大的关注，希望她的病情能尽快好转。尽管玛丽莎以前对抗抑郁药物反应一般，治疗师还是与精神科医师进行了会诊。玛丽莎答应治疗师在未来的一周记录自己的情绪和活动，这样就可以观察情绪和行为之间是否存在联结。

认识玛丽莎的问题

如果我们用图 2.1 中的五点模型来分析玛丽莎的抑郁，可以看出她和本在思维模式、情绪、行为和生理表现上存在相似之处。不同的是，引发玛丽莎抑郁的是她早期的童年经历。

以下是玛丽莎和她的治疗师如何运用五点模型分析抑郁问题的：

环境 / 生活变化 / 情境：曾被父亲性骚扰；两任丈夫酗酒且家暴；是两个青少年的单亲妈妈；上司对她有负面评价。

生理表现：经常感到疲惫。

情绪：抑郁。

行为：难以完成工作；回避朋友和家人；爱哭；自残；三次尝试自杀。

思维："我不够好"；"我非常失败"；"我永远不会变好"；"我的人生毫无希望"；"我可能会自杀"。

有些人可能认为，玛丽莎人生中遭受了太多苦难，她注定会一直抑郁下去。但之后你会发现，这种看法并不正确。

维克：让我变得更完美。

维克是一名 49 岁的企业高管，在加入匿名戒酒会之后的第三年开始了心理治疗。他身高一米八二，拥有运动员一般的身材，第一次来访时穿了一套条纹西装配褐色领带，打扮整洁得体。从他精心修剪的发型到光洁的鞋面可以看出，维克的外表非常完美。

在过去的三年内，尽管经常会有饮酒的冲动，但维克大部分时间还是清醒的。当他感到沮丧、紧张或愤怒时，喝酒的想法会特别强烈。每当这时他就会想：我无法忍受这种感觉了，我需要喝一杯来让自己感觉好些。维克不定期地参与匿名戒酒会的活动，仍然需要很强的意志力去克服酒精的诱惑。

维克被低落的情绪所困扰，他将自己视为"不好的"、"没有价值的"和"失败者"。虽然公司对他的评价非常好，但维克经常会感到紧张，害怕自己因表现不佳被公司解雇。每当他的电话响起时，他都以为是老板打电话来解雇他的。但这种情况从未发生过，每次他都感到松了一口气。

维克也在和周期性的愤怒爆发作斗争。尽管这样的情况不常发生，但周期性的愤怒爆发每次都有很强的破坏力，尤其是对夫妻关系而言。当他感到别人对他不尊重、不公正或猜疑时，以及亲近的人不关心他的感受时，他的怒火就会被迅速地点燃。维克在工作场合可以抑制住怒气，但在家里他就会情绪爆发。在发火之后，他又会感到羞愧和后悔，认为自己更加没有价值。

根据维克的描述，他在过去的 25 年间之所以无法摆脱酒精，是源于他较低的自尊水平，认为自己做得不够好，一些糟糕的事情会发生在自己身上。喝酒之后，他会感到压力缓解，自己变得强大和"可控"。在清醒的状态下，他会聚焦在内心深处的无力感、焦虑和缺乏自尊上，而酒精可以帮助他掩饰这一切。

在治疗的初期我们就发现，维克是一个完美主义者。他的父母曾经这样教育他："犯错误是一件很坏的事情。""如果你要做某件事，就必须把它做好。"对此，维克总结道："如果我不是完美的，那么我就是个失败者。"

维克的哥哥叫道格，他是一个明星运动员，同时也获得了全 A 的好成绩。自幼年时，维克就感到父母的赞许、疼爱和关心程度取决于他的表现。虽然维克的父母对他非常关爱，但他总觉得父母对道格更为关注和骄傲。于是，他努力在学习成绩和体育方面都做到最好。维克曾在某一次大型足球比赛中进了一个球，但赛后他感到非常失落，因为一个队友进了两个球。对于维克来说，只有成为最好的才能证明自己是优秀的。

维克长大以后发现，凡事都做到最好变得愈加困难。他挣扎在各种角色之间：丈夫、父亲、市场营销总监，根据他在不同角色中的表现来评价自己的价值。他很少会感到完美，将别人的评价看得至关重要。如果他为了取悦上司，在办公室加班到很晚，就会担心自己让妻子和孩子们失望了。

维克希望能通过某些方法来让自己变得更加自信，并且彻底戒掉酒精。在第一次面谈结束时，他笑着对治疗师说："只要你让我变得完美，我就会感到幸福了。"治疗师听后向他表明，治疗的目的应该是坦然接受自己的不完美。维克沉默了一会儿之后，下定决心般地点了点头。

明确维克的问题

有些时候，我们拥有不止一种主导情绪。维克同时具有抑郁、焦虑和周期性的愤怒爆发。当维克和治疗师将他的情况填入五点模型时，我们可以看出，他与本和玛丽莎有共同点（抑郁），和琳达也有相似之处（焦虑）。

环境／生活变化／情境：三年内大部分时间保持清醒；持续的追求完美的压力（来自父母和自己）。

生理表现：失眠；肠胃不适。

情绪：紧张；抑郁；愤怒；不安。

行为：与渴望饮酒的冲动做斗争；有时逃避匿名戒酒会的聚会；尽力把每件事都做到完美。

思维："我做得不好"；"我一无是处"；"我是个失败者"；"我会被解雇的"；"我能力不足"；"会发生糟糕的事情"；"一旦我犯错了，我就是不好的"；"如果有人批评我，就是对我彻底失望了"。

维克的思维是消极和自我批判的（抑郁的典型特征），同时也混合了担忧、怀疑自我和对未来灾难性的预测（焦虑的典型表现），以及对公平、尊重和信任的诉求（典型的愤怒特征）。失眠和肠胃不适可能是抑郁、焦虑、愤怒和紧张所致。在困扰维克的三种情绪中，焦虑对他的影响最大。和琳达一样，维克只回避能引发焦虑的特定情境，而本和玛丽莎因为抑郁，会回避很多情境。

练习：认识你的问题

本、玛丽莎、琳达和维克都通过五点模型分析了他们的问题，现在你可以关注这五项因素中的经历，认识自己的问题：环境／生活情境、生理表现、情绪、行为和思维。参照工作表2.1，描述这五个维度中近期的改变或长期存在的问题。如果你感到填写有困难，请询问自己"小提示2.1"中的问题。

工作表 2.1　认识我的问题

环境 / 生活变化 / 情境：_____

_____

生理表现：_____

_____

情绪：_____

_____

行为：_____

_____

思维：_____

_____

从工作表 2.1 中，你能否发现这五项因素彼此之间的联系？比如：思维和感受之间是否互相关联？周围环境或生活情境的变化会不会引发其他四项因素的改变？你的行为与情绪、思维有联系吗？对于大多数人而言，这五项因素之间是紧密相连的。得益于这种关联，某一个因素微小的正向改变也会引起其他因素的积极变化。在临床治疗中，每一步细微的改善都可能引发整体状况的提升。因此，当你使用这本书时，请留心那些让你感觉良好的改变。虽然局部的积极变化会让人暂时感到好转，但思维或行为的改变才是可持续的有效进步。在接下来的几个章节中将解释背后的原因。

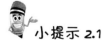

小提示 2.1　如果你填写工作表 2.1 时遇到困难，不妨回顾一下琳达、玛丽莎和维克是如何填写五因素模型的，并思考如下问题：

环境 / 生活变化 / 情境：我的生活最近发生了哪些改变（积极和消极变化都算）？在过去的一年 / 三年 / 五年或童年中，感到压力最大的事情是什么？是否经历过长期或仍然在持续的挑战（包括受歧视、被他人骚扰等）？

生理表现：我有什么躯体症状？在能量水平、食欲、疼痛感觉和睡眠方面是否有变化？有没有感到肌肉紧张、疲惫、心跳加快、胃痛、多汗、眩晕、呼吸不畅等？

情绪：用一个词来描述我最常感受到，或者最受其困扰的情绪（沮丧、紧张、愤怒、愧疚、羞愧等）？

行为：在工作中 / 与家人相处 / 与朋友来往 / 独处时，我的情绪会导致哪些行为出现？我会做什么或回避什么？举例来说，琳达避免乘坐飞机，维克尽力追求完美，本不再做任何事。

思维：当我处于某种强烈的情绪时，我是怎么看待自己 / 他人 / 未来的？哪些想法干扰了我去做那些感兴趣的、或者是本应去做的事情？我的脑海中会浮现出怎样的回忆或画面？

第2章　总　结

➤ 所有的问题均由五部分组成：环境 / 生活变化 / 情境、生理表现、情绪、行为和思维。

➤ 这五项因素之间彼此相互作用。

➤ 在任何一项因素中发生的微小改变都可能引起其他因素的变化。

➤ 这五项因素将给予你全新的视角去分析困扰自己的问题，进而对生活做出积极的改变（参见工作表 2.1）。

3
思维决定一切

在第 2 章中，你学到思维、情绪、行为、生理表现和环境/生活情境是如何相互影响的。本章中你将了解，如果要改变现状，首先要从思维入手。思维的变化将对生活中的其他方面产生影响。

思维和情绪之间有何关联？

当你体验到某种情绪的时候，思维会分辨这种情绪是什么。举例来说，假如你在一次聚会上认识了埃里克斯。当你和他交谈的时候，埃里克斯的视线总是越过你的肩膀，看向屋子的另一端，从不放在你身上。下面是你可能会有的三种想法。请圈出每种思维可能引发的情绪：

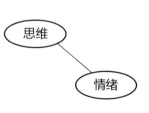

想法一：埃里克斯非常无礼，他通过忽视我来羞辱我。

　　可能产生的情绪（圈出一个）：愤怒　悲伤　紧张　关心

想法二：埃里克斯认为我很无聊，我让所有人都感到乏味。

　　可能产生的情绪（圈出一个）：愤怒　悲伤　紧张　关心

想法三：埃里克斯有点害羞。对他而言，直视我可能会感到不太舒服。

　　可能产生的情绪（圈出一个）：愤怒　悲伤　紧张　关心

这个例子说明，我们体会到的情绪取决于我们的思维方式，对一件事情的不同认知会触发不一样的情绪。鉴于情绪经常会导致一些相关的行为（比如对埃里克斯说他很无礼），或者让我们自己产生困扰，准确地识别自己的思维并在行动前确认就非常重要了。假如埃里克斯只是害羞，那么认为他粗鲁这个想法就是不准确的，你也会为愤怒的回应而感到后悔。

即使是那些看起来会引发相同感受的情境，也会由于不同的信念产生多种情绪。比如面对失业，有人可能会想，"我是个失败者"，然后感到抑郁。另一个人可能想，"他们无权开除我，这是歧视"，进而感到愤怒。还有的人可能会想，"虽然我不太喜欢这个状况，但至少我现在可以去尝试一份新工作了"，心怀紧张和期待。

思维能帮助我们分辨特定环境中的情绪。而一旦某种情绪出现之后，我们相应的想法又会进一步加强这种情绪。举例来说，愤怒的人总是想到他们被伤害的方式，抑郁的人只看到生活中的消极面，焦虑的人则关注危险的事物。当然，并非是错误的思维方式才导致了某些强烈的情绪，但不可否认的是，当我们体会到某种强烈的情绪时，很有可能会歪曲或忽视真实的情绪和信念。换言之，情绪越激动，思维可能越极端。

假如我们在参加一个聚会前感到有些焦虑，可能会产生这样的想法："我在陌生人面前不太会说话，这会有点尴尬。"但若是处于极度焦虑的状态下，想法可能就变成："我完全不知道要说什么，脸会涨得通红，让我看起来像个傻瓜。"在这个时候，我们不会想到之前去过很多次应对自如的聚会，只会关注眼前的担忧。当我们真正了解自己的思维之后，就会知道它们是如何影响情绪的，而这也能帮助我们从痛苦的情绪中解脱。下面的例子可以看出，玛丽莎的思维方式是导致她的抑郁愈加严重的原因。

玛丽莎：思维与情绪的联结。

玛丽莎认为自己是不值得被爱的。鉴于她与异性相处的悲惨经历，玛丽莎不相信有男人会真心地爱她，而这令她备感抑郁。当一位男同事胡里奥对她表示好感时，玛丽莎是这样表现的。

- 由于玛丽莎经常在工作中接到胡里奥的电话，一位朋友和她开玩笑说："瞧，你有了一位追求者！"而玛丽莎则回应道："这是什么意思？他并没有经常打电话来。"**（对积极的信息视而不见）**
- 当胡里奥称赞玛丽莎时，她的想法是：他这样做只是为了保持良好的同事关系罢了。**（忽视积极的信息）**
- 当胡里奥邀请玛丽莎共进午餐时，她想到："我可能在这个项目中表现得太糟糕了，他需要花费额外的时间来和我谈论工作。"**（直接得出消极结论）**
- 在午餐时，胡里奥表示他们在项目中配合良好，玛丽莎是个非常有吸引力的人，而且他非常乐意与她度过这段时光。玛丽莎想：哦，他可能对每个人都这样说，并不是认真的。**（忽视积极的体验）**

由于玛丽莎坚信自己是不值得被爱的，她会忽视或曲解那些有悖于此的信息，处于抑郁之中的她也很难相信别人的建设性的意见。通过练习，我们可以不再忽视那些与现有认知相悖的信息。对于玛丽莎而言，积极看待自己具有吸引力且可爱的一面会是个好的开始。

思维和行为之间有何关联？

思维和行为通常是紧密相连的，比如我们更愿意去做那些被认为"可能"的事情。在多年以前，没有人相信 4 分钟内可以跑完 1 英里*。世界级的田径比赛中，最好的运动员也只能跑到 4 分钟多一点。直到一名英国运动员 Roger Bannister 出现，他坚信可以通过调整跑步方式和策略突破这个瓶颈。经过数月的努力，他在 1954 年首次在 4 分钟内完成了 1 英里跑。Roger Bannister 的行为变化归功于他坚持必胜的信念。

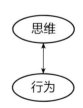

---

* 1 英里约为 1.609 公里。——译者注

值得注意的是，当 Bannister 打破纪录之后，越来越多的运动员也能在 4 分钟内跑完 1 英里了。与 Bannister 不同，这些运动员的技巧并没有实质性的改变，唯一发生变化的是他们的信念。相信这个速度能够实现之后，他们的成绩也相继有了提高。当然，仅凭信念无法让所有人都做到如此出色，但人们一旦相信某件事情是可行的，就更有可能去尝试它，获得成功的概率就越大。

在日常生活中，我们的行为都会被一些"无意识"的想法所影响。假设你正在参加一次家庭聚会，自助餐的食物已经摆在桌上了。一些家庭成员在座位上聊天，另一些人已经开始盛食物。你正在和兄弟姐妹们闲聊，下面是可能的几种想法，思考一下每种想法可能导致的行为。

想　法	行　为
如果我现在不去取餐，食物就会被拿光。	＿＿＿＿＿＿
在谈话的中途去取食物是失礼的。	＿＿＿＿＿＿
我的祖父看起来拿不稳他的盘子了。	＿＿＿＿＿＿
我们的对话太棒了，我从未遇见过如此有趣的人。	＿＿＿＿＿＿

你的行为是否会根据思维的不同而变化？

有些时候，我们意识不到思维对行为产生的影响。经常是习惯性地做出某种行为，而不会去注意最初导致这种行为的想法。举例来说，如果别人与你意见相左，你可能就放弃了自己的坚持，顺从对方。这种行为或许源于这种"要是和别人发生意见冲突，就顺着对方，否则我们的关系就会受到影响"的想法。一旦行为被固化，导致其发生的原因就会被忽视。通过对本的生活的描述，我们可以看出思维和行为之间是如何联结的。

本：思维与行为的联结。

在好友路易过世之后，本减少了和朋友们的来往。起初，他的家人以为这是纪念旧友的一种方式。但在数月以后，本仍然远离他的朋友们，于是他的妻子希尔薇开始猜想其中是否有别的原因。

某天早晨，希尔薇在本身边坐下，询问他为何回避朋友们。本耸耸肩膀回答道:"这有什么用呢？无论如何,我们正处于一个随时都可能死去的年纪。"希尔薇听后震惊地表示:"但你现在还活着,去做些让自己开心的事情吧!"本只是摇摇头,认为妻子不明白这个道理。

希尔薇确实不理解这个想法,因为本没有留意支配他行为的思维究竟是什么,所以他不能向希尔薇解释清楚为何不再去做那些曾经喜爱的活动。在学会理清思维之后,本发现自己有着一系列的想法:"每个人都将死去。如果我终将失去一切,现在何必去做那些事呢?"路易的离世使本感到,自己已经处于一个随时都有可能告别世界的年龄。这直接影响了他的思维,做事也提不起任何兴趣。

希尔薇比本年轻一些,她认为人应该及时行乐,充分享受生命中的每一天。她经常去探望朋友,保持着活力。由此可以看出,看待衰老的不同方式对行为有着显著的影响。

思维和生理表现之间有何关联?

思维也会影响我们的生理表现。假设你正在看一部精彩的电影,通常情况下都会对即将发生的情节有所预期。如果你认为接下来会出现恐怖或暴力的场景,你的生理也会产生应激表现:心跳加速、呼吸加快、肌肉紧张起来。如果你期待一个浪漫的场景,身体会感到温暖,甚至可能产生性冲动。

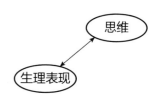

运动员会充分利用思维与生理表现之间的联结作用。优秀的教练通过激动人心的演讲来"点燃"队员比赛的热情,促进运动员肾上腺素的分泌,从而更好地发挥成绩。奥运会选手在训练中需要经常回忆比赛中的细节。研究表明,运动员在清晰回忆这样的细节时,肌肉会像正在进行比赛动作一样轻度收缩。这种思维与肌肉之间的联结有助于运动员提高成绩。

研究还发现,思维、信念和态度会影响人们的健康。得益于"安慰剂效应",如果人们相信某种治疗方法或药物管用,实际的治疗效果会得到大幅度的提升,即使被认为有用的药物只是普通的糖。认知科学研究指出,"安慰剂效应"的成因可能由于信念属于大脑活动的一部分,可以对身体产生直接的影响。

琳达：思维与生理表现的联结。

思维和生理表现是相互影响的。以琳达为例，当她爬了很多级台阶之后心跳加快，而她恰好怀疑自己有心脏问题，因此当心率加速的时候就会想到"我犯心脏病了"。（图 3.1）这样的想法使她的身体产生了呼吸短促、大量出汗等一系列应激反应，但同时也因呼吸不畅而缺氧，心跳更快，甚至伴有眩晕和轻微头痛。

琳达坚信自己有心脏病的思维加重了身体反应，从而强化了她对健康状况的担忧。直到她经历了一次彻底的惊恐发作之后，琳达意识到自己其实并没有心脏病，机体症状也逐渐消失了。

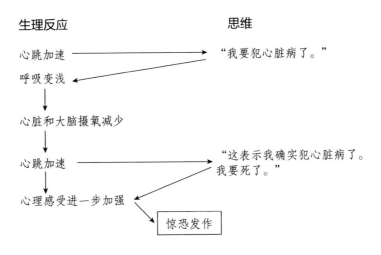

图 3.1　琳达的惊恐发作

思维和环境之间有何关联?

在章节伊始，我们谈到了思维影响情绪的方式。和其他人相比，有些人似乎更容易产生一些想法或情绪。先天遗传占一部分原因，但人们所处的周围环境和生活经历也会对情绪和信念造成影响。我们用"环境"和"生活经历"来描述外界的一切，包括家庭和社会关系、居住的场所、与他人的来往、甚至文化。实际上，自童年开始的经历到现在体验的一切都在时刻影响着我们。

玛丽莎在幼年和青年时期都不幸遭受了性侵害和身体虐待，这些经历让她感到自己是没有价值的、不被人接受和被爱的，男人在她的眼中都是施虐成性、危险且毫无怜悯之心的。不难理解，她在试图接受过往经历时会贬低自己，并对他人的负面反应格外关注。

当然，并非只有创伤性的外部事件才会对信念造成影响。我们看待自己和生活的方式受到文化、家庭、邻居、性别、宗教和大众传媒的综合影响。以文化的影响为例，在我们成长的环境中，小女孩更容易因为外表的漂亮可爱被赞赏，而小男孩更多因为身体强壮得到表扬。如此一来，女孩们可能会非常看重外表，觉得只有漂亮可爱才能被人认可，而男孩则将体育的好坏作为评判自我的标准。

我们对美丽的外表或强壮的体魄并没有根深蒂固的偏好，但一些文化从小就教会我们建立了这样的联系，一旦形成就不易被改变。因此，有些体格健壮的女孩很难发挥自己的特长，那些喜爱艺术但不擅长体育的男孩们也承受着更多的非议。

维克在一个受教育程度很高的环境中长大，周围的人们将成绩作为评价自己和孩子的重要标准。他的家庭和学校反映了这个社区追求卓越和成就的价值观：每当维克在课堂中或运动场上成绩一般，他的家人、老师和朋友们都会对他表示失望，认为他失败了。受到这些评价的影响，维克总认为自己是不完美的，即使他已经表现得非常优秀。因此，他在需要展示自己的场合感到焦虑，害怕在体育比赛中拿不到第一。

维克的童年并不像玛丽莎的经历那样充满创伤，但他的成长环境对其成年后的思想有着持续性的深远影响。

练习：思维联结

工作表 3.1 中的练习展现了思维与情绪、行为和生理表现之间的联系。

工作表 3.1 思维联结

34 岁的莎拉在参加她 8 岁儿子的家长会。莎拉对学校的教育方式和教室的安全问题有一些疑问，她坐在礼堂的后排，纠结于是否要举手提出自己的问题，同时在想：如果其他人认为我的问题很愚蠢怎么办？也许我不应该在大家面前提出质疑。要是有人站起来反驳我的意见，可就太丢人了。

思维与情绪的联结

根据莎拉的想法推断，她可能正在经历哪些情绪？（勾选出所有可能的选项）

☐ 1. 焦虑 / 紧张

☐ 2. 悲伤

☐ 3. 快乐

☐ 4. 愤怒

☐ 5. 热情

思维与行为的联结

根据莎拉的想法推断，她将采取什么行动？

☐ 1. 大声提出质疑

☐ 2. 保持沉默

☐ 3. 公然反驳他人意见

思维与生理表现的联结

根据莎拉的想法推断，她将会有哪些生理变化？（勾选出所有可能的选项）

☐ 1. 心率加快

☐ 2. 手心出汗

☐ 3. 呼吸变化

☐ 4. 头晕眼花

当莎拉产生这些想法时，她会感到焦虑和紧张，保持沉默，同时心率加快、手掌出汗、呼吸节奏发生变化。你答对了吗？虽然每个人对同样想法的反应可能存在差异，但思维确实会对我们的情绪、行为和生理表现产生作用。

积极思考能解决问题吗？

尽管思维影响情绪、行为和生理表现，单纯的积极思考却并不能解决生活中的问题。尤其对于那些经常被焦虑、抑郁或愤怒困扰的人们，"只往好的那面想"并不像说起来这样简单。实际上，只从积极的角度考虑问题不会得到持续的改善，甚至会让我们忽视一些重要的信息。

本书将引导你从多种不同的角度来系统地思考问题。面对生活中的难题，结合积极、消极及中性的各方面信息全盘考虑，将会帮助你更清晰地分析现状，进而有效地解决问题。

假如琳达在出差时必须乘坐飞机，仅仅抱着乐观的想法，类似于"我不会惊恐发作，一切都会顺利的"，这并不能缓解她可能会感到的焦虑。如果只持有积极的想法，即使她感到一丁点焦虑，都可能会产生挫败感。更好的解决方法是预见飞行带来的焦虑，并提前做好应对措施。单纯的积极思考不能帮助我们准确地预测出可能发生的情况，而一旦超出预期就会措手不及。

改变思考方式是唯一的办法吗？

虽然对思维的确认、检验和琢磨过程是认知行为疗法和本书中的核心部分，但改变生理表现和行为也同样重要。假设你长期处于焦虑之中，你会尽量避开那些引发焦虑的事物。应对焦虑的方法包括接受它的存在（认知转换）、学会放松（生理改变）、主动接触并学着处理那些令你恐惧的事物（行为改变）。通常情况下，人们只有在转变思维、不再逃避之后，才能克服焦虑。

改变你周围的环境或生活也是一种有效的办法。减轻压力、学着拒绝他人不合理的要求、多花些时间和关心你的人在一起、和邻居们打交道来增进邻里关系、减少工作中的歧视和骚扰的发生，等等，都能够帮助你改变现在的环境。

然而，在某些极端的情况不适宜通过简单地转变思维来应对。比如对于某个遭受虐待的人来说，最有效的解决方式是彻底改变或远离现有的环境。转变思维可以帮助受害者积极寻求帮助，但单纯地改变想法无益于制止虐待的发生。

本书中的工作表能帮助你认识并改善思维、情绪、行为、生理表现，以及环境和生活情境。

第3章 总 结

➤ 思维能帮助我们识别情绪。

➤ 思维影响行为方式，以及我们选择去做的事情。

➤ 思维和信念会影响我们的生理表现。

➤ 生活经历（环境）决定了我们看待事情的态度、信念和思维，它们自童年时期形成，并且对成年后的我们有持续的影响。

➤ 本书能帮助你全面地分析问题，而不仅是专注于积极的想法。

➤ 除了思维方式的改变，行为、生理表现和生活 / 工作环境的变化对情绪的改善也有帮助。

4
识别并评估情绪

为了更好地理解并改善情绪状态，你首先要识别正在经历的情绪。然而，情绪往往难以被辨认：你或许长期感到疲惫，却不知已经处于抑郁之中；你可能经常紧张到几近失控，却意识不到这是焦虑。除了抑郁和焦虑之外，愤怒、羞愧、内疚也是几种会让人感到困扰的常见情绪。

识别情绪

下表显示了一系列情绪。这并不是全部，你可以在空白的横线上补充更多的情绪。这个表格能够帮助你准确地命名情绪，而不是简单地用"好"或者"坏"来描述感受。当我们辨认出情绪之后，可以更有针对性地采取特定的措施来改善负面作用。举例来说，调整呼吸的方法只适用于缓解紧张，无益于降低抑郁。

情绪列表				
抑郁	焦虑	生气	内疚	羞愧
悲伤	尴尬	兴奋	恐惧	烦躁
缺乏安全感	骄傲	狂怒	恐慌	沮丧
紧张	厌恶	痛苦	愉悦	失望

愤怒	害怕	快乐	关爱	屈辱
悲痛	急切	担忧	满足	感恩

其他情绪： _____ _____ _____ _____

如果你在识别情绪的过程中感到困难，不妨从你的生理表现入手。紧绷的肩膀通常预示着害怕或烦躁；当你感到抑郁或失望时，身体会觉得非常沉重。诸如此类的身体表现可以帮助你正确地识别情绪。

另一种能帮助你辨认情绪的方法是密切关注日常的生活。试着在一天之内意识到三种不同的情绪；或者从上述列表中选取几种情绪，描述你曾经在何种情境下感受到它们；抑或回忆你近期感受到的情境，在列表中圈出相应的情绪。

当维克刚接受治疗的时候，他认为困扰自己情绪的只是抑郁和焦虑。随着对情绪的深入了解，他认识到自己也经常感到愤怒。这对维克而言是个有效的信息，因为他会有意识地发现令他生气的事物，并将这些问题的解决作为治疗目标。尽管维克在三年中的大部分时间保持清醒，但每当他感到快要"失去控制"时就迫切地渴望饮酒。他同治疗师一起回顾这些几近失控的情境时，发现他总会处于紧张或愤怒的情绪之中，这导致了他心跳加速、手心出汗，伴随着灾难降临的感觉。维克将此称为"失去控制"，并认为喝酒会有效缓解这个状态。

起初，在没有识别他的情绪之前，维克一直表述自己感到"不舒服"或"麻木"。当他意识到真正困扰自己的焦虑和愤怒时，就开始关注那些能引发这些情绪的情境，学着辨认恼怒和焦虑不安的区别，而不再简单地把它们混为一谈。维克逐渐明白，当他的情绪是焦虑时，他会想着：我快要失去控制了。而当他的情绪是愤怒时，他在想着：这不公平，我理应得到更多的尊重。认清正在经历的情绪将有效地改善他的应对方式。

思维和情绪很容易被混淆。在治疗伊始，当治疗师询问本的感受（情绪）时，他回答说："我想一个人待着"。随着本逐渐发掘希望独处的原因，他发现自己时常有这样的想法：其他人（家人或朋友）不再需要我了，也不想和我在一起。即使和他们相聚，我也不会感到快乐。这样的思维导致了本悲伤的情绪。学着将情绪和思维区分开来有助于情绪的识别。除此之外，也应该将行为和情境因素（环境的一部分）与情绪和思维进行区分。通过以下问题可以确定行为和情境因素：

1. 我和谁在一起？**（情境）**

2. 我在做什么？**（行为）**

3. 这是什么时候发生的事情？**（情境）**

4. 那时候我在哪儿？**（情境）**

一般而言，情绪只用单个词语来描述。如果你在某个情境中有多种感受，需要将它们分别用一个词语表达。譬如说，你可能同时感受到"悲伤、害怕和尴尬"，要区分它们，并用单一的词语来描述。如果在描述感受的时候使用多个词语，就是在陈述思维了。思维是你的脑海中多个单词、图像和记忆的组合。

通过辨别思维、情绪、行为、生理表现和情境因素之间的不同，你可以发现哪一部分的改变能够让生活变得更好。

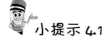

小提示 4.1
- 这四个问题能够帮助你描述情境和行为：
  谁？什么时候？在哪里？做什么？
- 用单个词语来表达情绪。
- 思维是你的脑海中多个单词、图像和记忆的组合。

练习：识别情绪

学会区分经历的各个部分：情境、行为、情绪、生理表现和思维之后，才能更有针对性地改善现状。工作表 4.1 能帮助你将情绪从情境中分离出来。在做练习之前，请先回忆一个情绪感受强烈的场景。

工作表 4.1　识别情绪

描述你具有强烈情绪感受的场景，并写出这个情境下（或者事情刚发生之后）你的情绪。请使用五种情境进行练习。

1. 情境：_____
   情绪：_____

2. 情境：_____
   情绪：_____

3. 情境：_____
   情绪：_____

4. 情境：_____
   情绪：_____

5. 情境：_____
   情绪：_____

维克在上述练习中的回答可能是这样的：

情境： 现在的时间是早晨 7：45，我正独自驾车前往公司。

情绪： 害怕、焦虑、缺乏安全感。

本在上述练习中的回答可能是这样的：

情境： 马克斯打电话来，邀请我共进午餐。

情绪： 沮丧、悲痛。

从这两个例子可以看出，仅通过情境并不能了解情绪产生的原因。为什么午餐邀约会让本感到沮丧？强烈的情绪是某些重要事情发生的信号，后续章节将阐述本、维克和你自己体会到工作表 4.1 中情绪的原因。

评估情绪

识别情绪过程中的另一个重要因素是学会评估它们。判断情绪的强度能帮助你观察它是如何波动的，并认清那些能引发情绪改变的情境或思维。最终，通过情绪强度的变化，你可以评估改善方法的有效性。

为了观察情绪的变化，你需要一份评估量表。这是本和他的治疗师共同制定的情绪量表：

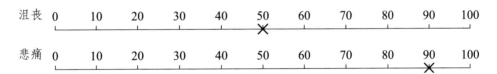

治疗师让本使用这份量表来评估工作表 4.1 中的情绪。对于午餐邀约引发的情绪，本的回答如下：

情境：马克斯打电话来，邀请我共进午餐。

情绪：沮丧、悲痛。

沮丧 0   10   20   30   40   50✗   60   70   80   90   100

悲痛 0   10   20   30   40   50   60   70   80   90✗   100

评估结果显示，本在和马克斯通话时，感到强烈的悲痛（90），和中等强度的沮丧（50）。

练习：评估情绪

工作表 4.2 能帮助你评估情绪的强度。请在空白的横线上复制工作表 3.1 中的情境和情绪，评估任一情绪的强度，并圈出被选中的情绪。

工作表 4.2   识别并评估情绪

1. 情境：_____

   情绪：_____

   | 0 | 10 | 20 | 30 | 40 | 50 | 60 | 70 | 80 | 90 | 100 |

2. 情境：_____

   情绪：_____

   | 0 | 10 | 20 | 30 | 40 | 50 | 60 | 70 | 80 | 90 | 100 |

3. 情境：_____

   情绪：_____

   | 0 | 10 | 20 | 30 | 40 | 50 | 60 | 70 | 80 | 90 | 100 |

4. 情境：_____

   情绪：_____

   | 0 | 10 | 20 | 30 | 40 | 50 | 60 | 70 | 80 | 90 | 100 |

5. 情境：_____

   情绪：_____

   | 0 | 10 | 20 | 30 | 40 | 50 | 60 | 70 | 80 | 90 | 100 |

根据人们的反馈，每周一次或每月至少两次来测量情绪是很有帮助的。如果你正在被抑郁（忧郁）或者焦虑（紧张）的情绪所困扰，可以利用本书中的《抑郁量表》（工作表 13.1）和《焦虑量表》（工作表 14.1），其他类型的情绪请参见工作表 15.1《测量和追踪我的情绪》。在测量情绪之后，将你的得分填入相应的

工作表中：抑郁情绪的得分请填入工作表 13.2 中，焦虑情绪的得分请填入工作表 14.2 中，其他种类情绪的得分请填入工作表 15.2 中。

在开始阅读本书其他章节之前，请花一点时间来测量你的情绪，特别是希望改善的那些，这将是你进步的起点。从另一个角度来说，记录自己的正面情绪也会有所帮助，比如使用工作表 15.1 测量快乐的情绪。可以把分数填入附录中的工作表 15.2 内，或者直接使用工作表 15.2，将多种情绪分别用不同的颜色标出。

对快乐情绪的测量每月应至少一次。当你坚持用书中的方法进行练习时，快乐情绪的分数会产生变化。你记录的一系列情绪测量得分也可以验证本书中的方法是否真的有用。如果确实适用，你将会逐渐感到快乐幸福，减轻痛苦的感觉。

如果被多种情绪困扰怎么办？

我们的情感世界是丰富多彩的，能够同时感受到多种情绪，也容易被其困扰。本书中介绍的方法适用于多种情绪。当你需要改善的情绪不止一种时，可以先选择某个亟待解决的情绪，提前阅读相关的内容（参见第 13 章—第 15 章）。

举例来说，如果你同时感到抑郁和焦虑，请先决定一个最想缓解的情绪。假如你选择了抑郁，先翻到第 13 章阅读相应的内容，按照书中的指示演练和进一步学习，直到抑郁情绪有所改善。接下来你可以开始阅读第 14 章的内容，练习减轻焦虑情绪。也许你会发现，减缓抑郁情绪的方法同样也适用于管理愤怒、内疚和焦虑等情绪，甚至提升幸福水平。

心理治疗师或专业人士推荐的章节阅读顺序也许和目录中的完全不同。本书支持多种个性化使用方式，虽然书中的每一章都包含了丰富的知识和技能，但部分内容足以帮助人们改善特定的情绪。

至此，你也可以开始定制适合自己的阅读方案了。在进行第 5 章的阅读之前，不妨先了解一下最困扰你的情绪。

- 抑郁情绪：第 13 章
- 焦虑与恐慌：第 14 章
- 愤怒、内疚或羞愧：第 15 章

为了尽可能高效地利用本书，当你完成相应章节的阅读和练习后，可以根据书中的指引阅读下一章节。

第4章 总 结

➤ 强烈的情绪感受是生活中发生重要事件的体现。

➤ 通常用单个词语来形容一种情绪。

➤ 分辨具体的情绪有助于你设定目标，逐步改善。

➤ 在特定的情境中识别情绪非常重要（工作表4.1）。

➤ 为情绪打分（工作表4.2）能帮助你评估它的强度，不断跟进情绪改善计划，并验证改善方法的有效性。

➤ 在使用本书改善某些特定情绪时，可以跳过一些章节，直接阅读并练习对你有帮助的内容。

5

设定个人目标并关注进步

Lewis Carroll 在《爱丽丝漫游奇境记》中描述了这样的场景：爱丽丝在一个岔路口遇见了柴郡猫，表示自己第一次来到这个地方，询问它应该走哪条路。当这只爱笑的猫得知爱丽丝并不在意目的地时，开心地打断了她的话："那么随便选一条就好了"。之后，爱丽丝在心中默默补全了她的想法：……只要能到达某个地方。

正如爱丽丝从未去过奇境一样，你可能也没有学习过情绪管理的方法，对阅读《理智胜过情感》之后的收获有着未知的期待。然而，为了让本书发挥最大的效用，你首先需要明确自己的方向。在设定目标之后，你才能更好地运用本书解决困惑，不断跟进练习。

回想一下你开始阅读这本书的原因，然后思考：使用本书之后，你希望自己发生哪些变化呢？将你的目标填入工作表 5.1 中，时刻提醒自己，并保持练习。你想减缓抑郁情绪吗？或者更加快乐？不再惊恐发作？降低焦虑？改善家庭关系？戒除酗酒和药物依赖？做一些正在逃避的事情？找到使命感或生活的意义？诸如此类，等等。尽可能细化你的目标，并用容易看到进步的方式来描述它们。譬如说，"改善我的家庭关系"虽然是一个好目标，但"经常和我的孩子们积极愉快地交谈"会更加确切，后者可以直观地反映出是否在朝着这个方向努力。如果你的目标是改变情绪，书中的方法能帮助你测量情绪变化。

练习：设定目标

　　通过对本书的使用和练习，你希望在情绪或生活上发生哪两个改变？请填写在工作表 5.1 的横线上。撰写目标时，尽量使它们能够量化或容易观察（例如情绪或行为的改变）。如果你的目标不止两个，可以在横线下方完善，或者另起一张纸来记录。

工作表5.1　设定目标

1. _____

　_____

　_____

2. _____

　_____

　_____

　　许多人对生活中的改变或新技能的学习持观望的态度。比如说，安娜时常被焦虑困扰，严重时甚至会惊恐发作。她认为自己在家待着不会感到焦虑，就尽可能地减少外出的时间，尽量在家工作，远程向老板汇报。然而，足不出户的安娜也非常怀念曾经的社交生活。在工作表 5.1 中，她希望以降低焦虑为目标，让自己不再依赖家。这个目标拥有积极的一面（参与更多活动），兼具挑战（迫使安娜走出舒适区）。

　　经过一番思考之后，安娜补充了迈出家门的其他好处：能更加频繁地探望亲戚朋友、在自然环境中散步、拥有更多的职业发展机会等。当她在心目中衡量了改变所带来的益处和挑战之后，毅然选择了改变，并在改进过程中定期回顾这些好处和挑战，特别是在遇到困难时。工作表 5.2 将帮助你分析接近目标的过程中可能会产生的收获和损失。

练习：收获和损失

不论设定的目标达成与否，结果都存在着两面性。分析工作表 5.1 中两个目标的得与失，填入工作表 5.2 相应的位置中。

工作表5.2 目标实现程度的不同影响

目标 1：_____

	目标实现	目标未实现
收获		
损失		

目标 2：_____

	目标实现	目标未实现
收获		
损失		

你可以在这一页做个标记。当你向着目标努力时，回顾达成目标的得与失（工作表 5.2），以及支持你实现目标的资源保障（工作表 5.3）。

> **练习：进步的标识**
>
> 　　除了测量情绪之外，主动发现进步也有助于你尽快达成目标。当你决心改变的时候，你期待会有哪些变化？工作表 5.4 列出了一些可能的结果。

　　你有没有发现，达到目标或者达不到目标，两者都是有好有坏的？关键是，达到目标的好处和达不到目标的坏处是否足够大，是否足以激励你为达成目标努力学习新技巧。

　　幸运的是，每个人都拥有许多资源，比如知识、自身的积极特质、技巧等，这些特质给了人们希望，让他们相信自己一定能够达成目标。比如，如果安娜能够把注意力放在那些她已拥有的资源上，就更容易坚持下去，获得成功。她拥有关爱她的家人和支持她的朋友。在过往的生活经历中，她在大多数时候还是能够走出家门的，而且没有被焦虑影响到正常的生活。这些资源和环境都能够帮助她降低焦虑和惊恐，让她行动自由，最终达成所愿。

> **练习：哪些资源能够帮到你**
>
> 　　在工作表 5.3 的横线上，写下一些你所拥有的能帮助你达到目标的特质、能力、经验、价值观等等。想一想你过去成功的经验，曾经克服的障碍；你拥有哪些优良的特质，比如幽默感，或者其他一些曾帮你度过困难时期的技巧；你有没有什么精神信念；有没有学习新技巧的意愿；哪些人在支持你；你是否拥有强健的体魄；或者你就是有一股不达目的誓不罢休的冲劲。总之，把你想到的任何资源都写下来，只要它们能帮助你达成你在工作表 5.1 和工作表 5.2 中写到的目标就行。

工作表5.3　哪些资源能帮我达成目标

_____

_____

_____

_____

工作表5.4　进步的标识

查看以下描述，是否有改变初期进步的标识。

- ☐ 睡得更好。
- ☐ 与人交流得更多。
- ☐ 感到更加放松。
- ☐ 微笑增多。
- ☐ 按时完成工作。
- ☐ 规律的作息时间。
- ☐ 从事一些现在回避的活动。
- ☐ 能更好地处理反对意见。
- ☐ 控制住自己的脾气。
- ☐ 有人说我看起来更好了。
- ☐ 感到更加自信。
- ☐ 敢于为自己争取。
- ☐ 对未来充满希望。
- ☐ 享受每一天。
- ☐ 常怀感恩之心。
- ☐ 人际关系有了明显改善。

在上述表达的基础上，再补充2—3条适用于你的进步迹象。

_____

_____

_____

当你使用本书时，应该关注每一个微小的改变。正如你先前遇到每况愈下的困难一样，正向的改变也是与日俱增的，小的改变最终会带来整体的提升。早期取得的进步会激励你持续改变。

第 5 章　总　结

➤ 为情绪和行为改变设定目标有助于你明确改善的目的，跟踪进度。

➤ 改变具有两面性，人们通常会怀着复杂的心情对待它。时刻牢记你选择改变的原因，不断向目标努力。

➤ 调动生活中一切可以帮助你达成目标的资源，比如：关心支持你的人们、个人特质、过往经历、价值观、对新知识的求知欲等。

➤ 留意你在工作表 5.4 中列出的每一份前期改善成果。进步会逐渐积少成多，最终形成积极的转变。

6
情境、情绪和思维

在加州中部的一个温暖春日，一名网球教练正在教学生如何发球。当学生一次又一次地抛球并击出时，教练始终将注意力集中在发球的动作和手势上，在每次击球之后给予客观而不带批评的反馈，指点学生的握拍姿势、抛球高度、击球角度和随球动作等。

在网球运动中，发球应落在指定区域内才算有效。但在练习过程中，教练从未关注过球的落点，只是对学生击球过程中的每一个动作给予反馈和建议。因为教练内心很清楚，学生在掌握了每一个分解动作之后，连贯起来发出的球一定会落在指定区域内。

类似地，音乐老师通过指导学生的音调、韵律和演奏技巧来帮助他们成为更好的音乐家；资深工匠带领学徒从单一的工作任务入手，逐渐完成整体工程。这些例子的共同点在于：初学者从专项技能入手，在不断练习中熟练掌握。我们都有这样熟能生巧的经历（例如：驾驶汽车，给婴儿换衣服，烹饪菜肴等）。

幸运的是，我们的情绪也能通过练习专项技能来获得改善。图 6.1 呈现的七元素表格中体现了部分技能，我们可以称之为"思维档案/备忘录"。就像网球初学者练习发球的分解动作一样，在完成整个表格之前，你首先需要对部分内容反复练习，直到熟练掌握。

当玛丽莎的治疗师第一次将思维档案展示给她的时候，她表现出非常挫败和抑郁的情绪，治疗师顺势帮助她完成了首次思维档案的记录（见图6.2）。从玛丽莎的表格可以看出，前两列分别是她所处的情境、她现在感受到的情绪，我们在第4章已经介绍了识别情境和情绪的方法。当治疗师帮助她填写第三列"无意识的思维"时，他们发现了和玛丽莎的情绪反应高度相关的思维。

接下来，治疗师和玛丽莎圈出了"这个内容太复杂，我学不会"思维，它与玛丽莎的挫败感联系密切。在第四列和第五列表格中，他们依次填入了支持和否定这一思维的迹象。基于这两列的内容，第六列是一些折中的想法，玛丽莎给每个想法评定了可信程度（90%、60%、70%）。从第七列可以看出，通过填写思维档案，她的挫败感从95%降到了40%，抑郁情绪从85%降低至80%。

之后的几章将介绍如何利用思维档案来改善你的情绪。第7章的内容将帮助你发现无意识的思维，第8章将带领你寻找自动化思维形成的原因。第9章中，利用这些成因，你会建立更加适宜的思维方式来看待生活。本章余下的内容将聚焦在思维档案的前三列，帮助你运用已经学过的知识完成填写。

第一列：情境

第4章介绍了从人物、事件、时间和地点四个方面来描述情境的方法。在填写思维档案的第一列时，情境的描述要尽可能地精确，最好定位在具体的时间点或者30分钟以内的时间区间。比如："周二全天"这个描述就不够精确，即使你在这一天只感受到一种情绪，但一天之内发生的情境太多了，我们不可能把它们全部填入思维档案。因此，最好在感受到某种强烈的情绪时，记录这一时间点发生的情境，这也能更好地帮助你理解自己的情绪。玛丽莎的情境描述就是一个足够精确的例子："星期二上午9:30，我在治疗师的办公室，看着这张思维档案。"

思维档案

1.情境 谁？做什么？什么时候？在哪里？	2.情绪 （1）你有什么感受？ （2）评估每种情绪（0~100%）。	3.自动化思维（图像） （1）在你产生这样的感受之前，闪过你脑海中的是什么？有没有其他的想法或者图像？ （2）圈出或者标记出重要的想法。	4.能够支撑重要想法的证据	5.能够否定重要想法的事实	6.折中/平衡的想法 （1）写出一个折中的或者平衡的想法。 （2）列出你对每一个想法的可信度（0~100%）。	7.评估现在的情绪 重新评估第二列中的情绪，或者新产生的情绪（0~100%）。

图 6.1 思维档案样本

思维档案

1.情境	2.情绪	3.自动化思维（图像）	4.能够支撑重要想法的证据	5.能够否定重要想法的事实	6.折中/平衡的想法	7.评估现在的情绪
谁？ 做什么？ 什么时候？ 在哪里？	（1）你有什么感受？ （2）评估每项情绪（0～100%）。	（1）在你产生这样的感受之前，闪过你脑海中的是什么？有没有其他的想法或者图像？ （2）圈出或者标记出重要的想法			（1）写出一个折中的或者平衡的想法。 （2）列出你对每一个想法的可信度（0～100%）。	重新评估第二列中的情绪，或者新产生的情绪（0～100%）。
星期二早晨9:30。我在治疗师的办公室，看着这张思维档案。	挫败感95% 抑郁85%	这个内容太复杂，我学不会。我永远都弄不懂这个图像/记忆：拿着很差的成绩单回家，被父母责骂。我永远不会好起来。谁都无法帮我。这次治疗又没有用。我注定无法摆脱抑郁。	我看着这张思维档案，不知道该从何处下手。我在学校的成绩向来不佳。我不知道"证据"是什么意思。	我在工作中学会了填写复杂的电子系统表格。之前练习的几个看起来不太好做，但在治疗师的帮助下，完成它们会变得更容易一些。治疗师说，我现在只需要了解前两列该怎么填写就可以了。在我学会独立填写之前，我都可以向治疗师求助。	虽然这个表格看起来很复杂，但比起我之前处理过比它还复杂得多的东西。90% 治疗师将指导我如何完成。60% 如果我不断练习，这个表格就会变得越来越简单。70%	挫败感40% 抑郁80%

图6.2　玛丽莎填写的第一份思维档案

第二列：情绪

在思维档案的第二栏列出这个情境下你感受到的所有情绪，并用百分比评估它们的强度。

通常情况下，我们只用一个词语来描述情绪。在第四章中提到，人们在同一情境下可能体验到多种不同的情绪。若是你感到难以辨别这些情绪，可以参照第27页的情绪列表。如果你需要用一句话来描述它，那么这可能是你的思维而不是情绪，可以将这句话填写在第三列"自动化思维（图像）"中，然后再找一个合适的词语来描述情绪。

对于那些被恐慌和焦虑困扰的人们来说，记录自己的生理表现也非常重要（具体详见第14章）。思维档案中没有专门描述生理表现的栏目，可以在情绪的下方画一道横线，用一到两个词语列出相应的描述，比如："心跳加速85%"（图6.5）。

第三列：自动化思维（图像）

在这一列填写该情境发生时，从你脑海中闪过的所有事物。需要注意的是，仅需记录那些伴随着情境出现的事物。思维的表现形式可能是文字，也可能是一幅图像，用文字描述或者画出图像均可。玛丽莎在这一栏中填写的"拿着很差的成绩单回家，被父母责骂"就是一幅画面（图6.2）。第7章会更详细地介绍辨识思维的方法。

作为示例，图6.3呈现的是玛丽莎填写的第二份思维档案前三列的内容。

图6.4呈现了维克与妻子争吵后的一部分思维档案。

琳达在一次惊恐发作后完成了思维档案（图6.5），她在第二列的下半部分记录了生理表现。

本在治疗开始之后，很快完成了他的第一份思维档案（图6.6）。

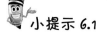

小提示 6.1

- 思维档案的第一列"情绪"栏中的内容要包含人物、事件、时间、地点这四个元素。
- 用一个词语来描述情绪，并以百分比评估它的强度（0 ～ 100%），填入思维档案的第二列中。
- 生理表现可以记录在第二列"情绪"栏的下半部分。这对于饱受焦虑、愤怒或疾病困扰的人们很有帮助。
- 在第三列"自动化思维（图像）"栏中填入伴随着情境出现的思维、信念、图像、记忆等。

1.情境	2.情绪	3.自动化思维（图像）
谁？ 做什么？ 什么时候？ 在哪里？	（1）你有什么感受？ （2）评估每项情绪 （0 ～ 100%）	（1）在你产生这样的感受之前，闪过你脑海中的是什么？有没有其他的想法或者图像？ （2）圈出或者标记出重要的想法。
周三14:45 我的经理来检查我完成工资表的进度。	抑郁　90% 紧张　95% 害怕　97%	我还没有做完表格。 已经完成的部分并不够好。 我非常失败。 我马上就要被解雇了。 向家人承认失业会令我蒙羞。

图 6.3　玛丽莎第二份思维档案中前三列的内容

1.情境	2.情绪	3.自动化思维（图像）
谁？ 做什么？ 什么时候？ 在哪里？	（1）你有什么感受？ （2）评估每项情绪 （0 ～ 100%）	（1）在你产生这样的感受之前，闪过你脑海中的是什么？有没有其他的想法或者图像？ （2）圈出或者标记出重要的想法
周五18:00 朱蒂和我在争执到底该看哪一部电影。	愤怒　99% 受伤　95% 难过　70%	她从不关心我想做什么。 我们总是按照她的想法来办事。 她的控制欲非常强。 我不能忍受再这样下去了。 我讨厌一直处于愤怒的情绪之中。 我要爆发了。 我受够了。 我需要喝酒。

图 6.4　维克的思维档案中前三列的内容

1.情境	2.情绪	3.自动化思维（图像）
谁？ 做什么？ 什么时候？ 在哪里？	（1）你有什么感受？ （2）评估每项情绪 （0~100%）	（1）在你产生这样的感受之前，闪过你脑海中的是什么？有没有其他的想法或者图像？ （2）圈出或者标记出重要的想法。
现在是14:30，我在45分钟前来到一个商场，独自购物。	害怕　100% 惊慌　100% 　　生理表现 心跳加快　100% 出汗　80% 眩晕　90% 胸闷　80%	我可能会停止呼吸。 我觉得氧气不足。 我的心脏病犯了。 我感到失去控制了。 我要死了。 我需要去医院。 图像：我看见自己躺在地板上，呼吸困难。

图 6.5　琳达的思维档案前三列

1.情境	2.情绪	3.自动化思维（图像）
谁？ 做什么？ 什么时候？ 在哪里？	（1）你有什么感受？ （2）评估每项情绪 （0~100%）	（1）在你产生这样的感受之前，闪过你脑海中的是什么？有没有其他的想法或者图像？ （2）圈出或者标记出重要的想法
5月25日，我准备在15:00去我女儿家参加一个生日宴会。	悲伤　85% 懊悔　80%	过生日是一件令人难过的事情。 我的两个孩子已经成年了，他们和自己的小家庭搬出去了。 我最近看见他们的次数减少了。 过生日的时候，家庭成员应该齐聚在一起。 但我们永远不会这样了。 我的生活每况愈下。

图 6.6　本的思维档案前三列

> **练习：辨别情境、情绪和思维**
>
> 工作表 6.1 能帮助你识别并分解某项经历中的各个方面。在右侧的表格中填入左边描述对应的是什么：思维？情绪？或情境？前三项已经给出了示例回答。

工作表 6.1 辨别情境、情绪和思维

	情境，情绪还是思维?
1.紧张	情绪
2.在家	情境
3.我不可能完成这个	思维
4.悲伤	
5.和一个朋友打电话	
6.激怒的	
7.驾驶汽车	
8.我将会一直这样	
9.在工作的时候	
10.我要疯了	
11.愤怒	
12.我感觉不好	
13.16:00	
14.即将有不好的事情发生	
15.事情总是一团糟	
16.气馁	
17.我永远都摆脱不了这些	
18.坐在餐厅里	
19.我要失去控制了	

	情境，情绪还是思维?
20.我是个挫败者	
21.和我母亲谈话	
22.她不体谅别人	
23.抑郁	
24.我是个没用的人	
25.内疚	
26.在我儿子家	
27.我心脏病发作了	
28.我被人利用了	
29.躺在床上，试图入眠	
30.这不会起作用的	
31.羞愧	
32.我将失去所有的一切	
33.恐慌	

以下是工作表6.1中右侧栏的正确答案，对照答案看自己是否答对了。

1. 紧张·····························情绪

2. 在家·····························情境

3. 我不可能完成这个·····················思维

4. 悲伤·····························情绪

5. 和一个朋友打电话·····················情境

6. 激怒的····························情绪

7. 驾驶汽车··························情境

8. 我将会一直这样·····················思维

9. 在工作的时候·····················情境

10. 我要疯了·························思维

11. 愤怒·······························情绪

12. 我感觉不好·························思维

13. 16：00····························情境

14. 即将有不好的事情发生···············思维

15. 事情总是一团糟····················思维

16. 气馁·····························情绪

17. 我永远都摆脱不了这些···············思维

18. 坐在餐厅里·······················情境

19. 我要失去控制了····················思维

20. 我是个失败者·····················思维

21. 和我母亲谈话·····················情境

22. 她不体谅别人·····················思维

23. 抑郁·····························情绪

24. 我是个没用的人····················思维

25. 内疚·····························情绪

26. 在我儿子家·······················情境

27. 我心脏病发作了····················思维

28. 我被人利用了·····················思维

29. 躺在床上，试图入眠·················情境

30. 这不会起作用的····················思维

31. 羞愧·····························情绪

32. 我将失去所有的一切·················思维

33. 恐慌·····························情绪

如果你在分辨情境、情绪和思维时感到困难，请回顾第 3 章和第 4 章的内容。区分这三种因素有助于你更有效地改变。例如：在难以直接改变情绪时，改变情境或思维会相对容易一些。

第6章 总 结

➢ 思维档案提供了一系列改善情绪和人际关系的方法。

➢ 思维档案的前三列体现了伴随情绪出现的情境、生理表现和思维。

➢ 思维档案能帮助你建立全新的思维方式，改善现状。

➢ 当你学会了一项新的技能后，可以通过思维档案来进行练习，直到完全掌握这个可靠的方法。

7
自动化思维

在 一次工作闲聊中，玛丽莎的经理对她撰写的报告提出了表扬。听闻此言，玛丽莎立刻陷入了紧张和恐惧之中，整个上午都无法摆脱这种情绪。

维克在晚餐后收拾盘子时，听到妻子说她今天去更换了汽车的机油。维克带着怒气回复说，他本打算这周六去换机油的。但他的妻子表示，他已经连续这样说了两个礼拜了，却一直没有行动。维克愤怒地把洗碗布扔到了房间的另一头，大喊道："行啊！你干脆也换一个老公算了"，之后便摔门离开了家。

当你开始记录情绪的时候，可能会像玛丽莎一样，发现有些情绪和情境看起来并不匹配，大多数人在听到表扬之后不会感到焦虑。在某些时候，你可能也会突然爆发维克这样的表现。从旁观者的角度来看，维克有些反应过度了，但实际上这完全符合他的行为模式。

所以，我们该如何理解情绪呢？思维是理解情绪的线索，如果我们能够理清思维，情绪就很容易被解读了。针对玛丽莎的情况，我们进行了如下的分析：

情境	线索：思维	情绪
经理表扬了我	？？？	紧张 80% 恐惧 90%

经过治疗师的引导，玛丽莎理解了自己做出如此反应的原因。

治疗师：这个情境为什么让你感到恐惧？

玛丽莎：我不知道……只是感到我的经理关注了我的工作，就是这样。

治疗师：这有什么可怕的呢？

玛丽莎：嗯……我的工作并不总是这样好。

治疗师：那会发生什么呢？

玛丽莎：经理会对我生气。

治疗师：假如这样的事情真的发生了，最坏的结果可能是什么？

玛丽莎：我没有想过这些……应该是被解雇吧，我猜。

治疗师：这是个可怕的想法。那接下来会发生什么呢？

玛丽莎：没有好的推荐信，我找新工作会很困难。

治疗师：现在我明白你为何感到恐惧了。你能把上面的这些内容总结一下吗？

玛丽莎：经理的表扬让我意识到他在关注我的工作，我有时候会犯错误，所以我担心他会发现我的失误，然后推断出我将失去这份工作并且找不到新工作。这看起来有些可笑。

玛丽莎和她的治疗师一起发掘深层想法的方式能帮助她更好地理解自己的情绪反应。

情境	线索：思维	情绪
经理表扬了我	我的经理注意到了我的工作，一旦他发现其中的失误，我就会被解雇，然后找不到新工作。	紧张 80% 恐惧 90%

大部分人在想到被解雇、找不到新工作时都会感到紧张和恐惧，我们现在能够理解玛丽莎的这种情绪了。因此，辨识伴随情绪出现的思维有助于我们理解情绪。

现在，你能否推断出维克爆发愤怒情绪时的自动化思维？在"线索：思维"这栏中写出你认为会导致维克如此强烈反应的想法。

情境	线索：思维	情绪
朱蒂更换了汽车的机油。 朱蒂说我已经拖了两周，一直没去换，所以她只能自己去。		愤怒 95%

　　觉察是解决问题和改变自我的第一步。只要维克意识到自己真正的想法，就能够进行一系列的改善行动。假如他认为这种思维是扭曲的，可以从另一个角度去看待该情境；如果他认为自己的想法没有错，可以直接和妻子谈论真实的感受，希望她能尊重自己付出的努力。

我们如何觉察到自己的自动化思维？

　　我们的大脑随时都在思考和想象，存在很多自动化思维。比如幻想着周末和朋友在一起的场景，担忧如何完成工作中的任务等。当我们觉察到那些引发强烈情绪的自动化思维之后，就能够有针对性地进行改善。它们的表达形式可能是文字（"我要被开除了"）、图像或想象中的图片（玛丽莎可能将自己"看成"一个无家可归的人），以及记忆（玛丽莎回想起五年级犯错误后，被老师用直尺打手心的情景）。

 小帮手 7.1　当你感受到高强度的情绪，或者对一件事情产生强烈的反应时，留意脑海中闪过的想法，这就是自动化思维。

　　以下练习能帮助你觉察到自己的自动化思维。设想你身处这些情境时，脑中闪过的事物：

1. **情境：**你计划为自己买一份特别的礼物，已经攒了很久的钱。当你到商场准备购买时，却被告知该商品已下架。

　　自动化思维：＿＿＿＿＿＿＿＿＿＿＿＿＿＿＿＿＿＿＿

　　＿＿＿＿＿＿＿＿＿＿＿＿＿＿＿＿＿＿＿＿＿＿＿＿＿＿＿

　　＿＿＿＿＿＿＿＿＿＿＿＿＿＿＿＿＿＿＿＿＿＿＿＿＿＿＿

　　＿＿＿＿＿＿＿＿＿＿＿＿＿＿＿＿＿＿＿＿＿＿＿＿＿＿＿

2.**情境：**你为一次社区聚会准备了一道菜。因为用了新菜谱，你有点紧张，担心菜不好吃。但是聚会开始十分钟后，好几个人表示菜的味道非常好。

自动化思维： _____

_____

_____

_____

_____

每个人的自动化思维都是不同的。在练习 2 的情境中，有的人可能这样想：噢，太好了，食物看起来没问题，然后他们会感到放松或骄傲。但有些人的想法可能是：他们只是不想伤害我的感情罢了，菜的味道其实非常糟糕。然后感到羞愧或窘迫。人们对同一事物的解读存在着巨大差异，对某个事件的理解方式影响着人们的情绪。

在日常生活中，我们每天都会冒出许多自动化思维，下列问题能帮助你辨识其中的大部分。在不同的情绪状态下，询问自己特定的问题可能更有帮助。每个问题后的括号中是建议的情绪。

小帮手 7.2

辨识自动化思维的问题

- 在我体验到这种感受之前，我在想什么？（**通用**）
- 这个情境令我联想到了什么？或是引发了我怎样的回忆？（**通用**）
- 这对我来说意味着什么？对我的人生和未来又意味着什么？（**抑郁**）
- 我担忧的什么事情会发生吗？（**焦虑**）
- 最坏的结果是什么？（**焦虑**）
- 其他的人（们）看待我／推测我的方式意味着什么？（**愤怒、羞愧**）
- 这对其他人（们）来说意味着什么？（**愤怒**）
- 我是否违反了规则、伤害了他人，或者未尽到应负的责任？我如何看待自己做了这样的事情？（**内疚、羞愧**）

询问自己上述的问题有助于你理解情绪反应。在觉察到自动化思维之前，你可能会重复问自己 2 ~ 3 次这样的问题。与其主动寻找记忆或图像，不如放任思维自由联想，发现在高强度感受的情境下闪过脑海的事物。

当然，你不必回答上述所有的问题。其中一或两个问题的答案足以帮助你辨识出自动化思维。

从通用问题入手

通常情况下，我们从注明"通用"的问题入手，不论你在怎样的情绪状态下都可以自问这样的问题。一开始，在你感受到情绪之前，可能无法分辨闪过你脑海的是什么，但通过观察和练习，许多人能熟练地辨识出自动化思维。

第二个问题是关于想象和回忆。当我们体验到某种强烈的情绪时，常伴随着想象浮现在眼前：可能是一幅画面、一首歌、几个词语，或者是生理感受。有些时候是凭空幻想（比如：你看到自己躺在地上，被很多人注视着），有的时候是重复出现的记忆（比如被同学嘲笑的时候）。类似的想象引发了你强烈的情绪感受，比那些文字形式的想法留下的印象深刻得多。因此，你需要留意这些想象和回忆，将它们用文字描述（或画下来），记入思维档案。

下一步，询问特定的情绪问题

在自问并回答了通用问题之后，特定的情绪问题会更有效地帮助你觉察自动化思维。"小提示"中的部分问题结尾加上了情绪标签：焦虑、抑郁、愤怒、羞愧。当你感受到上述任何一种情绪时，都可以询问自己相应的问题，这有助于你发现导致情绪产生的思维模式。

抑郁

举例来说，当我们感到悲伤或抑郁时，我们更倾向于自我批判，消极看待自己的人生和未来，第 13 章中有详细的介绍。因此，如果你感受到抑郁、悲伤、气馁、失望等情绪时，询问自己：这对我来说意味着什么？对我的人生和未来又意味着什么？这些问题能够帮助你识别消极的自动化思维。

焦虑

当我们感到焦虑时，我们会更倾向于想象一些糟糕的事情或后果，高估了问题的危险性和复杂性，怀疑自己没有足够的能力去处理它们。通常来说，焦虑的思维源于凭空假想，消极预测未来的结果。当类似的情境发生时，除了记录假想的内容本身，也将最可能引发你把焦虑的后果写下来。举例来说，如果你在想：万一我在商店里惊恐发作了怎么办？这时候你可以写："如果我在商店里惊恐发作了，那么我会跌倒在地。我能想象一群医护人员过来把我抬走的样子，周围的每个人都盯着我，这感觉太难堪了。"因此，当你感到焦虑、害怕或紧张时，不妨自问："我最担心发生的是什么？可能发生的最坏结果是什么？"明确了这些问题的答案之后，你就会知道在这些情境下，你最糟糕的反应是什么（例如，想象自己失去控制，尖叫着跑出房间）。

愤怒

当我们感到愤怒、厌恶或被激怒时，通常会将注意力集中在他人以及自己被他们伤害的方式身上。我们可能会（正确或者错误地）认为，其他人在某种程度上不尊重自己，没有公正地对待自己。因此，在前两页"小提示"中有这样的问题："其他的人（们）看待我 / 推测我的方式意味着什么？""这对其他人（们）来说意味着什么？"第 15 章中将详细阐述和愤怒情绪有关的思维。

内疚或羞愧

内疚和羞愧的情绪常见于做了错事之后，第十五章中会展开说明，这类情绪会伴随着相应的思维或行为出现。例如：你做了让别人失望的事情，或者违反了规则、违背了道德准则，抑或产生了与价值观相左的想法。所以当你感到内疚或羞愧时，"小提示"中建议自问的问题是："我是否违反了规则、伤害了他人，或者未尽到应负的责任？我如何看待自己做了这样的事情？"对于羞愧，这两个问题同样适宜："其他人会如何看待 / 评价我呢"、"如果他们知道我是这样的人，会怎么想呢"。

总结：如何识别自动化思维

当你想明确引发情绪产生的思维时，请先询问自己"小提示"中开头的两个通用问题，对特定的情绪再自问 2 ~ 3 个具体问题。需要注意的是，列出的问题并非只适用于建议的情绪。举例来说，阿妮雅被社交焦虑困扰，她对焦虑对应的问题"最坏的结果是什么"的回答是："我不知道该说什么，这让我看起来很愚蠢"。然而，在回答抑郁对应的问题"这对我来说意味着什么"时，她发现自己的深层想法是："没有人会喜欢我"。你可以将每个问题之后的情绪标签视为当下情绪的参考，但正如阿妮雅这样回答其他情绪的问题，有可能会识别更全面的自动化思维。

> **练习：联结思维与情绪**
>
> 工作表 7.1 将帮助你发现思维与特定情绪之间的联结。在给定的五种情绪中（抑郁、焦虑、愤怒、内疚、羞愧），在空格中填入与每条思维相关联的情绪。前两行是示例。

工作表 7.1　联结思维与情绪

	抑郁? 焦虑? 愤怒? 内疚? 羞愧?
1. 我太笨了，永远理解不了这些。	抑郁
2. 我迟到了很久，可能要被解雇了。	焦虑
3. 她真是太不公平了。	
4. 我不应该这样伤害别人。	
5. 如果人们了解真实的我，他们就不会喜欢我了。	
6. 当我演讲的时候，大家会笑话我的。	
7. 我不应该这样想。	
8. 他不但欺骗了我，还侮辱了我。	

	抑郁? 焦虑? 愤怒? 内疚? 羞愧?
9. 努力没有任何意义。	
10. 如果情况发生了变化，我不知该如何应对。	

　　以下是工作表 7.1 的答案。本章及第 13 章、第 14 章、第 15 章的内容解释了这些思维与情绪如此对应的原因。

　　1. 我太笨了，永远理解不了这些。……………………抑郁

　　2. 我迟到了很久，可能要被解雇了。…………………焦虑

　　3. 她真是太不公平了。…………………………………愤怒

　　4. 我不应该这样伤害别人。……………………………内疚

　　5. 如果人们了解真实的我，他们就不会喜欢我了。……羞愧

　　6. 当我演讲的时候，大家会笑话我的。………………焦虑

　　7. 我不应该这样想。……………………………………内疚

　　8. 他不但欺骗了我，还侮辱了我。……………………愤怒

　　9. 努力没有任何意义。…………………………………抑郁

　　10. 如果情况发生了变化，我不知该如何应对。………焦虑

　　在理解思维与情绪之间的联结之后，以下练习能帮助你更好地理解生活中的实际例子。

练习：区分情境、情绪和思维

　　回忆一下近两天你感受到非常强烈的情绪时的场景，如：抑郁、愤怒、焦虑、内疚或羞愧。如果你试图用本书解决特定的情绪问题，请选择你感受到这个特定情绪的情境。在工作表 7.2 中写下这段经历，描述当时的情境、你的情绪以及你的思维。这个练习有助于你明确场景中的各个组成部分，将它们分开理解，这是情绪管理的重要步骤。

工作表7.2　分离情境、情绪和自动化思维

1. 情境	2. 情绪	3. 自动化思维（想象）
谁和你在一起？ 你当时在做什么？ 你在哪里？ 那是什么时候？	用一个词语描述每种情绪。 评估情绪强度（0~100%）。	**回答前两个通用的问题，以及下列和情绪相关的部分或全部问题：** 在我体验到这种感受之前，我在想什么？（**通用**） 这个情境令我联想到了什么？或是引发了我怎样的回忆？（**通用**） 这对我来说意味着什么？对我的人生和未来又意味着什么？（**抑郁**） 我担忧的什么事情会发生吗？（**焦虑**） 最坏的结果是什么？（**焦虑**） 其他的人（们）看待我/推测我的方式意味着什么？ （**愤怒、羞愧**） 这对其他人（们）来说意味着什么？（**愤怒**） 我是否违反了规则、伤害了他人，或者未尽到应负的责任？我如何看待自己做了这样的事情？（**内疚、羞愧**）

　　你有没有发现，在这个情境当中，你体验到了不止一种情绪？是的，在同一情境下，我们往往会夹杂多种情绪。由于每一种情绪背后都牵扯着不同的思维，所以你需要从第二栏里选择一个最困扰你的情绪，把它圈出来。然后问自己一些相关的问题，识别出与这个情绪相联系的思维。学习识别自动化思维是一个非常有趣的过程，这可以帮助你明白，为什么你在不同的情境下会产生这样的感觉。你越关注头脑中飘过的想法，就越容易找出纠缠在某一情绪上的思维。

　　思维记录表的前三栏要求你找出一个生活中引发你情绪反应的情境，并将其置于心理显微镜下观察。你需要开始学着把你的各种体验一一切片并细细检查。这样对情境和自我的仔细观察是非常有必要的，这为你进入思维记录表的后半部分做好了铺垫，后半部分就是要帮你找出，什么样的改变可以让你感觉好起来。

　　工作表7.3可以帮助你多做一些练习，来学会识别你的自动化思维。自动化

思维是本书的重中之重，它可以说是连接本书后面部分的一个跳板，学会识别自动化思维，你就可以顺利地学习接下来的几个章节。因此，你一定要熟练地掌握这一技能。现在，请你再找出一个引发你多种情绪并困扰着你的情境，完成工作表7.3，之后再继续阅读后面的内容。

练习：识别自动化思维

记住，如果你在第二栏中列出的情绪不止一种，那就圈出你最想放在显微镜下检视的那个情绪。第三栏中的问题可以帮助你识别与你圈出的情绪相联系的思维。注意，你不需要把第三栏中的每个问题都回答一遍。先回答最上面两个通用的问题，然后根据你在第二栏里圈出的情绪类型，有选择地回答其余更有针对性的问题。

工作表 7.3   识别自动化思维

1. 情境	2. 情绪	3. 自动化思维（图像）
你和谁在一起？你在做什么？这是什么时候的事？你在哪？	写出所有情绪，每种情绪用一个词来描述。评价情绪强度（0~100%）。圈出你想检查的情绪。	在你马上要有这种感觉之前，你在想什么？（**通用**） 在这种情境下，你脑海里浮现了什么画面，或者唤起了什么记忆？（**通用**） 这对我意味着什么？对我的生活、我的未来又意味着什么？（**抑郁**） 我担心什么事会发生？（**焦虑**） 最坏的后果是什么？（**焦虑**） 别人如何看待我，对我来说意味着什么？（**愤怒、羞耻**） 这对别人来说意味着什么？（**愤怒**） 我是否破坏了规则、伤害了他人、或者未尽到应尽的责任？我如何看待这样的自己？（**内疚、羞耻**）

强烈思维

想象你走进一间屋子，伸手拧开桌上的台灯，却发现灯不亮。你会开始排查障碍，你可能发现灯的插头没插，也可能发现墙上的总开关没开。总之，插好插头，打开总开关，电流通过，灯就亮了。

输电的那根电线，里面有强烈的电流，叫做火线。类似的，与关键情绪相联系的自动化思维，里面有强烈的能量，我们把它们叫作"强烈思维"。正是这些思维在不断地给情绪"充电"，所以，识别和检验这些思维变得尤其重要，我们需要考虑，到底要不要改变这些思维以使得情绪好转。

1.情境 何人？ 何事？ 何时？ 何地？	2.情绪 a. 你有什么感觉？ b. 给每种情绪的强烈程度打分（0~100%）。 c. 圈出你最想检查的情绪。	3.自动化思维（图像） a. 就在你快要有这种感觉的时候，你在想什么？还有别的思维或图像吗？ b. 圈出强烈思维。
给上司交了一份本月报告，结果她直接站在我的办公室里读完了。周四，下午4:30.	紧张90%（圈出） 恼怒60%	（通用问题）在你马上要有这种感觉之前，你在想什么？ 她为什么非要站在这里读？（回答，为什么这个问题让我紧张：她是在挑毛病，想要批评我。） （通用问题）在这种情境下，你脑海里浮现了什么画面，或者唤起了什么记忆？ 我想起我割草的时候，我爸爸就站在旁边批评我。他的脸很红，看起来对我很生气。 （针对焦虑的问题）我担心什么会发生？ 她会对我的销售业绩感到不满。我敢打赌，这个月，别的销售人员干得肯定都比我好。 （针对焦虑的问题）最坏的后果是什么？ 我会被炒鱿鱼，或者被扣钱。

图7.1　维克的部分思维记录表

　　我们可以看一份维克的思维记录表（图 7.1），来学习一下自动化的强烈思维。维克在第二栏中圈出了"紧张"，他希望了解一下自己的紧张情绪，识别与此相关的自动化思维和图像。维克首先回答了"小帮手 7.2"中的两个通用问题。另外他还感到，紧张的感觉和焦虑情绪似乎紧密相连，所以他还回答了"小帮手"中有关焦虑的两个问题。这些内容都呈现在图 7.1 中，下划线的部分就是"小帮手"中的问题。

　　可以看到，维克详细描述了一个情境，然后识别出所有情绪并分别打分。他最想了解的情绪是"紧张"，所以他将"紧张"圈了出来。由于不同的情绪背后纠缠着不同的思维，所以，把你最想检验的某一个情绪单独圈出来，是很有必要的。为了找出与紧张相联系的自动化思维，维克自问自答了"小帮手 7.2"中的部分问题。他首先回答了两个通用问题（"在你马上要有这种感觉之前，你在想什么？""在这种情境下，你脑海里浮现了什么画面，或者唤起了什么记忆？"），然后回答了针对焦虑的两个问题（"我担心什么事会发生？""最坏的后果是什么？"），因为他觉得紧张和焦虑是相关的。

　　下面就要找出强烈思维了——也就是让他情绪最强烈的那一条思维——维克逐条考虑了每一条思维，看看单独列出来哪一条思维让他感觉最紧张。比如，如果他只考虑第一条思维——"她为什么非要站在这里读？"——他就会给自己的紧张程度评分为 10%。可是，当他回答了自己的这个问题——"她是在挑毛病，想要批评我"——焦虑评分就上升了。下面是维克给所有思维做出的评分。

思维	情绪
她为什么非要站在这里读？	紧张 10%
她是在挑毛病，想要批评我。	紧张 50%
我想起我割草的时候，我爸爸就站在旁边批评我。他的脸很红，看起来对我很生气。	紧张 40%
她会对我的销售业绩感到不满。	紧张 40%
我敢打赌，这个月，别的销售人员干得肯定都比我好。	紧张 80%
我会被炒鱿鱼，或者被扣钱。	紧张 90%

可以看到，第一条思维（"她为什么非要站在这里读？"）并没有让维克非常紧张，所以这肯定不是强烈思维。接下来的三条思维，让维克比较紧张，说明这几条比较强烈。最后两条思维（"我敢打赌，这个月，别的销售人员干得肯定都比我好。""我会被炒鱿鱼，或者被扣钱。"）让维克极度紧张，所以它们就是最强烈的思维。请你也像维克一样多问自己一些问题，这样你就更有可能找到强烈思维，从而更好地理解自己的情绪反应。

维克的思维记录表上还有一个要点值得注意。他在面对上司的时候，产生了一个与当下情境紧密相连的童年回忆。之后，维克会学着去区分这两者的异同，明白上司读报告和爸爸批评他割草这两件事不能混为一谈。能够把童年记忆意识化，明白童年经验和成年经验不一样，维克就可以用更合理的方式去面对上司，同样，他也就能更合理地面对自己的妻子。

练习：识别强烈思维

现在，你可以开始识别自己的强烈思维了。你应该已经在工作表7.3中列出了一些自动化思维，请把这些思维一条一条挑出来，看看单独列出来的每一条能在多大程度上造成你想要检验的那个情绪。给每条思维在0～100%范围内评分。从评分上你就可以看出每条思维的强烈程度。当然，分值最高的那个就是最强烈的思维。看一看，这些思维有没有让你更好地理解，为什么你会有这种情绪？在工作表7.3中圈出与你的目标情绪相关的强烈思维。如果你发现你列出的所有思维都不算太强烈，那就重新自问"小帮手7.2"中的问题，再找找是不是还有别的自动化思维。

本章所讲授的技能至关重要，所以，在本章结尾，我们设计了一个特别的思维记录表。你可以看到，工作表7.4和工作表7.3很相似，但是多了一个第四栏，在这一栏里你可以给每一条自动化思维打分，评估它们的强烈程度。第三栏底部列出了"小帮手"中的问题作为提示，帮助你多识别出第三栏底部列出了"小帮手"中的问题作为提示，帮助你多识别出一些自动化思维。

请多做几份工作表7.4进行练习，直到你能够成功地识别出自动化思维，并找到与情绪相联系的强烈思维。在进入第8章之前，你最好能够比较自如地使用这项技能。我们建议，你至少每天做一份工作表7.4，坚持一周。（这里我们附上了四份工作表供你使用，如果不够你也可以从该网址下载打印更多表格：www.guilford.com/MOM2-materials。）你一定要学会识别强烈思维，并理解你的思维和情绪之间的关系，不然后面的步骤对你来说就会比较困难。只要你把这些都掌握好了，就可以开始阅读第8章了，第8章会教给你如何评价这些思维，并做出改变，学会用更适应的方式去思考问题。

你做的思维记录表越多，情绪就会好转得越快。思维记录表不是考试，只是一个练习，帮助你识别出纠缠不清的思维情感模式。练得越多使用起来自然越熟。随着你不断进步，感觉就会越来越好，对生活也会更有掌控感。当你觉得自己已经能够熟练填写工作表7.4时，你就可以开始阅读第8章了。

工作表 7.4　识别强烈思维

1. 情境	2. 情绪	3. 自动化思维（图像）	评估每条思维的强烈程度
你和谁在一起？你在做什么？这是什么时候的事？你在哪？	写出所有情绪，每种情绪用一个词来描述。评价情绪强度（0~100%）。圈出你想检查的情绪。	回答以下部分或全部问题： 在你马上要有这种感觉之前，你在想什么？（**通用**） 在这种情境下，你脑海里浮现了什么画面，或者唤起了什么记忆？（**通用**） 这对我意味着什么？对我的生活、我的未来又意味着什么？（**抑郁**） 我担心什么事会发生？（**焦虑**） 最坏的后果是什么？（**焦虑**） 别人如何看待我，对我来说意味着什么？（**愤怒、羞耻**） 这对别人来说意味着什么？（**愤怒**） 我是否破坏了规则、伤害了他人或者未尽到应尽的责任？我如何看待这样的自己？（**内疚、羞耻**）	给第三栏中的每一条思维评分（0~100%），单独看每一条思维，你的情绪有多强烈。

工作表 7.4   识别强烈思维

1. 情境	2. 情绪	3. 自动化思维（图像）	评估每条思维的强烈程度
你和谁在一起？ 你在做什么？ 这是什么时候的事？ 你在哪？	写出所有情绪，每种情绪用一个词来描述。 评价情绪强度（0~100%）。 圈出你想检查的情绪。	**回答以下部分或全部问题：** 在你马上要有这种感觉之前，你在想什么？（**通用**） 在这种情境下，你脑海里浮现了什么画面，或者唤起了什么记忆？（**通用**） 这对我意味着什么？对我的生活、我的未来又意味着什么？（**抑郁**） 我担心什么事会发生？（**焦虑**） 最坏的后果是什么？（**焦虑**） 别人如何看待我，对我来说意味着什么？（**愤怒、着耻**） 这对别人来说意味着什么？（**愤怒**） 我是否破坏了规则、伤害了他人或者未尽到应尽的责任？我如何看待这样的自己？（**内疚、着耻**）	给第三栏中的每一条思维评分（0~100%），单独看每一条思维，你的情绪有多强烈。

工作表 7.4 识别强烈思维

1. 情境	2. 情绪	3. 自动化思维（图像）	评估每条思维的强烈程度
你和谁在一起？你在做什么？这是什么时候的事？你在哪？	写出所有情绪，每种情绪用一个词来描述。评价情绪强度（0~100%）。圈出你想检查的情绪。	回答以下部分或全部问题： 在你马上要有这种感觉之前，你在想什么？（**通用**） 在这种情境下，你脑海里浮现了什么画面，或者唤起了什么记忆？（**通用**） 这对我意味着什么？对我的生活、我的未来又意味着什么？（**抑郁**） 我担心什么事会发生？（**焦虑**） 最坏的后果是什么？（**焦虑**） 别人如何看待我，对我来说意味着什么？（**愤怒、羞耻**） 这对别人来说意味着什么？（**愤怒**） 我是否破坏了规则、伤害了他人或者未尽到应尽的责任？我如何看待这样的自己？（**内疚、羞耻**）	给第三栏中的每一条思维评分（0~100%），单独看每一条思维，你的情绪有多强烈。

工作表 7.4 识别强烈思维

1. 情境	2. 情绪	3. 自动化思维（图像）	评估每条思维的强烈程度
你和谁在一起？ 你在做什么？ 这是什么时候的事？ 你在哪？	写出所有情绪，每种情绪用一个词来描述。 评价情绪强度（0~100%）。 圈出你想检查的情绪。	**回答以下部分或全部问题：** 在你马上要有这种感觉之前，你在想什么？（**通用**） 在这种情境下，你脑海里浮现了什么画面，或者唤起了什么记忆？（**通用**） 这对我意味着什么？对我的生活、我的未来又意味着什么？（**抑郁**） 我担心什么事会发生？（**焦虑**） 最坏的后果是什么？（**焦虑**） 别人如何看待我，对我来说意味着什么？（**愤怒、羞耻**） 这对别人来说意味着什么？（**愤怒**） 我是否破坏了规则、伤害了他人或者未尽到应尽的责任？我如何看待这样的自己？（**内疚、羞耻**）	给第三栏中的每一条思维评分（0~100%），单独看每一条思维，你的情绪有多强烈。

情绪检测

现在你已经开始学习如何识别自动化思维了，请你再一次测量自己的情绪。你可以使用如下的量表和图表来记录自己的情绪分数：

- 抑郁 / 不开心：理智胜过情感抑郁量表

  工作表 13.1，工作表 13.2

- 焦虑 / 紧张：理智胜过情感焦虑量表

  工作表 14.1，工作表 14.2

- 其他情绪 / 快乐：自我情绪测量追踪

  工作表 15.1，工作表 15.2

第7章　总　结

➤ 自动化思维指的是那些在你脑海中自动冒出来的思维，每时每刻你都可能在产生自动化思维。

➤ 当我们产生强烈的情绪时，自动化思维可以提供线索，帮助我们更好地理解自己的情绪反应。

➤ 自动化思维可能是文字性的，图像性的，也可能是某些回忆。

➤ 当你产生强烈情绪时，注意你脑子里飘过的各种想法，这样你就可以识别出自动化思维。

➤ 每一种情绪都与一些特定类型的思维相联系。本章提供了一些提示问题，可以帮助你识别造成特定情绪的思维。

➤ 能够造成最强烈的情感反应的自动化思维，叫做强烈思维。强烈思维往往是思维记录表中最值得检验的思维。

8
有什么证据

维克：停下来，看一看，重新再听。

一个周四的晚上，维克和妻子朱迪正在厨房里讨论周末的安排。维克告诉朱迪，周六上午他打算去匿名戒酒会见见朋友吉姆。他说着说着，朱迪的脸色就变了，浮现出一丝沮丧。维克立刻感到了一阵难以遏制的愤怒，他想："我不打算整个周末都陪着她和孩子，她就不高兴了。她对我的康复项目不以为然，这太不公平了。如果她能像在意孩子们一样在意我，就应该为我去戒酒会感到高兴。她根本就不在意我。"

他猛然对着朱迪咆哮："既然你都不在意我戒不戒得了酒，我也不在意了！"他砰的一拳砸在桌上，摔门离家而去。朱迪在他背后大吼："你这个样子还想让我在意你？你有毛病吗？"

维克开着车在外面乱转，一路上思绪纷飞："她根本就不明白戒酒会对我来说有多重要。她根本就不能理解我努力控制着不去喝酒有多困难。如果她也不在乎我是不是清醒，那么我费那么大劲戒酒还有什么用？我快气死了，我受不了了。喝一杯才能让我舒服一点。"

　　快到酒馆时，维克把车停下来熄了火。他把头埋在方向盘上，努力做深呼吸。当愤怒渐渐平息，他想起了治疗师对他说的话：下次再遇到强烈的情绪波动或者产生喝酒的冲动时，一定要利用此机会做一个练习，即利用"思维记录表"识别出他的思维，并为这些思维寻找证据。尽管维克就是单纯地想去喝一杯，但他还是记起他曾答应过治疗师，至少要做一次这个练习。于是他从车里翻出一张纸条写了起来，纸条内容见图8.1。

　　正如第7章所讲的做法，维克在"思维记录表"的前三栏依次写出了他所处的情境，定义了他此时的情绪并评分，又列出了刚才出现的与目前情绪相关的思维。他并没有直接写出每条自动化思维有多强烈，只是在心里估计了一下，哪条让他更生气，然后圈出了最强烈的那一条："她根本就不在意我。"他还圈出了另外一条："我快气死了，我受不了了。喝一杯才能让我舒服一点。"因为他知道这条思维将直接导致他重回酒桌，并陷入喝了以后又后悔的恶性循环。

　　明确了这两条强烈思维之后，维克又想起了治疗师接下来的话："思维记录表"的第四栏和第五栏会向你提一个问题，那便是认知行为治疗中最重要的五个字——"有什么证据？"于是，维克开始思考，有什么证据表明朱迪根本不在意他，又有什么证据表明他必须得喝一杯才能平息他的怒火。

　　维克的愤怒始于对妻子表情的解读，他认为，那是妻子对他打算周六去戒酒会的不满。紧接着他顺理成章地认为这代表着妻子根本不在乎他的康复项目，或者说根本就不在乎他。通过寻找正反两方面的证据，维克得以重新审视他们夫妻间冲突的经过，并站在新的角度评估自己最强烈的那条思维。图8.1中第四栏和第五栏的下半部分，是维克为另一条思维寻找的证据，即他是否真的气得受不了了以致必须靠喝酒来制怒。

　　维克记得治疗师说过，思维记录表的第四栏和第五栏向你提出了问题："有什么证据"（图8.1）。这两栏的功能是帮助你收集正反两方面的证据，以评估你在第三栏列出的强烈思维。

思维记录表

1.情境 何人? 何事? 何时? 何地?	2.情绪 a.你有什么感觉? b.给每种情绪的强烈程度打分(0~100%)。 c.圈出你最想检查的情绪。	3.自动化思维（图像） a.就在你快要有这种感觉的时候,你在想什么?还有别的思维或图像吗? b.圈出强烈思维。	4.支持强烈思维的证据	5.不支持强烈思维的证据	6.替代平衡思维 a.写出一条替代或平衡思维。 b.给替代/平衡思维打分,评估你在多大程度上相信该思维(0~100%)。	7.重评情绪 重新给第二栏中列出的情绪打分,如果出现了新的情绪,也一并打分。(0~100%)
周四,晚上8:30,我说周六算去匿名戒酒会时朱迪对我摆臭脸。	愤怒90%	她对我周六要去匿名戒酒会不开心。她对我的康复漠不关心。 （她根本不在意我。） 她根本就不能理解我努力不去喝酒有多困难。 （我快气死了,我受不了了。喝一杯酒才能让我舒服一点。）	她不支持我去匿名戒酒会。她总是唠唠叨叨叫我做这做那。她好像并不欣赏我的努力。她总是给我摆臭脸,就跟今天晚上一样。我离家的时候她讽刺我。我过去生气或这样做的时候,一下子我就能放松下来。酒精起作用的时间非常快。	酗酒的这些年她对我一直不离不弃。她坚持参加匿名戒酒会有一年的时间了。今晚我下班回家的时候,看到我妻还很高兴呢。我们不少吵架的时候,她会说她爱我,还为我做了很多好事。当酒劲过去以后,我有时会觉得更糟糕。上个月有一次我感觉喝酒糟透了,但是我正和吉姆在一起。结果一个小时以后我竟也感觉好多了。尽管我现在真的感到非常难受,但我知道我不会一直这么难受。以前有比这次更难受的时候,我也忍住了没有喝酒。		

图 8.1 维克的思维记录表

　　填写这两个证据栏的过程本身就能够促使你思考，你的强烈思维是否仅仅是个假设，或是猜想。一旦有片刻你对自己的强烈思维没那么笃定了，列举证据的过程就会变得轻松多了。

　　维克就在经历这样的过程。他坐在酒馆外自己的车里，思考有关"朱迪不在意我"和"我需要喝酒"这两条思维的证据。他考虑了很多角度，试图从数据、事实、实际经验等各方面去支持或反对他的强烈思维。

练习：事实与解释

　　你可以利用表 8.1 来做一个练习，试着区分事实和解释的不同。事实是指，参与事件的各方都认可的事情。比如："那是一个周四的晚上"，"朱迪的脸色变了"等。解释是指，参与事件的各方不一定都认可的事情。请你对工作表 8.1 中列出的每一条陈述进行判断，并在旁边的横线上写下来：那到底是维克和朱迪之间发生的事实，还是只是某一方的解释？前两句作为样例已给出答案。在判断过程中，你可能需要回顾本章开头对维克和朱迪吵架过程的描述，以确定细节。

工作表 8.1　事实与解释

1.她总是给我摆臭脸。	解释
2.朱迪的脸色变了。	事实
3.我感到愤怒（维克）。	
4.朱迪不在意我到底是清醒还是醉酒。	
5.她在意孩子们比在意我更多。	
6.我离家的时候朱迪冲我吼叫。	
7.我酗酒的这些年朱迪对我不离不弃。	
8.她不支持我参加匿名戒酒会。	
9.我快气死了，我受不了了。	
10.你表现出这个样子就别指望我在意你。（朱迪）	

工作表 8.1 的答案如下

1. 她总是给我摆臭脸。……………………………………………… 解释

2. 朱迪的脸色变了。……………………………………………… 事实

3. 我感到愤怒。……………………………………………………… 事实

4. 朱迪不在意我到底是清醒还是醉酒。……………………… 解释

5. 她在意孩子们比在意我更多。……………………………… 解释

6. 我离家的时候朱迪冲我吼叫。……………………………… 事实

7. 我酗酒的这些年朱迪对我不离不弃。…………………… 事实

8. 她不支持我参加匿名戒酒会。……………………………… 解释

9. 我快气死了，我受不了了。………………………………… 解释

10. 你表现出这个样子就别指望我在意你。（朱迪）……… 解释

　　注意，填写在证据栏中的信息应以客观数据或事实为主。不过，刚开始的时候，你可能会将解释和事实混淆。来看维克的例子。他写道："她总是给我摆臭脸，就跟今天晚上一样。"这就是维克将朱迪的沮丧表情解释为对自己摆臭脸，而非事实。毕竟，朱迪并没有说她看着维克的时候到底在想什么，维克也就不能肯定那表情一定是对他摆出的臭脸。另外，"总是"一词可能也过分夸大了朱迪给他摆臭脸的次数。

　　你能看出工作表 8.1 中列出的事实和解释有什么不同吗？事实全部都是本章开头的叙述所直接给出的。任何一个旁观了维克和朱迪生活过程的人都会同意以下事实：（2）朱迪的脸色变了，（3）维克感到愤怒，（6）维克离家的时候朱迪冲他吼叫，（7）维克酗酒的这些年朱迪对他不离不弃。

　　解释则是我们对情境或他人的解读，这些解读可能是对的，也可能不对。比如，这两条陈述可能是对的：（4）朱迪不在意维克到底是清醒还是醉酒，（5）她在意孩子们比在意维克更多。但是，鉴于朱迪并没有将这些话说出口，我们就无从得知其对错，除非我们直接问她。同样的，朱迪也不能肯定：（10）当维克表现出这个样子时就不能指望她在意他。这只是她的解释，对错都有可能。有时，为了确认一条陈述是事实还是解释，我们需要收集更多的信息。比如，维克可以直

接问朱迪她是否支持自己参加匿名戒酒会（8）。他也可以试试推迟一会儿再喝酒，看看自己忍耐愤怒的时间是否比想象的要长（9）。

思维记录表的第四栏（支持强烈思维的证据）和第五栏（不支持强烈思维的证据）用以检验强烈思维的正确性。在填写时，请你尽可能地写出事实。不过，即便你在第四栏里写下的某些证据并非事实，也没关系。只要你能填写完第五栏，思维记录表就仍然是有价值的。第五栏是思维记录表的重点之一，因为它要求你去寻找那些不能支持你结论的信息。要知道，当我们沉浸在某种强烈的情绪中时，就很难发现和信念相左的证据。平息情绪的秘诀之一就是，同时寻找正反两方面的证据。

细心的读者会发现，思维记录表的前四栏都是在帮助我们将强烈的情绪澄清和具体化。到了第五栏，却突然变了一个方向来思考问题。可能也正因如此，第五栏通常是填表过程中最难的一步。有人在填写此栏时甚至会头脑一片空白。在下面的"小帮手"中，我们提供了一些问题来帮助你完成第五栏。你可能需要花几周的时间来练习，才能将填写第五栏的过程变得比较容易。随着你完成的思维记录表越来越多，你会发现，寻找不支持你强烈思维的证据会变得越来越容易。

 小帮手 8.1

帮助你寻找不支持强烈思维的证据的问题

- 我有没有过某些经验，或者有没有某些信息表明，该思维并不是在任何时间任何条件下都绝对正确的？
- 如果我的至亲好友有这条思维，我会对他们说什么？
- 如果我的至亲好友知道我有这条思维，他们会对我说什么？他们会给我举出什么样的事例（信息或经验）来说明我的强烈思维不是 100% 正确的？
- 还有没有任何能够反驳我强烈思维的信息被我忽略了，或被我认为是不重要的？
- 我有哪些长处或品质是被自己一直忽略的？都是什么？它们是如何在这次的情境中帮助我的？

- 在这次的情境中，有哪些积极的方面被我忽略了？有没有某些信息表明，这次的情境也可能会有一个积极的结果？

- 我以前经历过类似的情境吗？具体是怎么样的？和这次的情境有什么不同吗？在上次的情境中我学到了什么经验，可以让我对这次的情境有不同的理解？

- 如果我没有现在的这种感受，我会对这次的情境有不同的想法吗？是什么样的想法？我会关注哪些事实信息？

- 当我上次有这种感受的时候，我想了哪些办法让自己感觉好一点？

- 五年后，如果我再回看这次的情境，会有不同的看法吗？我关注的重点会和现在有所不同吗？

- 在第三栏和第四栏，我是否匆忙得出了一些结论，却不能被事实完全支持呢？

- 我有没有因为自己不能完全掌控事情的发展而自责？我是否能以更公平、更理解、更宽容的态度来评估自己，并找出我在事件中所应承担的责任呢？

本：二次思维。

本的例子可以进一步证明采用事实证据验证结论的重要性。在治疗进行了大约三个月时，某天，本去探望女儿一家。回来的路上，他感到非常悲伤。于是，一进家门，他就决定填写思维记录表，以便更好地理解自己为什么悲伤，并尝试提升情绪。

本识别出了一系列自动化思维，并且觉得它们都很"强烈"。但其中有一条和目前悲伤的情绪最为相关，即他觉得儿孙们不再需要他了。如图8.2所示，本在自己的思维记录表上将这条思维圈出，作为自己最强烈的思维。

当陷入负性自动化思维时，我们总是想着那些能强化自己结论的证据。在本填写思维记录表之前，他的思绪基本上都集中在第四栏所列出的证据上，那些证据都很好地支持了他的思维"我的儿孙不再需要我了"。只想着这些东西当然会让本感到自己确实不再被家庭需要了，并且会越来越悲伤。人在抑郁的时候总想着负面的经验，这是非常正常的。

思维记录表的第五栏要求本使劲回想那些不支持自己结论的经验。当本想起了一些事，表明家人还是需要他并且爱着他时，他的情绪就开始回升。的确，儿孙们已经长大独立，可本记得，许多事表明，自己仍是他们生活中重要的亲人。

如果本一直关注那些支持负性思维的证据，他就不可能意识到，自己对于家庭仍然重要。第五栏鼓励本积极地回忆不支持自己原始思维的信息和经验。

如果你能成功地在第五栏填写一些证据，那你也可能像本一样体验到情绪的转变。但是，如果你此时的情绪非常强烈，或者你抱持着某种坚定不移的负性信念，那你就很难发现那些不支持自己信念的证据。"小帮手 8.1"中列出的问题，可以提示你从不同的角度审视当前的处境，从而帮助你寻找不支持强烈思维的证据。

你并不需要一一回答"小帮手 8.1"中的全部问题。不过，对于初学者，多回答几个问题有助于你更好地填写第五栏。随着你逐渐积累经验，你就会体会到哪个问题更适合你，哪个问题更适合某种类型的强烈思维。

玛丽莎：假设你是别人，会怎么想？

治疗初始阶段，玛丽莎在回答"有什么证据"时感到非常困难。治疗前期的某次会谈，玛丽莎只带来了一份没有填写完整的思维记录表，如图 8.3 所示。

思维记录表

1.情境 何人？ 何事？ 何时？ 何地？	2.情绪 a.你有什么感觉？ b.给每种情绪的强烈程度打分（0~100%）。 c.圈出你最想检查的情绪。	3.自动化思维（图像） a.就在你快要有这种感觉的时候，你在想什么？还有别的思维或图像吗？ b.圈出强烈思维。	4.支持强烈思维的证据	5.不支持强烈思维的证据	6.替代/平衡思维 a.写出一条替代或平衡思维。 b.给替代/平衡思维打分，评估你在多大程度上相信该思维（0~100%）。	7.重评情绪 重新给第二栏中列出的情绪打分，如果新的情绪出现了，也一并打分（0~100%）。
11月5日，晚上9:00 从女儿家开车回家。今天我和女儿、女婿、两个外孙女，还有我妻子一起过的。	悲伤80%	如果我今天不在那儿，他们都会玩得更开心。整整一天，丝毫都没有注意我。 我的儿孙们不再需要我了。	我以前一直很喜欢给外孙女尼克尔系鞋带，但是这次她想自己系了。 我女儿和女婿有了自己的生活，没什么需要我帮助的了。 15岁的艾米晚上7点离家，和她的朋友们玩去了。 我的女婿昨天把住在家里自己做了三年的新的架子和柜子，搞乱了。要是在以大的工程他肯定会叫我，而且需要我帮忙的。	比尔要装修屋外的一间小房，问我咨询了意见。 女儿让我帮忙看看院子里的菜为什么快死了，浇水浇少了。我检查后告诉她。 今天我一直都能逗尼克尔笑。 艾米好像很喜欢我给她讲的有关她妈妈小时候的事。 尼克尔在我的膝上睡着了。		

图 8.2 本的思维记录表

思维记录表

1.情境 何人？ 何事？ 何时？ 何地？	2.情绪 a.你有什么感觉？ b.给每种情绪的强烈程度打分（0～100%）。 c.圈出你最想检查的情绪。	3.自动化思维（图像） a.就在你快要有这种感觉的时候，你在想什么？还有没有别的思维或图像呢？ b.圈出强烈思维。	4.支持强烈思维的证据	5.不支持强烈思维的证据	6.替代/平衡思维 a.写出一条替代或平衡思维。 b.给替代/平衡思维打分，评估你在多大程度上相信该思维（0～100%）。	7.重评情绪 重新给第二栏中列出的情绪打分，如果出现了新的情绪，也一并打分（0～100%）。
独自在家，周六，晚上9:30。	泪丧100% 失望95% 空虚100% 迷茫90% 不真实感95%	要是能变麻木就好了，这样我就没有任何可感觉了。 我没有任何可进步。 我觉得特别迷茫，什么也想不明白。 我不知道什么是真实的，什么是不存在的。 我再也忍受不了这些情绪了，它们让我太痛苦了，我简直想自杀。 做什么都没有用。 人就不应该活着。 我就是个失败者。	我受不了了，我想死。 自杀是解脱痛苦的唯一方法。 没人能帮得了我。			

图8.3 玛丽莎未完成的思维记录表

仅靠自己的努力，玛丽莎几乎找不到任何证据来证明她的强烈思维并非100% 正确。下面的谈话展示了治疗师如何帮助玛丽莎寻找能够填写在第五栏中的证据。注意，治疗师的问话和"小帮手 8.1"中的问题非常类似。

治疗师： 如果我对你的思维记录表没理解错，你的强烈思维是"我再也忍受不了这些情绪了，它们让我太痛苦了，我简直想自杀。"

你可以找到支持这条思维的证据，但找不到不支持的证据，对吗？

玛丽莎： 对。

治疗师： 你以前也有过因为太痛苦以致想要自杀的感觉吗？

玛丽莎： 有过许多次。

治疗师： 以前有这种感觉的时候，你做过或想过什么事让自己感觉好受一点呢？

玛丽莎： 说来可笑，但有时谈论这些痛苦本身就能让我感觉好些。

治疗师： 所以，谈论痛苦有时就能起作用。那么除了谈论，你还有过什么想法让自己感觉好受一点？

玛丽莎： 当我感觉糟透了的时候，我就会努力去想，以前我也这么难受过，但每次我都挺过来了。

治疗师： 嗯，这一点非常重要。那么在你此时所处的情境中，有没有什么信息表明，自杀并不是你唯一的选择？

玛丽莎： 什么意思？

治疗师： 我想知道，你是否还怀着一线希望，觉得能减轻你痛苦的不仅仅是自杀，而是还有一些别的什么东西？

玛丽莎： 哦，我好像有点明白，换一个角度思考是怎么回事了。不过我不确定学会这个技能对我到底有没有用。

治疗师： 一半的你对认知行为疗法是否有效尚有怀疑，另一半的你却又充满希望。

玛丽莎： 我觉得我的怀疑大于希望。

治疗师： 对于你所学的技能是否能减轻你的痛苦，如果用百分比打分，你的怀疑和希望分别能占多少？

玛丽莎：怀疑占 90% ~ 95%，希望占 5% ~ 10%。

治疗师：在整个治疗过程中，我们会持续追踪你怀疑和希望所占百分比的变化。设想一下，如果你告诉你的好友凯特："我太痛苦了，简直想自杀。"她会怎么说？

玛丽莎：我根本就不会告诉她这些。不过如果我说了，她大概会说，我还有很多事要做，未来还有很多值得期待的东西，世界也需要我做贡献，等等。不过这些话我根本也不会相信。

治疗师：她会不会对你说些别的，让你觉得你可能会相信一部分？

玛丽莎：她可能会提到一些让我感到快乐的东西，提到一些我没那么痛苦的时光。她会让我想起，有时候我也会被一些东西逗得哈哈大笑。

治疗师：如果凯特告诉你，她正陷在巨大的痛苦当中，自杀是她唯一的出路。你会对她说什么？

玛丽莎：我会劝她努力寻找其他出路。凯特的生活应该是很有希望的。可是我没在我的生活中看到什么希望。

治疗师：我们马上就可以看到，你的"希望"在短短的几分钟里起到了什么样的作用。首先，咱们来把刚才谈论到的信息填在思维记录表的第五栏里吧。

图 8.4 是玛丽莎在治疗师帮助下，补充后的思维记录表。

思维记录表

1.情境	2.情绪	3.自动化思维（图像）	4.支持强烈思维的证据	5.不支持强烈思维的证据	6.替代/平衡思维	7.重评情绪
何人？ 何事？ 何时？ 何地？	a.你有什么感觉？ b.给每种情绪的强烈程度打分（0~100%）。 c.圈出你最想检查的情绪。	a.就在你快要有这种感觉的时候，你在想什么？还有别的思维或图像吗？ b.圈出强烈思维。			a.写出一条替代或平衡思维。 b.给替代/平衡思维打分，评估你在多大程度上相信该思维（0~100%）。	重新给第二栏中列出的情绪打分，如果出现了新的情绪，也一并打分（0~100%）。
独自在家，周六，晚上9:30。	沮丧 100% 失望 95% 空虚 100% 迷茫 90% 不真实感 95%	我想变得麻木了，任何感觉了。 我没有任何进步。 我觉得特别迷茫，什么也想不明白。 我不知道什么是真实的，什么是不存在的。 我再也感受不了这些情绪了，它们让我太痛苦了，我简直想自杀。 做什么都没有用。 人就不应该活着。 我就是个失败者。	我受不了了。 我想死。 自杀是解脱痛苦是唯一的一方法。 没人能帮得了我。	有时候跟治疗师聊聊确实让我感觉好一些。 这种感觉不会永远存在，但是它总会卷土重来。 这个思维说是个新东西，也许会对我有帮助。不过我对此存疑。 有时候我的感觉会好一些。		

图 8.4 玛丽莎完整证据的思维记录表

当你通过自问的"小帮手 8.1"中的问题得到了一些证据后，一定要把它们写下来。玛丽莎在和治疗师讨论这些证据的时候，一直沉浸在无望的情绪中。但当她把这些证据写在了思维记录表里，整体一起看的时候，她忽然发现，她确实感到有了一点希望，而且没那么抑郁了。同样的道理，你会发现，把收集到的证据写下来，比仅仅凭空想一想，要对你有帮助得多。

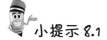

小提示 8.1

- 自问的"小帮手 8.1"中的问题，有助于完成思维记录表第五栏的填写。
- 务必将不支持强烈思维的证据全部写下来，不要仅仅在脑海里想一想。

琳达：心脏病还是焦虑？

随着治疗的进行，琳达可以越来越熟练地通过自问自答的方式填写思维记录表的第五栏。这有效地阻止了她焦虑症状的恶化，防止进一步发展为惊恐发作。这天，琳达候机时，突然感到有些焦虑。她决定使用思维记录表，看看能否将与焦虑相关的思维识别出来，并加以检验。如图 8.5 所示，琳达依次填写了情境、情绪和自动化思维项目栏。她圈出了强烈思维"我的心脏病要发作了"之后，就开始寻找支持证据。填写完第四栏之后，她又开始寻找不支持强烈思维的证据。琳达坐在飞机上的时候就在想，如果此时好朋友就陪在身旁，会对她说些什么。她知道，朋友肯定会告诉她，她的心跳加快可能是源于紧张和焦虑情绪，并不意味着心脏病要发作了。她又想起医生说过，心脏也有肌肉，心跳快一点也算是一种锻炼。医生告诉过她，心跳快不一定有危险，更不是心脏病的指标。并且，医生给她做过全面检查，并没有发现任何问题。

思维记录表

1.情境	2.情绪	3.自动化思维（图像）	4.支持强烈思维的证据	5.不支持强烈思维的证据	6.替代/平衡思维	7.重评情绪
何人？ 何事？ 何时？ 何地？	a.你有什么感觉？ b.给每种情绪的强烈程度打分（0～100%）。 c.圈出你最想检查的情绪。	a.就在你快要有这种感觉的时候，你在想什么？还有别的思维或图像吗？ b.圈出强烈思维。		维的证据	a.写出一条代或平衡思维。 b.给替代/平衡思维打分，评估你在多大程度上相信该思维（0～100%）。	重新给第二栏中列出的情绪打分，如果出现了新的情绪，也一并打分（0～100%）。
周六晚，跑机场，坐道上，在飞机上等待起飞。	恐惧98%	我感到恶心。 我的心跳开始越来越重、越来越快。 我开始冒汗。 我的心脏病要发作了。 我肯定来不及下飞机去医院了。 我要死了。	我的心跳飞快。 我在冒汗。 这大概是心脏病发作的两个指标。			

图 8.5　琳达未完成的思维记录表

接着，琳达扪心自问，以前有没有过亲身经验，能够证明她的强烈思维并不属实。事实上，这样的经验比比皆是。她很快想到，她曾无数次在候机、乘机、甚至仅仅想到飞行的时候，体验到过心跳加速。尽管以前每次她都觉得是心脏病要发作了，但这次她明白，她仅仅是要惊恐发作了，而非心脏病发作。

最后，琳达问自己，以前发生这样的情况时，她都做过什么或想过什么能让她感觉好受一点。她想到了许多事，比如，集中精力读杂志，慢慢做深呼吸，填写思维记录表，以比较平和的角度看待她的快速心跳，等等。通过回答"小帮手8.1"中的问题，琳达得到了若干不支持她强烈思维的重要证据，最终完成了思维记录表第五栏的填写，如图8.6。在自问自答、收集证据的过程中，琳达的焦虑水平就下降了。

练习：寻找支持和不支持强烈思维的证据

你已经在工作表7.4中圈出了你的强烈思维。你可以像琳达一样，通过回答"小帮手8.1"中的问题，来帮助自己寻找不支持强烈思维的证据。回顾工作表7.4，请选出2～3条思维，进行工作表8.2中的练习。如果你不想再使用工作表7.4了，也可以重新写2～3个你最近发生的强烈情绪，并用它们进行工作表8.2中的练习。

工作表8.2包含着几份空白的思维记录表。每张表都请你按步骤填写，要圈出待检验的强烈思维，并在第四栏、第五栏填写支持或不支持强烈思维的证据信息。

在第四栏中，请尽量填写事实，而非解释。比如，"彼得瞪了我一眼"就是事实。而"彼得瞪了我一眼，觉得我疯了"就不是事实，除非彼得亲口说出"我觉得你疯了"。如果彼得只是静静地在那里瞪着你，那么你对他想法的假设就只能是个猜想，可能对，也可能不对。

填完第四栏之后，就请使用"小帮手8.1"中的问题，帮助自己寻找不支持强烈思维的证据。请把你发现的每一条证据都写下来，填在第五栏。完成思维记录表两个证据栏的过程本身，就可以帮助你从不同的角度评估自己的强烈思维，你收集到的信息也许可以让你学会换一种方式看待事物。

思维记录表

1.情境 何人？ 何事？ 何时？ 何地？	2.情绪 a.你有什么感觉？ b.给每种情绪的强烈程度打分（0～100%）。 c.圈出你最想检查的情绪。	3.自动化思维（图像） a.就在你快要有这种感觉的时候，你在想什么？还有别的思维或图像吗？ b.圈出强烈思维。	4.支持强烈思维的证据	5.不支持强烈思维的证据	6.替代/平衡思维 a.写出一条替代或平衡思维。 b.给替代/平衡思维打分，评估你在多大程度上相信该思维（0～100%）。	7.重评情绪 重新给第二栏中列出的情绪打分，如果出现了新的情绪，也一并打分（0～100%）。
周六晚，机场，跑道上，坐在飞机上等待起飞。	恐惧98%	我感到恶心。 我的心跳开始越来越重，越来越快。 我开始冒汗。 （我的心脏病要发作了。） 我肯定来不及下飞机去医院了。 我要死了。	我的心跳飞快。 我在冒汗。 这大概是心脏病发作的两个指标。	焦虑也能让心跳加快。 医生告诉我，心脏也有肌肉，肌肉越用越结实，所以心跳快也算是一种锻炼，并不意味着有什么危险。 心跳快并不意味着我有心脏病。 我以前也经常在候机、乘机，或者想象飞行时心跳加快。 以前心跳快的时候，我尝试过读杂志、做深呼吸、填写思维记录表，或者努力往好的方面想，这些方法都很有用，我的心跳就能恢复正常。		

图8.6　琳达完整证据的思维记录表

本章结束之前

请至少填写一份下页提供的思维记录表

完成表中的前五栏

工作表 8.2　有什么证据

思维记录表

1.情境	2.情绪	3.自动化思维（图像）	4.支持强烈思维的证据	5.不支持强烈思维的证据	6.替代平衡思维	7.重评情绪
你和谁在一起？ 你在做什么？ 这是什么时候的事？ 你在哪？	写出所有情绪，每种情绪用一个词来描述。 评价情绪强度（0~100%）。 圈出你想检查的情绪。	先回答前两个通用问题。再针对你在第二栏中圈出的情绪，有选择地回答其余的问题。 在你马上要有这种感觉之前，你在想什么？（通用） 在这种情境下，你脑海里浮现了什么？或者唤起了什么记忆？（通用） 这对我意味着什么？对我的生活、我的未来又意味着什么？（抑郁） 我担心什么事会发生？最坏的后果是什么？（焦虑） 别人如何看待我，对我来说意味着什么？（愤怒、羞耻） 这对别人来说意味着什么？（愤怒） 我是否破坏了规则，伤害了他人，或者未尽到应尽的责任？我如何看待这样的自己？（内疚、羞耻）	在第三栏圈出你将要寻找证据来支持的强烈思维。 写出事实证据来证实你的结论。（尽可能地写事实，而非解释。参见你在工作表8.1中所做的练习。）	利用"小帮手8.1"中的问题，帮助自己寻找不支持强烈思维的证据。		

工作表 8.2　有什么证据

思维记录表

1.情境	2.情绪	3.自动化思维（图像）	4.支持强烈思维的证据	5.不支持强烈思维的证据	6.替代/平衡思维	7.重评情绪
你和谁在一起？ 你在做什么？ 这是什么时候的事？ 你在哪？	写出所有情绪，每种情绪用一个词来描述。 评价情绪强度（0~100%）。 圈出你想检查的情绪。	先回答前两个通用问题。再针对性地对你在第二栏中圈出的情绪，有选择地回答其余的问题。 在你写下这种感觉之前，你在想什么？（通用） 在这种情境下，你脑海里浮现了什么画面，或者唤起了什么记忆？（通用） 这对我意味着什么？对我的生活、我的未来又意味着什么？（抑郁） 我担心什么事会发生？（焦虑） 最坏的后果是什么？（焦虑） 别人如何看待我，对我来说意味着什么？（愤怒、羞耻） 这对别人来说意味着什么？（愤怒） 我是否破坏了规则，伤害了他人，或者未尽到应尽的责任？我如何看待这样的自己？（内疚、羞耻）	在第三栏圈出你将要寻找证据来支持的强烈思维。 写出事实证据来支持你的结论。（尽可能地写事实，而非解释。参见工作表8.1中的练习。）	利用"小帮手8.1"中的问题，帮助自己寻找不支持强烈思维的证据。		

工作表 8.2 有什么证据

思维记录表

1.情境	2.情绪	3.自动化思维（图像）	4.支持强烈思维的证据	5.不支持强烈思维的证据	6.替代/平衡思维	7.重评情绪
你和谁在一起？ 你在做什么？ 这是什么时候的事？ 你在哪？	写出所有情绪。 每种情绪用一个词来描述。 评价情绪强度（0~100%）。 圈出你想检查的情绪。	先回答前两个通用问题。再针对你在第二栏中圈出的情绪，有选择地回答其余的问题。 在你马上要有这种感觉之前，你在想什么？（通用） 在这种情况下，你脑海里浮现了什么画面，或者唤起了什么记忆？（通用） 这对我意味着什么？对我的生活、我的未来又意味着什么？（抑郁） 我担心什么事会发生？（焦虑） 最坏的后果是什么？（焦虑） 别人如何看待我，对我来说意味着什么？（愤怒、羞耻） 这对别人来说意味着什么？（愤怒） 我是否破坏了规则、伤害了他人，或者未尽到应尽的责任？我如何看待这样的自己？（内疚、羞耻）	在第三栏圈出你将要寻找证据的强烈思维。 写出事实证据来支持你的结论。（尽可能地写事实，而非解释。参见你在工作表8.1中所做的练习。）	利用"小帮手8.1"中的问题，帮助自己寻找不支持强烈思维的证据。		

第 9 章将会介绍思维记录表最后两栏的填写方法。在开始下一章的学习之前，请你多做练习，巩固前五栏的填写方法。我们建议你至少列出 5 ~ 6 条强烈思维，为它们寻找正反两方面的证据。如果书中提供的空白思维记录表（工作表 8.2）不够用，你可以从该网址下载打印：www.guilford.com/MOM2-materials. 你可以使用你在工作表 7.4 中列出的思维，也可以寻找新的思维。你做的练习越多，感受性就越灵活，当你陷入自动化思维造成的困境时，也就能更快地让自己感觉好起来。

现在，请你再来测量一下自己的情绪。你可以使用如下的量表和图表来记录自己的情绪分数：

- 抑郁 / 不开心：理智胜过情感抑郁量表

  工作表 13.1，工作表 13.2

- 焦虑 / 紧张：理智胜过情感焦虑量表

  工作表 14.1，工作表 14.2

- 其他情绪 / 快乐：自我情绪测量追踪

  工作表 15.1，工作表 15.2

第 8 章 总 结

➤ 陷入负性自动化思维时，我们总是容易想到那些支持自动化思维的信息和经验。

➤ 把强烈思维理解为一种假设或猜想，会对调节情绪很有帮助。

➤ 收集支持和不支持强烈思维的证据，这个过程本身就可以缓解痛苦情绪。

➤ 你收集的证据应当是事实信息，而非解释。

➤ 思维记录表的第五栏要求你积极主动地寻找不支持强烈思维的证据。

➤ 一定要把不支持强烈思维的证据全部写下来，这至关重要。

➤ "小帮手 8.1" 中的问题可以帮助你完成思维记录表第五栏的填写。

9
替代或平衡思维

秋子感冒了，正待在家里。她告诉 7 岁的女儿由纪，玩的时候安静一点，她需要休息。一个小时后，秋子起身去厨房，想要泡点茶。一进厨房，她却郁闷地看到，蜡笔撒得满地都是，桌上散落着彩纸片和一瓶没盖儿的胶水，剪刀躺在废纸篓里，冰箱旁边的柜子上还放着一杯喝了一半的牛奶。

秋子被这乱糟糟的场景气坏了，立刻去找由纪，却发现由纪躺在客厅的电视机前睡着了，睡得很香甜。由纪小脑袋旁边的抱枕上，放着一张大大的、颜色鲜艳的卡片，上面画着一颗心，写着："妈妈，我爱你！快点好起来！"秋子摇了摇头，笑了。她给由纪盖了一条毯子，继续去厨房泡茶。

有时候，一点点额外的信息就能让我们对情境的解释发生 180 度的转变。秋子刚刚走进厨房的时候，并没有预想到厨房会是一片混乱，她觉得是由纪故意淘气捣乱，尤其是在她还生病的时候，因此她的怒火立刻冒出来了。伴随愤怒的自动化思维是："由纪明知道我生病了还把厨房搞得一团糟，简直是太不体谅我了。"

可是当秋子发现了那张漂亮的祝福卡片时，她的情绪反应立刻变了。秋子想："由纪很关心我，希望能为我做点什么，这真是太贴心了！"出现了这样的想法之后，秋子觉得既感激又温暖。了解到这一团混乱背后的含义，秋子的态度和情绪都发生了转变。

维克：收集新证据。

第8章开头介绍了维克爆发愤怒的例子。维克告诉妻子他准备周六去匿名戒酒会时，妻子的脸色变了。他将妻子的表情解释为："我不打算整个周末都陪着她和孩子，她就不高兴了。"他的自动化思维继续发展为："她对我的康复项目不以为然，这太不公平了"；"如果她能像在意孩子们一样在意我，就应该为我去戒酒会感到高兴"；"她根本就不在意我。"这让他更加愤怒。

维克对朱迪表情的解读不但影响了他的行为，还影响了他的情绪。他冲朱迪咆哮，用拳头砸桌子，离家出走，还开车去了酒馆附近。幸运的是，在他走进酒馆之前，他填写了一份思维记录表，为他的强烈思维"她根本不在意我"寻找正反两方面的证据（见图8.1）。

在全面考虑了他填写在思维记录表上的信息之后，维克发现，朱迪其实在很多方面都非常在意他。实际上，他已经开始好奇朱迪为什么在听了他的周末计划后感到不开心。维克的治疗师曾指出，在工作中，维克总是在猜测了上司的想法之后感到郁闷，而那些猜测往往都是错的。所以，维克开始好奇，这次他对朱迪的猜测是不是也错了。

维克没去买酒，而是给他在匿名戒酒会的担保人打了个电话。担保人和他简单谈了几分钟，就建议他回家前来一趟匿名戒酒会。挂了电话，维克又给朱迪打了一个电话，他想要直接问问朱迪，为什么当他说到周六要去匿名戒酒会时，朱迪会有那样的反应。朱迪的回答让维克很惊讶。她说，当维克提到周六的时候，她忽然想起，周六是她妹妹的生日，可她却忘了寄贺卡。她担心如果贺卡不能及时寄到，妹妹会感到伤心。朱迪并没有意识到自己的表情变了，但是她能肯定，如果当时她的表情确实变了的话，一定是因为她想起了妹妹的事。她那会压根儿就没在想维克。如图9.1所示，维克将刚刚收集到的解释填在了思维记录表的第六栏，这些解释与之前他所想的截然不同。

思维记录表

1.情境 何人？何事？何时？何地？	2.情绪 a.你有什么感觉？b.给每种情绪的强烈程度打分（0～100%）。c.圈出你最想检查的情绪。	3.自动化思维（图像）a.就在你快要有这种感觉的时候，你在想什么？还有别的思维或图像吗？b.圈出强烈思维。	4.支持强烈思维的证据	5.不支持强烈思维的证据	6.替代/平衡思维 a.写出一条替代或平衡思维。b.给替代/平衡思维打分，评估你在多大程度上相信这条思维（0～100%）。	7.重评情绪 重新给第二栏中列出的情绪打分，如果出现了新的情绪，也一并打分（0～100%）。
周四，晚上8:30，我说我周六要去匿名戒酒会时朱迪对我摆臭脸。	愤怒 90%	她对我周六要去匿名戒酒会感到不开心。她对我的康复项目不以为然。她根本不在意我。她根本就不能理解我欣赏我的努力。她总是给我摆臭脸，就跟今天晚上一样。我快气死了，我受不了了。喝一杯才能让我舒服一点。	她不支持我去匿名戒酒会。她总是唠唠叨叨要求我去做这做那。她好像并不欣赏我的努力。她总是给我摆臭脸，就跟今天晚上一样。我离家的时候她还防着我了。	酗酒的这些年我对她一直不离不弃。她坚持参加匿名戒酒会有一年的时间了。今晚我下班回家的时候，她看到我还很高兴呢。我们吵架不少是真的，她说她爱我，还为我做了很多事。朱迪解释说她有那样的表情是因为她想起了她妹妹的生日。她说她很高兴我能参加匿名戒酒会，她支持我去参加活动。	朱迪当时有表情变化是因为她想起了妹妹的生日。100% 她支持我参加匿名戒酒会，她希望我保持清醒，不要醉酒。100% 她还是在意我的。80%	

图 9.1 维克的思维记录表

维克不好意思地告诉朱迪，他以为朱迪的表情是对他周六去参加戒酒会的不满，这让他特别生气，他觉得那表明朱迪根本不在意他是不是醉酒。朱迪表示，她一直都很支持维克的康复项目，她还告诉维克，她刚才真的很担心维克摔门走了以后就去喝酒，然后酒驾出事。她说，维克的突然发怒确实让她难以接受，但她还是非常爱他的。维克诚恳地道了歉。他提醒朱迪，他正在努力学习如何处理愤怒，希望朱迪能对他有耐心。

秋子和维克的例子让我们看到，额外的信息如何让人的情绪由坏变好。秋子和维克都发现了与他们原本假设不同的解释，这些解释把他们成功地带离了情绪困境。通过收集新证据，他们得以从新的角度看待当前的情境，情绪也好多了。

在第 8 章中，你已经学习了如何利用 75 页的"小帮手"中的问题来为强烈思维收集正反两方面的证据。有时，这些证据会让你发现，你的强烈思维并不能描述事情的全部真相。秋子发现，女儿制造的混乱实际上是女儿对她一片爱心的结果。维克发现，妻子的表情并不是在对他摆臭脸。当你发现思维记录表的第四栏和第五栏不能支持你原始的自动化思维时，你就可以在第六栏写出与原始思维不同的解释，如图 9.1 所示。

注意，维克对他替代思维的相信程度非常高。他完全相信朱迪的表情变化是因为想到了妹妹的生日，他给这条思维的相信度评分为 100%。在和朱迪交谈之后，他也非常确定朱迪很支持自己的戒酒项目。不过，维克给最后一条替代思维"朱迪还是在意我的"，评分为 80%。他非常相信朱迪在意他，可还是有那么一丝怀疑。你写出的替代思维必须综合考虑第四栏和第五栏中的所有证据。

维克的看法几乎是彻底转变了。他的信念由"朱迪不在意他"变为"朱迪在意他"。就跟维克一样，有时，证据确实可以导致我们的信念彻底转变。不过在另外一些情况下，综合了正反两方面的证据之后，我们对情境的强烈思维会转化为更平衡的思维。

构建平衡思维的一个方法，是将第四栏和第五栏中的证据分别总结成一两句概括语。如果你总结得当，正反双方的两组概括语之间就可以用一个介词相连，如"并且"、"但是"等，这就得到了平衡思维。比如，某人在检查了所有证据之后，原始的思维"我是一个糟糕的家长"可能会转变为一个更为平衡的思维："作为家长，我确实犯了一些错误，但是所有的家长都会犯错。犯错误并不意味着我是一个糟糕的家长。我爱我的孩子，并且我认为我的付出比我犯的错误重要得多。"比起原始思维，这条思维就显得平衡得多。因为原始思维仅仅关注了这名家长的消极面，而新的思维同时关注了正反两方面。

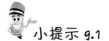

替代或平衡思维

小提示 9.1

在思维记录表的第六栏，你需要对第四栏和第五栏收集到的证据做一个总结概括。

1. 如果现有证据不支持你的强烈思维，请写出一条与各方面证据相一致的替代思维。

2. 如果现有证据只能部分支持你的强烈思维，请在综合正反双方证据之后写出一条平衡思维。

3. 请确保你写出的替代或平衡思维与第四栏和第五栏的证据相一致。

4. 用 0 ~ 100% 评价，你在多大程度上相信刚刚写出的替代或平衡思维。

替代或平衡思维通常都是通过综合考虑第四栏和第五栏两方面的证据之后得出的。正反双方的证据能够给你提供一个更宽广的视野，来重新看待你所处的情境。替代或平衡思维通常都会比原始的自动化思维更积极一些，但这绝不是简简单单地把消极思维替换成积极思维。积极思维有可能是通过忽略消极方面的证据而得到的，这样的"积极思维"和消极思维同样有害。举例来说，如果你真的考虑到了你作为家长确实犯了一些错误，就绝对不会把自己的强烈思维"我是一个糟糕的家长"直接替换成"我是一个优秀的家长"。替代或平衡思维一定要综合考虑积极和消极两方面的信息。全面理解所有信息，对我们来说并不容易，需要反复尝试。但当你能够综合考虑额外的信息时，你对事件的解释就有可能发生变化。下面的"小帮手"列出了一些问题，帮你更好地得出替代或平衡思维。

小帮手 9.1

帮助你得出替代或平衡思维的问题

- 基于我在思维记录表第四栏和第五栏列出的证据，我是否有一个替代性的或平衡性的方式来看待我所处的情境？

- 如果我得到了一个替代性的思维，就把它写在第六栏里。如果没得到，那就基于两方的证据，写出一个平衡性的思维。

- 构建平衡思维的方法是：首先，将第四栏中支持强烈思维的证据总结成一句话；其次，将第五栏中不支持强烈思维的证据总结成一句话；最后，用一个介词将两句话相连，如"并且"、"但是"等，得到平衡思维。看一看，你所得到的平衡思维，是否将所有的证据都考虑进去了呢？

- 如果我的至亲好友正处在和我类似的情境中，也和我产生了相同的自动化思维，并且收集到了和我思维记录表里一样的证据，我会帮他想到什么样的替代思维？

- 如果我的至亲好友知道我正陷在这样的强烈思维之中，他会对我所处的情境有什么其他的理解吗？

- 如果我的强烈思维是合理的，那么最坏的结果是什么？如果我的强烈思维是合理的，那么最好的结果是什么？如果我的强烈思维是合理的，那么最可能发生的结果是什么？

思维记录表的第七栏要求你重评第二栏中记录的情绪。如果你成功地构建了替代思维或平衡思维，并且你足够相信这些思维，你就会发现，自己负性情绪的强度降低了。甚至有可能，你的情绪彻底变化了。

下面依次展示了玛丽莎、本和琳达如何构建替代或平衡思维的过程。他们将继续使用上一章节中各自的思维记录表（图8.2，图8.4，图8.6），完成第六栏和第七栏的填写。

本：平衡思维。

如第8章所述，本根据自己待在女儿家一整天的经历填写了一份思维记录表（图8.2）。本圈出的强烈思维是"我的儿孙们不再需要我了"，并且为之收集了正反两方面的证据。填完思维记录表的第四栏和第五栏之后，本利用"小帮手9.1"中列出的问题，来帮助自己构建第六栏的平衡思维。

本一边阅读自己所找到的证据，一边认真地思考"小帮手"中的问题。一开始，他感到自己很难换个角度看待当下的情境。于是，他又将第五栏的证据反复看了几遍，他慢慢发现，这些证据与他的强烈思维"我的儿孙们不再需要我了"并不完全一致。本觉得，他确实对自己的处境理解略有偏颇，他决定用更准确、更平衡的方式来描述当下的情境："尽管儿孙们需要我的方式和以前不一样了，但他们好像还是很愿意和我在一起的，而且他们遇到事情的时候有好几次也问过我的意见呢。他们还是在意我的，只不过和从前在意的方式不一样了而已。"本写出了这些平衡思维之后，发现自己悲伤的程度发生了变化，评分由80%降到了30%。图9.2是他完整的思维记录表。

如果本只是单纯地将原有思维替换成一个积极思维，那么他可能会写出这样的句子："儿孙们比以前更需要我了。"如果他只是想生硬地将自己的悲伤情绪合理化，那么他可能会想："儿孙们确实不需要我了，但那又怎样？我才不在乎！"这两种策略——积极思维替换和负面情绪合理化——都是有问题的。对于本来说，盲目的积极思维会使他忽略家庭中正在发生的真实变化（他的儿孙们确实长大了）。将负面情绪合理化，则可能导致他与家人越来越疏离。平衡思维与以上两种策略都不同，它是将正反两方面证据综合考虑的结果。平衡思维可以有效地缓解本的悲伤情绪，同时让他与家人的联结更紧密。

另外，需要注意的是，本对于自己的平衡思维非常相信。他给两条新思维的可信度评分分别是85%和90%。你越相信你的替代思维或平衡思维，你的负面情绪就越有可能减轻，甚至可能让情绪发生彻底的变化。如果你只是在第六栏强行写下一条你自己都不相信的"积极思维"或"合理化思维"，那么你的情绪将不会有显著变化，即使变化了效果也不会持久。

思维记录表

1.情境 何人？何事？何时？何地？	2.情绪 a.你有什么感觉？ b.给每种情绪的强烈程度打分（0~100%）。 c.圈出你最想检查的情绪。	3.自动化思维（图像） a.就在你快要有这种感觉的时候，你在想什么？还有别的思维或图像吗？ b.圈出强烈思维。	4.支持强烈思维的证据	5.不支持强烈思维的证据	6.替代/平衡思维 a.写出一条替代或平衡思维。 b.给替代打分，评估你在多大程度上相信该思维（0~100%）。	7.重评情绪 重新给第二栏中列出的情绪打分，如果出现了新的情绪，也一并打分（0~100%）。
11月5日，晚上9:00从女儿家开车回家。今天是和女儿、女婿、两个外孙、还有我妻子一起过的。	悲伤 80%	如果我今天不在那儿，他们都会玩得更开心。整整一天，他们丝毫都没有注意我。我的儿孙们不再需要我了。	我以前一直很喜欢给外孙女尼克尔系鞋带，但是这次她想自己系了。我女儿和女婿有了自己的生活，没什么需要我帮助的了。15岁的艾米上了7点离家，和她的朋友们玩去了。我的女婿此刻在家里自己做了新的架子和柜子。要坐三年的工程，搞这么大的工程，他肯定不会问我，他也不再需要我帮他们的。	比尔问了我对屋外一间小房的装修意见。女儿让我帮忙看院子里的菜为什么快死了。我检查后告诉她，浇水浇少了。今天我一直都能逗尼克尔笑。艾米好像很喜欢我给她讲的有关她妈妈小时候的事。尼克尔还在我的膝上睡着了。	尽管儿孙们需要我的方式和以前不一样了，但他们好像还是很愿意和我在一起的，而且他们有时候遇事的时候有好几次也问过我的意见呢。85% 他们还是在意我的，只不过没有从前那么多而已。90%	悲伤 30%

图 9.2 本的思维记录表

玛丽莎：替代思维。

在第 8 章中，玛丽莎描述了她所经历的沮丧、失望、空虚、迷茫和不真实感（图 8.3、图 8.4）。她列出了一系列自动化思维，并将"我再也忍受不了这些情绪了，它们让我太痛苦了，我简直想自杀"标记为强烈思维。在治疗师的帮助下，玛丽莎完成了思维记录表第四栏和第五栏的填写。现在，玛丽莎开始填写第六栏，她和治疗师一起阅读了"小帮手 9.1"中的问题，觉得第四个问题"如果我的好友凯特正处在和我类似的情境中，也和我产生了相同的自动化思维，并且收集到了和我思维记录表里一样的证据，我会帮她想到什么样的替代思维"最适合她。玛丽莎总结说，如果是凯特，我会告诉她："你现在确实很痛苦，但以前你痛苦的时候，跟至亲好友聊聊就能让你感觉好一点。你知道这种感觉不会永远存在，你总会好起来的。自杀不是解决问题的唯一方法，你现在不就在学习新的方法吗，这些方法很可能会让你感觉好一些，而且会好得久一些。"图 9.3 是玛丽莎完整的思维记录表。

对于玛丽莎来说，让她想象给凯特提建议，就会比较容易想到除了自杀以外的其他的方法。这种想象能让她跳出自身之外，脱离思维的局限，获得新的视角。这样，她就可以发现，还可以从不同的角度看待自己的痛苦情绪。可以看到，尽管玛丽莎对于这些替代思维的相信程度只有一点点，可她的情绪还是往好的方面变化了一点点。而这一点点的情绪变化，就会对她的自杀意向产生重要影响。治疗师告诉她，这些不良的自动化思维和情绪已经伴随了她相当长的时间，所以，即便一点点微小的改变也是非常令人鼓舞的。

你在第七栏中情绪变化的程度取决于你对替代或平衡思维的相信程度。就像玛丽莎，她对自己的替代思维只有一点点相信（10% ~ 20%），所以情绪变化的程度不大。随着时间变化，当她获得的生活经验足以印证替代思维时，她就会越来越相信，提升自己的情绪是非常有希望的，她的情绪也就会变化更多。一定要注意，替代或平衡思维必须是将第四栏和第五栏的证据综合考虑而获得的。替代性的新观点越能够和事实相连接，你才会越相信。

思维记录表

1.情境 何人？何事？何时？何地？	2.情绪 a.你有什么感觉？ b.给每种情绪的强烈程度打分（0~100%）。 c.圈出你最想检查的情绪。	3.自动化思维（图像） a.就在你快要有这种感觉的时候，你在想什么？还有别的思维或图像吗？ b.圈出强烈思维。	4.支持强烈思维的证据	5.不支持强烈思维的证据	6.替代/平衡思维 a.写出一条替代或平衡思维。 b.给替代/平衡思维打分，评估你在多大程度上相信该思维（0~100%）。	7.重评情绪 重新给第一栏中列出的情绪打分，如果有新的情绪出现了也一并打分（0~100%）。
独自在家，周六，晚上9:30。	泪丧 100% 失望 95% 空虚 100% 迷茫 90% 不真实感 95%	我想变得麻木，这样我就没有任何感觉了。我没有任何进步。我觉得特别迷茫，什么也想不明白。我不知道什么是真实的，什么是不存在的。我再也忍受不了这些情绪了，它们让我太痛苦了，我简直想自杀。做什么都没有用。我就是个失败者。	我受不了了，我想死。自杀是解脱痛苦的唯一方法。没人能帮得了我。	有时候跟治疗师聊聊会让我感觉好一些。这种感觉不会永远存在，但是它总会卷土重来。这个思维记录表对我来说是个新东西，也许会对我有帮助。不过有时候我的感觉会好一些。	我现在确实很痛苦，但是跟好友来聊聊可能会让我感觉好一点，的经验。15% 我知道这种感觉不会永远存在，我总会好起来的。10% 我正在学习处理情绪的新方法，这些方法很可能会让我感觉好一些。15% 自杀不是解决问题的唯一方法。20%	泪丧 85% 失望 90% 空虚 95% 迷茫 85% 不真实感 95%

图9.3　玛丽莎的思维记录表

想想看，本在刚刚从女儿家开车回来的时候，悲伤情绪高达 80%，他那时在想："我的儿孙们不再需要我了。"等他构建出了平衡思维："尽管儿孙们不再像以前那样需要我了，但他们好像还是很愿意和我在一起，而且他们遇到事情的时候有好几次也问过我的意见呢"之后，他的悲伤情绪下降到了 30%。

可以看到，尽管本对于平衡思维的相信度高达 85%，但在填完思维记录表后，他的悲伤情绪也并没有完全消失，仍然有一些悲伤存在。这是因为，部分证据表明，他确实在经历一些真实的丧失过程。思维记录表的目标并不是彻底消灭情绪，而是帮助你从更广阔的视野看待当下的处境。这时，你的情绪反应将是平衡的，兼顾了真实情境中的积极与消极面。

如果情绪不变，该怎么办？

如果你正确地完成了思维记录表，可是情绪没有变化，可能会有以下两个原因。

1. 有时候，你检查了所有的证据之后，会发现它们大部分是支持你的强烈思维的。思维记录表的目的并不是反驳你的强烈思维，而是帮助你检查你是否遗漏了其他重要信息。要知道，当我们陷入某种强烈的情绪时，经常容易只看到片面的证据。如果你发现，大部分证据确实支持你的强烈思维，那么你可以做一份行动计划表或者练习接纳，以避免情绪进一步恶化。第 10 章将教给你如何做行动计划表，以及如何更好地进行接纳。行动计划表可以让你通过具体行动改善当前的情境。接纳则是一种策略，特别是当你无力改善实际境况，或者正处于人生的低谷时，接纳将会是非常有用的方法。

2. 有时候，即便所有证据都不支持你的强烈思维，你还是会固执己见，没法相信替代或平衡思维。这是因为，该强烈思维是你的"核心信念"——一种深深根植于你内心的负性信念。核心信念很难改变，即便证据摆在眼前，你可能还是难以接受。关于核心信念，第 12 章会作介绍。

如果你填完思维记录表后，发现情绪没有变化，你可以做些什么呢？首先，请你再仔细检查一遍自己的思维记录表，确保每一步都按要求填写正确。下面列出了一系列问题，帮你分析你的情绪没有发生变化的原因。

小帮手 9.2

帮你寻找填表后情绪不变的原因的问题

如果填写完思维记录表后，你的情绪评分没有变化，可以通过自问以下问题寻找原因。

- 我有没有详细描述当时的情境？
- 在第二栏，我有没有精确地定义自己的情绪，并打分？
- 我正在检验的思维是不是我的强烈思维？这条强烈思维是否和我想要改变的情绪相关？
- 我是不是列出了好几条强烈思维？如果是，我需要分别给每一条强烈思维寻找证据。
- 我的思维记录表中是不是遗漏了更强烈的思维？
- 我是否列出了所有不支持我的强烈思维的证据？我必须在第五栏写下足够多的证据，才能开始构建替代或平衡思维。
- 我相信我在第六栏中构建出的替代或平衡思维吗？如果不，我需要重新考虑所有证据，然后再写出一条更能让我信服的替代或平衡思维。
- 这些证据是不是真的非常支持我的强烈思维？如果是，那我可能需要根据当前的情况做一份行动计划表，或者练习接纳（见第10章）。
- 是不是我构建出的替代或平衡思维与证据非常一致，可我还是不相信？那么我可能需要收集额外的证据（见第11章），或者处理我的核心信念（见第12章）。

琳达：替代思维。

　　有时候，在相同的处境下，帮别人找替代思维要比帮自己找容易得多。如第8章所讲，琳达在机场跑道上等待飞机起飞时，忽然感到非常害怕，于是她填写了一份思维记录表（图8.5、图8.6）。工作表9.1就是她此前填写的思维记录表的副本。

工作表 9.1 完成琳达的思维记录表

思维记录表

1.情境 何人？ 何事？ 何时？ 何地？	2.情绪 a.你有什么感觉？ b.给每种情绪的强烈程度打分（0～100%）。 c.圈出你最想检查的情绪	3.自动化思维（图像） a.就在你快要有这种感觉的时候，你在想什么？还有别的思维或图像吗？ b.圈出强烈想法。	4.支持强烈思维的证据	5.不支持强烈思维的证据	6.替代/平衡思维 a.写出一条替代或平衡思维。 b.给替代/平衡思维打分，评估你在多大程度上相信该思维（0～100%）。	7.重评情绪 重新给第二栏中列出的情绪打分，如果出现了新的情绪，也一并打分（0～100%）。
周六晚，机场，跑道上，坐在飞机上等待起飞。	恐惧98%	我感到恶心。 我的心跳开始越来越重，越来越快。 我开始冒汗。 我的心脏病要发作了。 我肯定来不及下飞机去医院了。 我要死了。	我的心跳飞快。 我在冒汗。 这大概是心脏病发作的两个指标。	焦虑也能让心跳加快。 医生告诉我，心脏也有肌肉，肌肉越用越结实，所以心跳快也算是一种锻炼，并不意味着有什么危险。 心跳快并不意味着我有心脏病。 我以前也经常在候机、乘机，或者想象飞行时心跳加快。 以前心跳快的时候，我试过读杂志、做深呼吸，或者努力思维记录，填写思维记录往往好有用，这些方法都能恢复正常。		

> **练习：帮助琳达构建替代或平衡思维**
>
> 　　琳达已经在第四栏和第五栏里为自己的强烈思维"我的心脏病要发作了"列出了正反双方的证据。据此，请为琳达构建一条可信的替代或平衡思维，并写在工作表 9.1 的第六栏。这条思维应当能有效地减轻琳达的恐惧。如果做此练习时遇到困难，请求助"小帮手 9.1"。

　　符合证据的替代或平衡思维不一定只有一条。琳达仔细查看了所有证据，开始着手填写第六栏。证据显示，她并没有心脏病发作，她的心跳加速和出汗是由焦虑引起的，对身体并没有什么害处。琳达为自己的强烈思维"我的心脏病要发作了"构建出了一条替代思维："我的心跳在加速，我正在冒汗，这是因为我对坐飞机感到紧张。医生告诉我，心跳加速并不危险，几分钟以后我的心跳就会恢复正常。"琳达在飞机起飞前就把思维记录表全部完成了，如图 9.4 所示。

　　当琳达从不同的角度来解读自己的心跳加速和出汗时，她的恐惧感自然就下降了。她的恐惧感不是简单地由这些生理变化导致的，而是与她的思维"我的心脏病要发作了"密切相关。当琳达参考了正反双方的证据，得出了她没有心脏病发作的结论时，也就没那么害怕了。

　　现在，你已经完整地学习了思维记录表七个栏目的填写方法。思维记录表可以帮助你识别、检查、甚至改变那些导致你痛苦情绪的思维和信念。构建替代或平衡思维，可以帮助你脱离不良的自动化思维模式。如果你能从不同的角度看待自己所处的情境，那么你对自身、对生活的感觉都会好很多。

　　建议你每周完成 2 ~ 3 份思维记录表，这可以快速提高你构建替代或平衡思维的能力。（工作表 9.2 是带有完整指导说明的空白思维记录表，本书附录部分还有额外的此表供你练习使用。）在今后的生活中，只要你陷入自动化思维的困局，你都可以利用此思维记录表来记录正反两方面的证据，构建替代或平衡思维。

思维记录表

1.情境 何人? 何事? 何时? 何地?	2.情绪 a.你有什么感觉? b.给每种情绪的强烈程度打分(0~100%)。 c.圈出你最想检查的情绪。	3.自动化思维(图像) a.就在你快要有这种感觉的时候,你在想什么?还有别的思维或图像吗? b.圈出强烈思维。	4.支持强烈思维的证据	5.不支持强烈思维的证据	6.替代/平衡思维 a.写出一条替代或平衡思维。 b.给替代/平衡思维打分,评估你在多大程度上相信该思维(0~100%)。	7.重评情绪 重新给第二栏中列出的情绪打分,如果出现了新的情绪,也一并打分(0~100%)。
周六晚,机场,跑道上,坐在飞机上等待起飞。	恐惧98%	我感到恶心。 我的心跳开始来越重,越来越快。 我开始冒汗。 ⟨我的心脏病要发作了。⟩ 我肯定来不及下飞机去医院了。 我要死了。	我的心跳飞快。 我在冒汗。 这大概是心脏病发作的两个指标。	焦虑也能让心跳加快。 医生告诉我,肌肉紧用越结实,所以心跳也有肌肉,也算一种锻炼,并不意味着有什么危险。 心跳快并不意味着我有心脏病。 我以前也经常在候机、乘机、或者想象飞行时心跳加快。 以前心跳快的时候,我试过读杂志、做深呼吸、填写思维记录、或者努力往好的方面想,这些都很有用,我的心跳就能恢复正常。	我的心跳在加速,我正在冒汗,这是因为我对坐飞机感到紧张。95% 医生告诉我,心跳加速并不危险,几分钟以后我的心跳就会恢复正常。85%	恐惧25%

图 9.4　琳达完整的思维记录表

经常使用思维记录表有三个好处。第一，我们在日常生活中的情绪反应通常是比较令人迷惑的，你可能只知道自己有某种感受，却不知道自己为什么会有这样的感受。比如，琳达一开始的时候就不知道自己为什么会在飞机上感到惊恐。思维记录表可以帮你明确自己的情绪反应，琳达就是这样获益的。第二，思维记录表可以帮你扩展视野，更全面地看待当前的困境，这样你就可以对全局做出合理的反应，避免观点偏颇或扭曲。第三，多填写思维记录表可以帮你培养一种灵活的思维。根据经验，大多数人在练习了 20 ~ 40 份思维记录表之后，遇事时，就能够自然而然地想到替代或平衡思维，而无须再填写完整的思维记录表。当你达到这种程度时，你就会发现，真正能让你情绪痛苦的困境越来越少了。你可以将更多的能量投入更广阔的生活当中，解决其他值得探讨的问题。

如果强烈思维能被证据支持，该怎么办？

在本章结束之前，我们必须明确一个重要问题。截止到目前的学习，你可能会有这样的印象，即，思维记录表就是为了证明我们的负性思维总是不准确的、不平衡的。然而，事实并不是这样。

通常，我们在体验到强烈情绪的时候，可以做一份思维记录表。研究表明，当人处在强烈的情绪当中时，思维会困囿于仅与该情绪相关的体验。比如，当我们感到难过的时候，就会想到悲伤的事。当我们感到羞耻的时候，就会想到自己做过的坏事情。而思维记录表试图激发的往往是那些和我们当前情绪不一致的思维，因此，它总是能够帮助我们从不同的、更平衡的角度去看待事物。

不过，在有些情况下，强烈思维确实能够很好地描述复杂局面。比如，我们可能会有这样的强烈思维："我老板在虐待我。"这个可能就是准确的。维克可能会想："如果我总是这样控制不住自己的脾气，恐怕朱迪终有一天会不耐烦，最终离我而去。"这个也有可能是准确的。在这些例子中，思维记录表起到两个作用：（1）检验强烈思维是否真实准确，以免我们被情绪左右，草草得出结论；（2）如果经检验，强烈思维是正确的，这就提醒我们，是时候做点什么来改变当前的情况了。下一章将讨论，如果强烈思维能被证据支持，我们可以做什么。方法包括问题解决、投放信息再检验、发展接纳、学习抗压，等等。

情绪检测

在你学习本书的同时，建议你每一到两周测量一次自己的情绪。到目前为止，你已经学习了用理智胜过情感的许多方法。请你测量一下自己的情绪，以检验所学的方法对你的情绪改善有无效果。注意，请测量你要追踪检验的所有情绪，包括快乐。你可以使用下面的量表和图表来记录自己的情绪分数：

- 抑郁 / 不开心：理智胜过情感抑郁量表

  工作表 13.1，工作表 13.2

- 焦虑 / 紧张：理智胜过情感焦虑量表

  工作表 14.1，工作表 14.2

- 其他情绪 / 快乐：自我情绪测量追踪

  工作表 15.1，工作表 15.2

练习：构建你自己的替代或平衡思维

请利用工作表 9.2，为你在第 8 章结尾（工作表 8.2）所写的内容构建替代或平衡思维。你所写出的替代或平衡思维，一定要基于工作表 8.2 第四栏和第五栏中所列出的证据。

写出替代或平衡思维之后，请你重评自己的情绪强度。在第七栏给每种情绪打分。看一看，你情绪的改变程度和你对替代 / 平衡思维的相信程度是否相关？

工作表 9.2　思维记录表

思维记录表

1.情境	2.情绪	3.自动化思维（图像）	4.支持强烈思维的证据	5.不支持强烈思维的证据	6.替代/平衡思维	7.重评情绪
你和谁在一起？ 你在做什么？ 这是什么时候的事？ 你在哪？	写出所有情绪，每种情绪用一个词来描述。 评价情绪强度（0~100%）。 圈出你想检查的情绪。	先回答前两个通用问题。再针对你在第二栏中圈出的情绪，有选择地回答其余各问题。 在你马上要有这种感觉之前，你在想什么？（通用） 在这种情境下，你脑海里浮现了什么画面，或者唤起了什么记忆？（通用） 这对我意味着什么？对我的生活、我的未来又意味着什么？（抑郁） 我担心什么事会发生？（焦虑） 最坏的后果是什么？（焦虑） 别人如何看待我，对我来说意味着什么？（愤怒、羞耻） 这对别人来说意味着什么？（愤怒） 我是否破坏了规则，伤害了他人或者未尽到应尽的责任？我如何看待这样的自己？（内疚、羞耻）	在第三栏圈出你将要寻找证据的强烈思维。 写出实证据来佐证你的结论。（尽可能地写事实，而非解释。参见你在工作表8.1中所做的练习。）	利用"小帮手8.1"中的问题，帮助自己寻找不支持强烈思维的证据。	利用第9章"小帮手9.1"中的问题，帮助自己构建替代或平衡思维。 写出一条替代或平衡思维。 给每一条替代/平衡思维打分，评估你在多大程度上相信该思维（0~100%）。	抄下第二栏中的所有情绪。重新评价每种情绪的强度。 如果出现了新的情绪，也一并打分（0~100%）。

第9章 总　结

➤ 思维记录表的第六栏"替代/平衡思维"，是综合了第四栏和第五栏的证据而得出的。

➤ 如果第四栏和第五栏的证据不支持原始的强烈思维，就在第六栏写出一条与各方证据相一致的替代思维。

➤ 如果第四栏和第五栏的证据只能部分支持你原始的强烈思维，就在综合正反双方证据之后写出一条平衡思维。

➤ "小帮手9.1"中的问题可以帮助你构建替代或平衡思维。

➤ 替代或平衡思维不是简单的积极思维，而是在充分理解了各方信息和证据之后，对于当前情境的新思考。

➤ 在思维记录表的第七栏，重评第二栏所有情绪的强度。

➤ 情绪变化的程度通常与你对替代/平衡思维的相信程度密切相关。这就是为什么我们必须对替代/平衡思维的相信程度评分。

➤ 如果在正确完成思维记录表后，你的情绪没有变化，你可以通过"小帮手9.2"中的问题来探索情绪未变化的原因，从而了解你下一步需要做什么。

➤ 练习的思维记录表越多，你看待问题的方式就越灵活。慢慢地你会发现，遇事的时候，你无须再写出所有的证据，就可以自然而然地去考虑替代性或平衡性的解释了。

10
新思维、行动计划和接纳

吉雅计划去墨西哥旅行，为此她报了一个西班牙语班，学习问路、点餐之类简单的生活对话。吉雅刚到墨西哥的时候，出租车司机跟她说英语，酒店服务人员也跟她说英语。安顿好之后，她决定去附近的商店买一些明信片和邮票。

商店里的人说西班牙语都说得非常快。吉雅在电子词典上查好了怎么说邮票和明信片，才犹犹豫豫地走到柜台前，磕磕巴巴地用西班牙语表达了她的意思。令她惊奇的是，售货员冲她微笑了一下，准确地递过来她想要的东西。

吉雅为什么感到惊奇呢？

我们学习一个新东西的时候，一般都会先在脑子里演练。比如说学外语，我们明知道这门外语在当地可以使用，可是，在真正对当地人开口说话之前，我们会很怀疑，自己说的话能不能被人家听懂，毕竟，这门外语和我们的母语相差太远了。刚一开始，我们总会认为母语才是唯一能用的交流方式。可是通过不断练习，我们就会发现，这门外语也能实现真正的沟通。

吉雅知道她查到的西班牙单词是正确的，可是只有墨西哥当地人给了她积极的回应，她才能够自信地使用这门语言。当然，随着她使用西班牙语的次数越来越多，她会变得越来越自信。

发展替代或平衡思维，就好像学习一门新语言。和新语言一样，新思维往往也会令人感觉怪怪的，似乎不是很可信。自动化思维就好比母语，总是自然而然地流淌而出，而替代思维就像外语，需要花很大努力才能在脑海中浮现。有时，你可能觉得新思维已经在头脑里出现了，但是它们看起来总是不如自动化思维那样贴近你固有的生活经验。

和吉雅学习西班牙语的道理一样，提高替代思维可信度的最好方法就是多练习，你可以尝试在日常生活中不断地收集更多证据，不断构建新的替代或平衡思维。当你的生活经验能够支持替代或平衡思维时，你就会开始越来越相信这些新思维，你的情绪提升也就会越稳定、越持久。如果你的生活经验不能支持新思维，你可以通过下面的方法继续构建不同的替代思维，直到它们符合你的生活经验。

本：收集新信息，强化新思维。

那天，本在拜访女儿家后产生了悲伤的情绪。但是当他意识到，尽管儿孙们不再像以前那样需要他了，可还是很愿意和他在一起，并且遇到事情的时候也会问他意见，于是他悲伤的情绪有所改善。虽然他构建的替代思维（第9章，图9.2）看起来能被证据支持，也确实让他感觉好了一些，可他还是不能完全相信这些新思维。此时，继续为替代思维收集新证据，是增加其可信度的好方法。本决定检验他的新结论（"他们还是愿意和我在一起的，尽管他们需要我的方式和以前不一样了"）。他给女儿和女婿打电话，提出想要帮助他们完成家里的其他装修工程。可是女儿告诉他，现在家里已经没有什么工程需要帮忙的了。要是按照以前的脾气，本会立即结束谈话，并直接就此作出结论："他们确实不再需要我了。"但这次，本没有这样做，他决定问问女儿，还有没有其他的事情可以帮忙。

女儿思考了片刻说，外孙女艾米以前每天放学后都和一名好友一起玩，可是最近，好友搬家去了别的城市，艾米变得很孤独。女儿问本是否可以陪艾米做点什么。本立刻激动地表示，他可以每周抽出 2～3 天陪艾米放学后玩耍。

艾米也很开心，特别是当本问她放学后最想去做什么的时候，她更开心了。她说，她最近加入了一个足球队，想练踢球，可是球场离她比较远，自己骑车过去不方便，父母又有工作在身无法开车带她去。本说他可以开车带艾米去。艾米很高兴，本也很高兴，因为他终于可以参与到外孙女的生活当中了。

这个经验为本的替代思维（"他们还是愿意和我在一起的，尽管他们需要我的方式和以前不一样了"）提供了新的信息，使之进一步强化。家人的反馈提升了本对新思维的相信程度，让本更有信心依照新思维指导自己的行动，本因此获得了和艾米在一起的愉快时光。如果按照他以前的思维模式，一旦女儿告诉他家里已经没有什么工程需要帮忙的了，他会立刻感到被拒绝（"说这些有什么用？他们就是不再需要我了！"），并且放弃后续的一切行为。本的替代思维让本变得有信心，在被拒绝一次后，仍愿意主动寻找被家人需要的其他方法。

练习：强化新思维

根据工作表 10.1 的引导说明，检验和强化新的替代思维。

工作表 10.1　强化新思维

请查看你已做过的思维记录表，找出一条你相信程度低于 50% 的替代或平衡思维。在下面的横线上写出这条思维，并评价你的相信程度。

思维：　　　　　　　　　　　　　　　　可信度评分：　　　　%

在接下来的一周里，请每天都为这条新思维寻找支持证据。请把你找到的任何证据都写下来。请尽可能坚持每天都为寻找证据做一些努力。

_____

_____

_____

本周结束时，请重新评价你对该思维的相信程度：　　　　%

你收集和记录的新证据，是否增强了你对这条替代或平衡思维的相信程度呢？
　　　　是　　　　　否　　　　　为什么？

_____

_____

_____

玛丽莎：为保住工作制订行动计划表。

有时，当你收集完所有信息之后，你会发现，大部分证据都能够支持你的原始思维，根本无法找到可信的替代思维。这种情况通常预示着有现实问题存在，你需要行动起来，做点什么来解决问题。的确，改变思维方式通常是有好处的，但那不是解决问题的全部方法。当大部分证据都支持你的思维时，你也许可以做一份行动计划表来解决当下的问题。

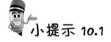

小提示 10.1

- 如果替代或平衡思维和你的生活实际相符，但你仍不太相信，你就可以收集更多的证据来检验和强化新思维。市给他女儿打电话就是一个很好的例子。
- 如果证据支持你的强烈思维，这就意味着你有现实问题需要解决。行动计划表可以帮助你对该问题进行探索，看看自己能否解决，以及怎么解决。

玛丽莎和她的治疗师花了几次会谈的时间，探讨为什么她总是特别想自杀。让玛丽莎感到生活无望的原因之一就是，她很确信，她马上就要被解雇了，这样她就无法维持和孩子们的生计了。她买过一份人寿保险，她觉得这份保险可以帮孩子们长大成人。

玛丽莎检验了她思维记录表上的自动化思维"我要丢掉工作了"（参见第6章至第9章）。尽管这条思维不一定是百分之百真实的，可玛丽莎有足够的证据表明，她丢工作的可能性非常大。就在上个月，她的上司给了她三条警告——一条是因为她上班总是迟到，另两条是因为"工作成果差"。在那家公司，三次警告通常意味着劳动关系的终结。

玛丽莎觉得，她对这份工作已经有些失控了。每天早上她都非常沮丧，这导致她起床困难。她知道迟到不好，可她就是做不到。工作时，她难以集中注意力，所以总是出错，这更加引起上司的注意，并招致负面评价。

丢掉工作是玛丽莎最糟糕的信念，并且有证据证明，该信念很可能会真实发生。因此，她和治疗师一同制作了行动计划表，以解决当前面临的问题。他们讨论并写出了很多玛丽莎可以采取的行动，这些行动能够提高玛丽莎的工作表现，从而让她安全地保住这份工作。首先，她可以告诉上司，她正在努力，请上司也给她一些帮助。事实上，几个月前，上司还曾表扬过她。她也承认，如果上司知道她正在努力，是很可能愿意帮忙的。其次，她决定在每次上交工作成果之前，先请玛姬帮她检查一遍。玛姬是她工作中的好友，她很信任玛姬。最后，她还想了许多办法让自己即便在抑郁的情况下也能尽量按时到岗工作。

玛丽莎的行动计划表让她对保持工作恢复了希望。不过，仅仅过了几分钟，她就开始考虑阻碍她顺利完成计划的种种困难。最大的困难就是，她不太愿意把自己的抑郁情况告诉上司，因为她不确定那是否安全。她担心上司会将此事告诉别人，这会令她很难堪。于是治疗师建议玛丽莎想一想，该怎么和上司说，才可能获得上司的帮助。

玛丽莎决定告诉上司，她现在各方面压力比较大，但她正在努力把这些事情理清，所以工作不会受到影响。她觉得她可以提醒上司，自己过去的工作表现还是非常不错的，这样就可以让上司知道，她目前的问题只是暂时的，她很快就会好起来。治疗师还建议玛丽莎直接向上司表达，她真的很想做这份工作；也感谢上司让她明白，她具体需要做些什么才能达到公司的要求。玛丽莎完成的行动计划表见图10.1。

制订好行动计划表并依此行动之后，玛丽莎的无望感和自杀想法都下降了。注意，她是分了几个步骤完成计划，以提升工作表现。由于她受到抑郁的困扰，严格遵循计划行动会有些困难，所以，执行计划的初期，她需要别人的帮助。对上司，她请求了适当的帮助，并提醒上司自己之前的良好工作表现。对玛姬，她也请求了帮助，并且答应帮玛姬做些别的事作为回报。这些方法帮助玛丽莎重拾对生活的掌控感，她终于在漫长的黑暗尽头看到了曙光。

玛丽莎的例子向我们展示，当糟糕的思维能够被生活中的各种证据证实时，我们可以使用行动计划表。其实，只要有待解决的具体问题，我们随时都可以使用行动计划表。

维克：为改善婚姻制订行动计划表。

维克越来越确定，朱迪确实很在意他，而且很希望他保持清醒不再喝酒。然而，朱迪也确实抱怨多年，维克频繁的暴怒让她心力交瘁。她还告诉维克，她很怀念恋爱时维克做过的许多令她感动的事。维克很爱朱迪，他承认，他的愤怒已经让他们的婚姻出现了问题；他也承认，他本可以对朱迪更好一点的。维克希望改善婚姻，他决定做一份行动计划，见图 10.2。

维克写下了两个目标，他相信，这两个目标可以改善他的婚姻。第一个目标是，他要多对朱迪做一些积极的事，以表达他对朱迪的感谢。第二个目标是，他想控制自己的愤怒爆发。治疗师和维克一起详细制订行动计划（图 10.2），用以指导他的行为改变过程。为了能让行动计划表最大限度地发挥效用，我们必须将行动计划写得非常详细。维克设定了行动计划开始的时间，考虑了可能阻碍计划完成的困难，以及如何应对这些困难、推进行动进程。计划的最后一栏，可以让维克记录他的完成进度。

只要维克开始和朱迪进行积极的互动，并且减少愤怒爆发的次数，他们的婚姻就将得到改善。当他再遇到和从前一样可能爆发愤怒的情境时，他真的使用了行动计划上的"克服困难的策略"栏目中给出的建议。这些策略是他和治疗师共同探讨得出的，可以针对他不同强度的愤怒，实际经验证明，这些策略确实有用。

连续几周，维克坚持使用行动计划，渐渐地，他学会了在大多数情境下都能控制情绪爆发。在这几周里，每当维克感到愤怒的时候，他都使用计划中所列出的方法，让情绪稍微停一下，这让他有机会更好地理解自己的愤怒，并发展出其他更有效的方法来控制和表达愤怒。

目标：保住工作

行动	开始时间	可能的困难	克服困难的策略	进度
和上司谈：我的压力、我过去的良好工作表现、问题只是暂时的、我很想保住这份工作、我很感谢他的帮助。	周三员工会议之后。	上司太忙，找他可能比较困难。	提前跟他预约15分钟的谈话时间。	周二：上司答应周三见我。
		上司可能会说，我现在才想努力保住工作已经太晚了。	提醒他我在今年年初的时候工作表现还很积极，希望他给我30天的时间来改善。	周三：面谈很顺利。我哭了，其实我本不想哭的。不过他好像很高兴我能跟他谈这些，还说可以多给我几周时间来改善工作。
请玛姬帮我检查工作。	周二午饭。	这可能会让我们的友谊出现负担。	我可以答应玛姬明年夏天她休假的时候帮她做点事。我可以帮她浇花。	玛姬同意帮我了。
按时上班。定闹钟，把闹钟放在房间另一侧，这样我就必须得起床。头天晚上就把第二天要穿的衣服准备好，这样上班前就不用纠结了。提前十分钟到办公室，在开始上班前奖励自己一杯咖啡。	周二早上。	关了闹铃之后我会回去接着睡。	定个规则：只要我有"再睡几分钟吧"的想法时，我就立刻起来洗澡穿衣。	周二：按时到。周三：提前五分钟到。周四：提前了八分钟到，买了咖啡，很高兴。

图 10.1　玛丽莎的行动计划表

目标：改善婚姻

行动	开始时间	可能的困难	克服困难的策略	进度
每天为朱迪做五件积极的事，比如吻她，夸奖她，帮她做事，对她笑，帮她按摩脖子，问她今天过得怎么样，从办公室给她打电话说"我爱你"，给她带咖啡，等等。	今天回家就开始，之后每天早上醒来就开始。	我可能会跟她生气。	如果我正在生气，我就可以做简单一点的事（帮她收拾餐具，给她带咖啡）。 使用思维记录表，或者暂停、想象等策略（本书第15章），看看能不能降低我的愤怒。	10.6：晚上做了六件好事，感觉不错。 10.7：做了五件好事，朱迪拥抱了我。 10.8：很生气，但还是做了三件好事。做了份思维记录表，挺管用。
减少愤怒爆发（减少爆发频率、减少持续时间）。第一周，爆发不得超过3次。第二周2次，第三周1次，之后每月不超过1次。一旦生气立刻暂停一下，走开，这样，可以保证我生气的时候不会和朱迪在一起超过2分钟。	现在。	如果白天工作不顺心，我可能带着坏情绪回家。	在离开办公室之前就做一份思维记录表。做好工作计划，确保每天下班前就能完成所有工作。回家路上放好听的音乐。在车里试着放松，直到情绪稳定再回家。告诉朱迪我今天工作很不顺，我正在努力平静情绪，请她帮忙。	10.6：没问题。 10.7：做了计划，下班前完成了工作，回家时很放松。 10.9：回家路上放音乐。在车上待了两分钟，放松之后才回家。很有用，我回家以后面对孩子哭闹也没有生气。
		我一旦生气，爆发起来非常快。	和朱迪说话的时候，如果我觉得我快要生气了，就每隔一分钟给自己的愤怒程度0~10分打分。 如果分数达到3，我就告诉朱迪我需要几分钟静一静。如果分数达到5，暂停一下，写一份思维记录表。写下我听到朱迪在说什么，再写下我听到之后是怎么想的。给朱迪看，验证我们是不是都准确理解了对方的意思。只要我的愤怒分数超过5，就告诉朱迪我需要更长的时间来休息和冷静。直到分数降到3，我才能再回来继续和朱迪谈话。 出去溜达一圈。回顾我的思维记录表。提醒自己，朱迪是爱我的，过去我们共同解决了许多困难，这次的困难我们同样能解决。	10.6：没生气。 10.7：开始生气，歇了三分钟，最后回来完成了谈话。朱迪很感动我能坚持这份行动计划。 10.9：情绪失控，冲朱迪吼叫。不过我事后道歉了。

图 10.2 维克的行动计划表

练习：制作行动计划表

　　找出一个生活中你想改变或解决的问题，在工作表 10.2 顶端的横线上写下你的目标。完成行动计划表，注意，计划写得越详细越好。请你设定计划开始的时间，列出可能干扰你完成计划的困难，并找出应对困难的策略。请坚持记录你完成该计划的进度。如果还有其他想改变的问题，附录部分有额外的工作表 10.2 可供你使用。

工作表 10.2　行动计划表

目标：＿＿＿＿＿＿＿＿＿＿＿＿＿＿＿＿＿＿＿＿＿＿＿＿＿＿＿＿＿＿＿＿

行动	开始时间	可能的困难	克服困难的策略	进度

接纳

当我们需要行动起来解决某个问题的时候，行动计划表可以为我们指明方向。可是，有些问题是我们无法解决的。还有一些问题属于生活中的重大事件，让人难以承受，并且没办法依靠思维记录表或行动计划表进行处理。比如，罹患重大疾病，面临亲人亡故，或者不得不做某些非常不情愿的任务，等等。在这些情况下，就需要发展接纳的态度。接纳有助于我们更好地应对这些困境，并缓解情绪。

以露普的经历为例。露普六个月前被诊断为脑癌晚期。刚开始，她拒绝接受诊断结果。她疯狂地求助各种医疗机构，希望得到其他诊断结果或治疗方案。遗憾的是，所有的诊断结果一致表明，癌细胞已经扩散，病情发展迅速，任何医疗手段都已无能为力。露普感到震惊，进而感到愤怒，愤怒中又伴随着恐惧。她觉得，自己才 59 岁，为什么这么早就要面临死亡。

她有这样的反应很容易理解。不过，在确诊一个月以后，她就没那么愤怒了，恐惧感也减轻了很多。她向朋友这样形容自己的情绪变化："我不想死。可是如果我很快就要死了，现实也正是如此，那么我希望死得有尊严。我想好好度过最后几个月的时光，让它对我、对家人、对朋友都更有意义。"露普的新态度让她重新打起精神，情绪也有所提升。她仍需要直面死亡，可对疾病的接纳让她将关注点转移到更重要的事情上。一旦露普接纳了她罹患癌症晚期这个事实，她便能够思考，她想在最后的时光里做些什么。露普最想做的事就是尽量多花时间和家人朋友相伴，给他们留下美好的回忆。对露普来说，接纳是一个转折点。接纳让她脱离绝望，把注意力集中在如何过好剩余的生活。

在罗德尼的例子里，接纳也非常重要。罗德尼的父亲患有老年痴呆症，已经不认得罗德尼是自己的儿子了，罗德尼每周末都要去看看他。每次见面的时候，父亲都会问："你是谁啊？我认识你吗？"刚开始，罗德尼还会解释："我是你儿子，你不认得我啦？"可是，这个解释总让父亲显得既烦躁又沮丧。有时候，父亲甚至会哭叫："我不认识你！"或者"你不是我儿子！"这让罗德尼悲痛不已，很快，这种悲痛的情绪充斥了父子二人的每一次会面。

一名疗养院的护士帮助罗德尼发展接纳的态度。她告诉罗德尼："你的父亲已经不知道你是谁了。如果你能明白这一点，何不让他以为你只是一个经常来看他的好心人，这样，说不定你们的相处会愉快很多。"罗德尼考虑了护士的建议，并试着接纳这种新的"父子关系"。当父亲再问他："你是谁啊？我认识你吗？"罗德尼就会说："我叫罗德尼。我喜欢到这儿来跟大家聊天。今天我可以跟你聊聊吗？"这让他的父亲感到舒适。他们会坐在一起聊天，有时甚至会聊起父亲很久以前的经历。这样的谈话在某种程度上仍旧会刺痛罗德尼，他还是很怀念那种百分百的"父子关系"。如今的相处总让他想起曾经和父亲无所不谈、那些回不去的快乐时光。但几周下来，罗德尼发现，现在这种做法是向父亲表达敬意和提升父亲的情绪的好方法，他自己也从中获得了新的乐趣。

露普和罗德尼的经验表明，接纳并不意味着我们必须以积极的观点来看待消极的事件，也不意味着我们必须对正在经历的事件感到快乐。本书以及认知行为治疗的理念都不建议简单地用积极思维去代替消极思维。比如，对露普来说，"我没得癌症"或者"我不在乎死亡"的想法没什么好处。而对消极环境和痛苦情绪的接纳，则可为我们继续前行打下基础，让我们从并不愉悦的环境中找到属于我们每个人的意义。接纳意味着我们承认生活中的困境，意味着我们用自己的方式去理解困境，最终找到我们最认可、最在意的方法，学会与困境共处。

在实际生活中，我们不一定常常经历如此大起大落的事情，但基本的理念是一样的。我们可能总得做许多让人不舒适的事。比如，不得不早起上班。比如，不得不推掉自己的社交活动在家照顾生病的孩子。我们接纳这些事实，因为，跟那一点点不舒适相比，我们从中体现的价值更重要。为了家庭、工作或其他重要的事，我们总是将个人的当下需求暂时搁置一旁。

在面对不舒适的事情时，接纳的态度会对情绪起到巨大的影响。比如，每天上班前早起时，如果一直想我有多累、我多么想再睡一会儿的话，心情可能就会很糟糕。可是，如果醒来时我们想："哦，我确实很累，确实很想多睡会儿，但是我很庆幸能拥有这份工作，让我可以养家糊口。"这时情绪就会变得好很多。把自己最珍视的东西时刻牢记心间，这将帮助我们更好地面对困难。

对情绪和思维的接纳是一种有价值的方法，它可以帮助我们识别、评估和改变情绪。接纳意味着不带评价地观察你的思维、情绪和生理反应。比如，许多人发现，当强烈思维出现时，单纯地观察它，不做任何事，看着它来了又去，这个过程本身就非常有用。接纳你的思维并不意味着你要相信该思维是真的。接纳仅仅意味着你知道这些思维是存在的，你就是观察它们，不带任何评判地观察它们。

以萨尔为例。萨尔正在学习用系统脱敏的方式处理自己的焦虑情绪。他知道，其中一个重要步骤是将自己放在特定的焦虑环境中，检验恐惧等级，并逐级克服之。刚开始，他在这些情境中感到很焦虑，他不由得责备自己："我到底是怎么了？我怎么这么懦弱？让焦虑的情绪赶快消失吧！"事实上，这种想法反而让萨尔的焦虑水平上升了。萨尔发现了其中的矛盾，处理焦虑情绪时，一味地否认是没用的，接纳自己存在焦虑才是正确的方法："这样的情景确实让我感到焦虑。不过，这是很正常的，我早就预料到了。我就待在这儿，直面我的焦虑，看看到底会发生什么。我会尽力去理解我的各种反应，而不是把它们推开。"一种接纳的、不带评价的态度让萨尔全身心地关注自己的思维和情绪，这让他学着体会处理焦虑的新方法。

综上所述，接纳有如下几种方法：

1. 可以仅仅观察自己的思维和感受，不作任何评价，不试图改变任何思维或情绪。这就是萨尔和焦虑相处的方法。正如一位女士所说："我可以看到我的思维，我不是我的思维。"

2. 可以把自己的思维和感受放到更全局的角度来思考。比如，玛丽莎的上司有个习惯，每天早上一到公司就冲大家来一句："姑娘们，高兴点！"大家对此都很无奈，因为这看起来特别假，而且很聒噪。尤其是当玛丽莎抑郁的时候，这个举动让她特别烦。可是，当把此事放在更大的图景中时，玛丽莎就觉得好多了。如果她只关注这件事，她的情绪就非常糟糕。如果她想到，这件事只占用了一天当中的一分钟，况且上司很愿意帮助她保住这份工作，那么从全局来讲，忍受上司的聒噪就当是为了让上司帮助她而付出的一点小报酬吧。

3. 有时，将思维和感受同我们最珍视的东西联系起来，会使我们更容易接纳自身的反应和外部的困境。罗德尼就是这样做的，他将对父亲的关心和爱放到更重要的位置，暂时搁置自己因不能被父亲认出而导致的沮丧情绪。尽管和父亲在一起的时候，罗德尼还是能体验到一些沮丧，但这不能阻止他继续和父亲共度时光。罗德尼承认，父亲每况愈下的健康让他感到悲伤，但他仍旧可以怀着爱与关怀和父亲相处。悲伤、爱和关怀，这些共同构成了罗德尼的体验。随着时间流逝，罗德尼将接受，以上种种就是他们父子相伴的最后阶段，那么，这段时光也就变得弥足珍贵了。

练习：接纳

根据上文所讲的例子，请你使用工作表 10.3 练习接纳。

工作表 10.3　接纳

请写出一个外部困境（家庭、工作、健康、亲密关系等）。要求：该困境不能被轻易改变或解决，发展接纳的态度可能是最好的方法。

再写出一些内部体验（思维或情绪）。要求：这些体验经常发生并对你的情绪有负面影响。

外部困境：_____

_____

思维：_____

_____

情绪：_____

_____

请通过以下的方法尝试发展接纳的态度。你并不需要在每种困境、思维、情绪中都依次尝试所有方法，找到合适的即可。但若时间充裕，你最好每种方法都体验一下，看看这些方法是不是真的有用。

1. 观察与你上面所写的困境相关的思维和情绪，只是观察，不要评价、批判或试图改变它们。只是看着它们自然而然地发生、发展。请对它们抱着好奇的态度，而非批判。请试着每天都做几分钟这样的观察练习，坚持一周。这个练习远比你想象的困难。在这个过程中，你可能会感到挫败、走神、无聊，甚至忍不住开始评价，这些都是正常的。当你意识到自己正在发生如上的反应时，只要慢慢地将注意力拉回到原始的思维和情绪上，继续观察即可。

2. 在更大的图景下考虑问题。想想看，如果你接受这个事实，而非沉湎于悲痛中，好处是什么？你是不是仅仅着眼于整个事件中消极的部分，而忽略了其他维度？有没有其他方面可以抵消这个消极的部分？如果你接受了消极的部分，是不是就能更好地享受其他的部分？

3. 有时，过分关注消极情绪会让我们忽略最珍视的东西。

a. 在这种情况下，有没有比当前的痛苦更重要的目标是你所珍视的？如果有，请写下这个目标或你所珍视的东西：_____

b. 请考虑，这个目标或东西对你来说有多重要？

c. 请从本书中找到处理你此时不良处境或情绪的方法，以帮助你达成你所珍视的目标：_____

d. 当你接纳了此时的消极体验，你是否能够为了你所珍视的目标继续前行呢？

无论你采用以上三条中的哪种方法，都请你写下你做完此练习后的感受，想想你从中学到了什么：_____

本章主要介绍了三个方法：强化新思维，使用行动计划表，发展接纳。在识别出与情绪相关的思维，并检验其真实性之后，这三个方法可以指导你接下来该做什么。具体使用哪一种方法，取决于你要处理的强烈思维是什么类型。如果你的证据足以支持替代或平衡思维，但你就是不相信，那么你可以收集更多的证据来强化新思维。如果证据表明你的生活中有实际问题需要解决，那么行动计划表就非常有用。如果你的问题是无法解决的，或者你正处在一段非常困难的时期，又或者你想暂时把痛苦搁置一旁，向着最珍视的目标前进，那么接纳就是最好的办法。通常，这几种方法是可以结合使用的，它们将帮助你发展新的视野，让你更有自信地面对生活的困境和糟糕的情绪。

情绪检测

在进入下一章之前，请再次测量你的情绪，并将分数记录在相关的图表上：

- 抑郁 / 不开心：理智胜过情感抑郁量表

  工作表 13.1，工作表 13.2
- 焦虑 / 紧张：理智胜过情感焦虑量表

  工作表 14.1，工作表 14.2
- 其他情绪 / 快乐：自我情绪测量追踪

  工作表 15.1，工作表 15.2

目标检测

现在，是时候回顾一下你在工作表 5.1 中列出的目标了。如果你在练习本书讲授的种种技巧时，时刻将你最初的目标铭记心间，那么你现在应该已经取得了一些进步。你还可以回顾一下工作表 5.4，看看自己发生了哪些值得注意的变化。你甚至可以为你达到此目标的进程做一份行动计划表，这样你就能进步得更快。

第 10 章　总　结

➢ 刚开始，你可能不能完全相信平衡或替代思维。

➢ 你可以继续收集证据，用以强化新思维。这是一个不断持续的过程。

➢ 你对新思维的相信程度越高，情绪的提升也就越稳定。

➢ 行动计划表可以帮助你解决你已经明确的问题。

➢ 行动计划表一定要尽可能详细，包括：你将采取的行动，计划开始的时间，可能遇到的困难，应对困难的策略，并留出一列记录你完成的进度。

➢ 接纳是另外一种非常有价值的方法，它可以帮助你识别、评估和改变思维。

> ➤ 发展接纳的态度，可以帮助你度过生命中的重大困境，特别是当你无法改变什么的时候。
>
> ➤ 发展接纳的态度可以采用三种方法：不带评价地观察思维或情绪，在更大的图景下看待问题，以及在痛苦时牢记你最珍视的东西。

11

潜在假设和行为实验

肖蒂尔和特雷结婚一年了，彼此很相爱。但是，在他们的深厚感情中也隐含着一些矛盾，比如，他们经常在参加派对前争吵。特雷通常在出发前十分钟就已经收拾停当，全副武装地站在大门外来回来去地踱步。他隔几分钟就给肖蒂尔发一条短信，问她知不知道现在几点了，知不知道现在该走了。这搞得肖蒂尔很烦躁，她不明白特雷为什么老是这么着急。

在第 6 章到第 9 章中，你已经学习了如何用思维记录表去定义和检验自动化思维。自动化思维指的是，当面临特定情境时，那些自动出现在你脑海中的思维。可除了这些自动化思维之外，我们每个人都还持有一些信念，这些信念埋藏在意识层面之下，静静地流淌。我们通常意识不到这些信念，但它们可以强烈地影响我的情绪、行为和生理反应。由于这些信念通常潜伏在我们的意识层面之下，故称之为"潜在假设"。潜在假设是我们赖以生活的信条。每个人都有上百条潜在假设，每一条潜在假设都可以被表述为"如果……那么（就）……"。

比如，乍看特雷和肖蒂尔在参加派对前的不同反应，你会觉得有点困惑。为什么特雷明知道站在大门外不停发短信会让肖蒂尔很烦躁，可他还是坚持这样做呢？为什么肖蒂尔明知道久等会让特雷抓狂，却还是在出发前一个劲地拖延？分析两人分别持有的潜在假设，就可以帮助我们很好地理解他们各自的反应。

特雷成长自一个崇尚守时的家庭。对于他的家人来说，参加一个派对或聚餐，说好了是 7:00 开始，就意味着所有的客人应当在 7:00 准时到达。如果 7:00 以后才到，会被视为对主人的不尊重。因此，特雷持有的潜在假设是："如果我们不准时到，就是对别人的不尊重，人家会生我们的气。"可是，在肖蒂尔家，派对的开始时间被视为一种建议，没人期待你会真的在那个时间到达。事实上，在肖蒂尔家看来，如果你严格按照预定的时间到了，反而会给主人增添压力，因为那时候主人可能正忙着为派对做准备呢。所以，肖蒂尔持有的潜在假设是："如果我们按时到了，就会给主人增添压力。"这样一来，潜在假设如何指导他们两人的行为，就一目了然了。可是，特雷和肖蒂尔并不能意识到这些假设。鉴于他俩的潜在假设是彼此矛盾的，在婚姻中不断发生冲突也就不足为奇了。

识别潜在假设，有助于我们更深刻地理解自己的行动根源和自动化思维。只有明确了这些假设，我们才可以评估它们到底有没有用，才有机会尝试重新构建更好的假设，让生活更和谐。

和自动化思维不同，潜在假设是一种跨情境的思维，它们会在不同的情况下指导我们的行为和情绪。举个例子，假设你们一家正在聚会，你的堂弟满屋子转着和所有人聊天，你的堂兄却安静地坐在角落，只和那些主动来找他的人交谈。是什么导致了这两者的行为差异？如果你的潜在假设是"和我接触的人都很喜欢我，去找他们聊天，对我来说很有乐趣"，甚至是"我们都是亲人，当然应该互相交谈，互相陪伴"，那么，你就会很容易地在人群中穿梭，自由交谈。可那位安静的堂兄可能持有这样的潜在假设："如果我先开始说话，就会有说错的风险，还不如等别人来跟我说"或者"在家中我是长者，年轻的小辈应该主动来跟我聊天，以示尊敬"，于是他会坐着不动。需要注意的是，同一行为可以被许多不同的潜在假设所解释，所以，不可能仅通过观察行为或了解情绪来获知潜在假设。

幸运的是，虽然潜在假设总是作用于意识层面之下，却非常容易检测出来。当你发现，在某些情境下你反复出现相同的行为或情绪，这些就可能是你获得潜在假设的线索。你可以把你的这些行为或情绪放在"如果"一词后面，构成"如果……那么（就）……"句式。比如，假设你总是把家里收拾得干净整齐，你就可以造一个句子："如果我家里特别干净整齐，那么……"通过完成这个句子来获得你的潜在假设。有的人可能会这样完成："如果我家里特别干净整齐，那么当朋友路过跟我聊天时，就会觉得我家特别好。"也可能有人这样认为："如果我家里特别干净整齐，我就会更放松，也更容易找到需要的东西。"

再举个类似的例子，假设你总是周六晚上在悲伤中独自回家，这就是一个线索，背后可能是有潜在假设导致了你的行为。你可能会想："如果这是一个周六的晚上，那么我就应该做一些有意思的事。如果我独自在家无事可做，那么我就是一个失败者。"另一个人可能会有不同的潜在假设："如果这是一个周六的晚上，那么我想做什么就能做什么。自己一个人在家终于能放松一下，度过一个愉快安静的夜晚了。"那么他面对同样的情境就会产生满足感而非悲伤感。

可以说，潜在假设是需要我们去识别和检验的最重要的思维。

- 焦虑时，我们最强烈的思维通常都是"如果……那么（就）……"形式的假设。比如："如果我开口说话，那么我就会出洋相。""如果我的心跳过快，那么我就会犯心脏病。""如果有什么不好的事发生，那我就会难以招架。"
- 在亲密关系中，许多误解都是因双方持有不同的潜在假设造成的。比如，一方认为："如果你在意我，就该知道我在想什么，不必等我说出来。"另一方却可能觉得："如果你想要什么，你就该让我知道。"
- 我们做的一些极端行为，比如酗酒、药物滥用、暴饮暴食，甚至是完美主义倾向等，也都是由潜在假设驱动的，比如："如果我能喝酒，就说明我很善于社交。""如果我今天过得不好，我就该奖励自己大吃一顿。""如果一个东西不是完美的，那它就没有价值。"

识别和检验潜在假设可以采用和自动化思维相同的方法。不过，我们一般不用思维记录表（第 6 章到第 9 章）来处理潜在假设，因为思维记录表是用在单一情境下的，而潜在假设是跨情境的。检验潜在假设最理想的方法是做一系列行为实验。行为实验，指的是用行动来检验"如果……那么（就）……"中你所假设出来的结果是否真实准确。行为实验有许多做法，比如，做出"如果……"的部分看看"那么（就）……"的部分会不会发生；尝试做出新行为，看看会发生什么；访谈他人，看看别人是不是和我们持有相同的潜在假设，等等。本章将教你如何识别潜在假设，并用行为实验来验证它们。

琳达：没有什么好恐惧的，除了恐惧本身。

前面讲过，每当心跳加速时，琳达就会非常惊恐，因为她觉得她可能要犯心脏病了。后来，她完成了一份思维记录表（见第9章图9.4），在证据基础上构建了替代思维，即：她的心跳加速和出汗是由于焦虑引起的，并非心脏病。尽管实际经验可以支持新思维，但琳达还是不能完全相信自己为这些生理指标做出的新解释。坐在治疗室里会谈时，琳达能够认可，自己的身体变化仅仅是焦虑的症状。可是一出了治疗室，惊恐发作的时候，快速心跳和浑身冒汗都会让她坚信自己马上就要死于心脏病了。这时，仅仅依靠思维记录表就不够了，因为琳达只有在不焦虑的时候才会相信替代思维。

如果各种证据足以证明替代思维是真实的，可我们还是难以相信，这就意味着，我们的强烈思维之下很可能有潜在假设的支持。以琳达为例，远在接受治疗之前，她就已经持有这样的潜在假设："如果你心跳加速，浑身出汗，那么你就是有心脏病了。"现在，她和治疗师一起构建出一条替代性的潜在假设："如果你心跳加速，浑身冒汗，但是你的心脏本身是健康的，那么快速心跳就并不危险。"

有很多证据可以支持这条新的潜在假设。当她惊恐发作跑到急诊科求治时，医生给她做过全面检查，并且告诉她，她的心脏很健康，她没有心脏病。她和治疗师讨论过，心肌也是一种肌肉，多锻炼会让肌肉更强劲。在琳达锻炼身体的时候，如果心跳加速，浑身出汗，她就不会觉得有什么不妥。可是，如果不是在锻炼，她却心跳加速，浑身出汗，她还是会相信这就是心脏病发作的信号。

为了检验新的潜在假设"即便我的心跳很快，也没什么可危险的"，琳达和治疗师一起设计了一系列行为实验。首先，他们在治疗室里进行行为实验，内容是在治疗室里唤起琳达所恐惧的生理反应。通过急速呼吸和回忆近期惊恐发作时的场景，琳达只用了几分钟就唤起了各种生理反应，开始心跳加速，浑身出汗。治疗师陪伴着琳达反复进行此行为实验，并和她探讨她的种种体会。琳达看了自己在治疗室里历次行为实验的记录，发现即便她的心脏持续快速跳动长达数分钟，最终还是会很快地恢复正常速率，她会停止出汗，并恢复冷静。这极大地提升了她对新假设的信心，她相信，快速心跳确实不危险。可她不确定，出了治疗室，她还会不会这样想。

在第二组行为实验中，琳达和治疗师决定刻意在治疗室之外唤起上述的生理反应。只要连续急速呼吸几分钟，琳达就可以让心跳加速，浑身出汗。她每天都进行这个实验，并在心跳加速时评估她在多大程度上相信自己没有心脏病。如果她想着："我感觉还行，不过我要是呼吸得再快点、再久点，说不定就犯心脏病了。"那么就呼吸得再快点、再久点，然后再来验证这条思维。（注意：在进行这些快速呼吸的行为实验之前，琳达已重新接受了身体检查，医生再度确认了她没有任何心脏问题，并确认了进行这样的行为实验不会有任何危险。当然，琳达本人不一定觉得这是安全的。）

接下来，治疗师鼓励琳达想象乘坐飞机飞行的全过程，从头想到尾，直到她因焦虑而开始心跳加速和出汗。这组行为实验的目的，是让琳达明白，想象和焦虑可以导致她的心跳加速和出汗。通过这些飞行想象，琳达越来越相信，她的生理症状是由焦虑引起的，并非心脏病。最后，她决定订一张机票，真实体验一下她原本避之不及的飞行。

那天，在去机场的路上，琳达原本希望之前所做的行为实验可以让她不再焦虑。可她惊讶地发现，刚一走出家门，她的心脏就开始狂跳。心跳越来越快，她开始出汗了。琳达提醒自己，之前她已经无数次地因快速呼吸和体验焦虑而有过这样的状态，不管她那时多么相信自己要犯心脏病了，最终还是什么都没有发生。去机场的这一路上，为了验证她的种种生理反应是由于焦虑而非心脏病引起的，琳达集中精力阅读一份工作报告，以分散对身体反应的注意力。读了十分钟之后，她发现自己的心跳变慢了。她明白，分散注意力只能减缓焦虑，不能治疗心脏病，所以，这是焦虑，不是心脏病。这下，她轻松多了。她不会死，只是焦虑了而已。

接下来的几个月，琳达又飞行了数次，她发现，坐飞机变得越来越轻松了。偶尔，她还是会感到一些焦虑，特别是当飞机遇到气流的时候。不过，她再也没有惊恐发作，因为她越来越相信新的潜在假设了，即她的生理反应意味着她焦虑了，不是犯心脏病了。如图 11.1 所示，琳达计划和记录了自己的两个行为实验。她使用的是"检验潜在假设的实验"表格，该表格的空白副本见后文的工作表 11.2。

待检验的假设		如果我心跳加速并且浑身冒汗，那并不危险，那可能是由于快速呼吸、焦虑或者别的什么因素引起的。			
实验	预测	可能的困难	克服困难的策略	实验结果	这次实验让我学到了什么
在治疗室，通过快速呼吸使心跳加速。	当我停止快速呼吸时，我的心率就会恢复正常。	我可能会觉得我要犯心脏病了，就会太害怕以致无法继续进行。	我可以告诉治疗师，我觉得我要犯心脏病了，我感到很害怕；治疗师会帮助我评估接下来该做什么。	当我开始快速呼吸，我的心率会快速提升；当我停止快速呼吸约10分钟后，心率会恢复正常。	我的心跳可以很快，这并不危险，也不意味着心脏病，我不需要那么害怕。
我会把我最害怕的事情从头到尾想一遍，包括上飞机、飞机起飞、惊恐发作以致下不了飞机，等等。	想象这些的时候，我的心跳会加速，我会出汗。停止想象，我会恢复正常。	如果我的心跳过快，我可能会停止这个想象练习。我可能会惊恐发作，会觉得我要犯心脏病了。	如果我的心跳真的很快，那么这是检验我恐惧感的好机会。治疗师会鼓励我尽可能坚持去做这个想象练习。	我想象得越深入具体，我的心跳越快，出汗越多。当我停止想象，心率就恢复正常了，也不出汗了。	单纯地想象令我害怕的场景就可以让我的心跳加速。如果停止想象，我就会恢复正常。这并不危险，只是不舒服而已。
符合实验结果的替代假设		我的行为实验支持了我的新假设，即，如果我心跳加速并且浑身冒汗，那并不危险，那可能是由于快速呼吸、焦虑或者别的什么因素引起的。			

图 11.1　琳达的检验潜在假设的实验表

在焦虑发作不那么频繁了之后，琳达仍然坚持进行这些行为实验，这是为了强化她的信念，即这些生理症状并不危险，只是不舒服而已。有时，她甚至会让自己的心脏连续快速跳动十多分钟，来提醒自己这并不危险。后来，因频繁飞行，琳达第一次得到了"空中飞人"免费机票，她知道，自己终于战胜了焦虑。她感到由衷地高兴，并且立刻安排了一次飞行——这次不再是行为实验，而是一次真正的旅行！

琳达的经历为我们设计行为实验提供了有用的指导。

设计行为实验的指导说明

1. 写下你要检验的假设

在本章后面的内容中，我们提供了一些方法，告诉你如何选择要检验的假设。如图 11.1 所示，琳达写出了她想检验的新的潜在假设："如果我心跳加速并且浑身冒汗，那并不危险，那可能是由于快速呼吸、焦虑或者别的什么因素引起的。"

2. 做出明确预测

确保你所设计的行为实验能够为你评估潜在假设提供新的信息。你原有的或新构建的潜在假设往往指向某种后果，请你对这些后果做出明确预测。比如，第一个实验，琳达打算用快速呼吸的方法引发自己的心跳加速和出汗。第二个实验，琳达认为想象练习可以导致她的心跳加速和出汗。在这两个实验中，琳达都预测，当实验结束时，她的心跳和出汗情况会很快恢复正常。

3. 把行为实验分解成小步骤

小步骤更容易做，而且你从小步骤中学到的东西可以帮助你完成之后的大步骤。琳达一开始是在治疗室里用快速呼吸的方法唤起生理反应。接着，她在家中没有治疗师陪伴时做快速呼吸练习。最后，她才用焦虑唤起生理反应——先是靠想象，然后才在真正的飞行中进行。琳达进行了一系列的行为实验，快速呼吸练习（一小步）帮助她最终克服了由焦虑引发的心动过速（一大步）。

4. 重复做行为实验

通常，我们需要反复做许多次行为实验之后，才能彻底相信新的假设。琳达在平静的时候，是相信她的生理反应并不危险的。但是，要她在焦虑时也相信新假设（"心跳加速可能是由焦虑引起的，这并不危险。"），则经过了反复多次的行为实验和实际飞行。重复实验还帮助琳达更熟练地掌握了应对焦虑的方法，这样，在今后面对其他可能引发焦虑的情境时，她也就不会因害怕而回避了。

5. 解决困难，别放弃

如果行为实验的结果不尽如人意，请试着解决可能的困难，不要放弃。在开始行为实验之前就预测一下可能出现的困难，也是个不错的主意，这样你就可以提前考虑好如何应付这些困难。在图 11.1 中，琳达就将这些问题写在了"可能的困难"和"克服困难的策略"两栏里。由于在第一次飞行中体验到的焦虑高得出人意料，琳达就在第二次飞行前做了一些行为调整。首先，在出发去机场之前，她喝了一杯牛奶，而不是咖啡。其次，她比预计时间提前了半小时出发，这样她就不会匆匆忙忙地赶到机场，如果感到焦虑，就有了充足的时间让自己平静下来。这两个调整减弱了两个可以引发她心跳加速的自然因素（咖啡因和时间紧急）。在离家之前，她还花了几分钟做放松，这使她在到机场前的心率水平比较低，于是就可以更好地应付之后的焦虑。尽管为了检验她的假设，她必须体验到快速心跳，但当时间充裕，有足够的时间聚焦在行为实验上时，她仍然觉得整个过程变得容易多了。

6. 把每次实验和结果写出来

写下实验过程和最终结果，对你是很有帮助的，这可以让你从中学习和反思。以前没做过行为实验的时候，琳达就会对自己的反应胡乱做解释，每次坐飞机，如果过程顺利，她就会认为自己很"幸运"，如果惊恐发作，她就会觉得自己又发神经了。这样就导致她很难从历次的体验中获得什么。写下每次的实验，则可以让她从好的和坏的经验中不断学习和反思。

琳达的努力为她首次成功的飞行打下了良好的基础。对她来说，成功并不意味着不感到焦虑，而是当焦虑发作时知道如何应对。她的成功还意味着她强化了新的假设，即快速心跳并不危险，它是由焦虑引起的，并非心脏病。

识别潜在假设

尽管潜在假设"埋藏在意识层面之下"，但若你掌握了合适的方法，还是很容易将其识别出来。由于潜在假设指导着我们的行为和情绪反应，所以，当我们发现自己想改变某种行为却困难重重时，或者想逃避某些东西时，又或者有某些强烈的情绪反应时，就可以知道，潜在假设起作用了。

在这些情况下，想要识别潜在假设，只需将引发你某种反应（回避行为或强烈情绪）的行为或情境放到"如果"一词后面，再接一个"那么（就）"来造句，用你的想法来补充"那么（就）"后面的内容，完成这个句子。另外还有一种反向造句方法，也就是"如果不……那么（就）……"句式。以下是几个例子。

丽塔：我的锻炼计划怎么也开始不了。

丽塔想通过锻炼来减肥，可是无论她的初衷多么好，她就是没法开始，她也不知道这是为什么。她试图识别自己的潜在假设，于是写下了这个句子：

如果我通过锻炼来减肥，那么……

她看着这个句子，脑子里迅速补全了后半句：

如果我通过锻炼来减肥，那么我的体重很快又会反弹，所以，锻炼还有什么用？

她还写出了反向形式的假设：

如果我不通过锻炼来减肥，那么我就不需要每天早起了。

这两个假设让丽塔明白，她的锻炼计划为什么无论如何也开始不了了。

德里克：我需要它是完美的。

德里克是一个完美主义者。他花了好多时间去做一个项目，可是始终无法提交，因为他总是觉得"还可以更好"。他的潜在假设是什么呢？他写出了基本的句式，用以找出潜在假设：

如果在项目还不完美的时候我就提交了它，那么……

德里克想了一会儿，然后完成了这个句子：

如果在项目还不完美的时候我就提交了它，那么上司就会批评我，并且再也不会考虑给我升职了。

凯丽：我觉得好羞耻。

凯丽不希望别人了解她的个人生活，因为她已经35岁了，却既没工作也没结婚，她感到很羞耻。她对此有些奇怪，因为这些事实她自己是接受的，她不明白自己为什么羞于让旁人知道。她的潜在假设帮助她更好地了解其中缘由：

如果别人知道我既没工作也没结婚，他们就会觉得我是个失败者，会传我的闲话，还会在网络上对我发表龌龊的评论。

如果我不让他们知道我没工作也没结婚，我就不会感到焦虑，就会过得更舒服。

仅通过观察人们的外在行为和情绪反应，你永远也没法知道他们的潜在假设是什么。比如，德里克的完美主义是因为他害怕批评。而另外一些人的完美主义则可能是出于竞争的压力，他们希望把事情做得比其他人都好，从而得到褒奖。只有你自己才知道你的潜在假设究竟是什么。

> **练习：识别潜在假设**
>
> 　　工作表 11.1 可以帮助你识别自己的一些潜在假设。

工作表 11.1　识别潜在假设

　　在条目 1 和条目 2 中，请找出一种你常做的行为，该行为对你来说明明不做比做更好，可你还是总会去做，比如，看电视到很晚也不去睡觉，过量饮酒，暴饮暴食，批评别人，和不适合自己的人约会，反复打扫房间，等等。用"如果……那么（就）……"造句，在"如果"一词后面写出这种行为，然后完成"那么（就）"之后的部分。同样是这个行为，用反向句式"如果不……那么（就）"再造一遍。

1. 如果我_____

　　那么_____

　　如果我不_____

　　那么_____

2. 如果我_____

　　那么_____

　　如果我不_____

　　那么_____

　　在条目 3 和条目 4 中，请找出一些你回避的事情，看看什么样的潜在假设可以解释你的回避行为。

3. 如果我回避＿＿＿＿＿＿＿＿＿＿＿＿＿＿＿＿＿＿＿＿＿＿＿＿＿＿

那么＿＿＿＿＿＿＿＿＿＿＿＿＿＿＿＿＿＿＿＿＿＿＿＿＿＿＿＿＿

如果我不回避＿＿＿＿＿＿＿＿＿＿＿＿＿＿＿＿＿＿＿＿＿＿＿＿

那么＿＿＿＿＿＿＿＿＿＿＿＿＿＿＿＿＿＿＿＿＿＿＿＿＿＿＿＿＿

4. 如果我回避＿＿＿＿＿＿＿＿＿＿＿＿＿＿＿＿＿＿＿＿＿＿＿＿＿＿

那么＿＿＿＿＿＿＿＿＿＿＿＿＿＿＿＿＿＿＿＿＿＿＿＿＿＿＿＿＿

如果我不回避＿＿＿＿＿＿＿＿＿＿＿＿＿＿＿＿＿＿＿＿＿＿＿＿

那么＿＿＿＿＿＿＿＿＿＿＿＿＿＿＿＿＿＿＿＿＿＿＿＿＿＿＿＿＿

在条目 5 和条目 6 中，请找出一些你产生强烈情绪的时刻（比如，当有人批评你时，当你犯错误时，当别人迟到时，当你被打扰时，当别人利用你时，当你接到推销员电话时，等等）。什么样的潜在假设可以解释你的反应？把引发你情绪的情境写在"如果"后面，然后完成句子的剩余部分。

5. 如果＿＿＿＿＿＿＿＿＿＿＿＿＿＿＿＿＿＿＿＿＿＿＿＿＿＿＿＿＿＿＿

那么它意味着＿＿＿＿＿＿＿＿＿＿＿＿＿＿＿＿＿＿＿＿＿＿＿＿＿

如果这件事没有发生＿＿＿＿＿＿＿＿＿＿＿＿＿＿＿＿＿＿＿＿＿

那么它意味着＿＿＿＿＿＿＿＿＿＿＿＿＿＿＿＿＿＿＿＿＿＿＿＿＿

6. 如果＿＿＿＿＿＿＿＿＿＿＿＿＿＿＿＿＿＿＿＿＿＿＿＿＿＿＿＿＿＿＿

那么它意味着＿＿＿＿＿＿＿＿＿＿＿＿＿＿＿＿＿＿＿＿＿＿＿＿＿

如果这件事没有发生＿＿＿＿＿＿＿＿＿＿＿＿＿＿＿＿＿＿＿＿＿

那么它意味着＿＿＿＿＿＿＿＿＿＿＿＿＿＿＿＿＿＿＿＿＿＿＿＿＿

在这个练习中，你是不是找出了一些潜在假设？如果是，这些潜在假设有没有帮助你更好地理解自己的行为和情绪反应？潜在假设和自动化思维一样，都可以被检验，甚至可以改变。由于潜在假设通常是一句由"如果……那么（就）……"构成的预测，所以，检验潜在假设最好的方法就是做行为实验。你可以做出"如果"后面的部分，看看"那么（就）"后面的部分是不是一定会发生。你也可以观察其他人，看看你的潜在假设是否也适用于他们。你还可以做出与潜在假设相反的行为，看看会发生什么。这些都是行为实验的形式。下面的例子将详细说明这三种形式的行为实验。

实验 1："那么"是不是总在"如果"之后发生

迈克在社交场合中总是感到焦虑。开会的时候，他总是回避和别人的眼神交流，希望上司不要叫他发言。参加派对的时候，尽管他很想认识新朋友，可总是感到非常害羞，他害怕自己的外貌或者说话方式显得傻里傻气的，结果就是一个人待在角落。他找出了自己的潜在假设如下：

如果我开口说话，那么我就会显得傻里傻气，别人就会笑话我。

如果我和新朋友说话，那么他们就会觉得我很无聊。

迈克决定做行为实验来检验自己的潜在假设，看看是不是自己一说话就显得很傻，别人就会笑话他。如图 11.2 所示，迈克打算将每个行为实验重复做三次。他想先从一个相对简单的实验做起，所以，他设计的第一个行为实验就是，买东西的时候跟售货员们聊聊自己的周末计划。在实验中，他不想再回避眼神接触，他要直视售货员们的眼睛，看看他们到底有没有笑话他，或者对他有什么负面的评价。迈克预测，至少有两个售货员会拿他打趣，或者说些不中听的话。

从图 11.2 中可以看到实验结果，虽然迈克很紧张，可是，没有任何一个售货员嘲笑了他，也没说任何不中听的话。事实上，有两个售货员在听他聊起周末的时候显示出了发自肺腑的愉快。这个结果让迈克很惊讶，也很高兴。他的预测并未成真。相反，他的实验支持了替代假设："如果我和别人交谈，有时候他们会很感兴趣，看起来他们并不会对我评头论足。"在此基础上，迈克又针对工作和其他社交环境分别设计了行为实验，来检验新的潜在假设，看看所预测的内容是否在多数情况下都会发生。

待检验的假设	如果我开口说话，那么我就会显得傻里傻气，别人就会拿我打趣，或者说些不中听的话。				
实验	预测	可能的困难	克服困难的策略	实验结果	这次实验让我学到了什么
跟三个售货员聊聊我的周末计划。	我会显得傻里傻气，至少两个售货员会拿我打趣，或者说些不中听的话。	我会觉得非常紧张，可能不会去做这件事了。我可能会回避眼神接触，那样的话，我就不知道别人对我到底是什么反应了。	提醒自己，检验潜在假设对我来说非常重要。就算紧张也没关系，反正也就是几分钟的事。我的治疗师告诉过我，感到紧张就对了。和售货员交谈的时候要确保看着他们的眼睛。	第一个售货员：对我微笑，还把她的周末计划也告诉了我。第二个售货员：好像在听，不过没有什么回应。第三个售货员：跟我开玩笑，不过看起来并不是在拿我打趣，而是向我表达友善。	尽管我很紧张，但我假设的后果并没有发生，我说话没有显得傻里傻气。三个售货员都没有嘲笑我，或者说什么不中听的话。其中两个售货员好像还挺喜欢跟我聊天的。
符合实验结果的替代假设	如果我和别人交谈，有时候他们会很感兴趣，看起来他们并不会对我评头论足。				

图 11.2　迈克的检验潜在假设的实验表

实验 2：观察他人，看看你的"如果……那么（就）……"规则是否也适用于他人

　　克劳迪娅是一个单亲妈妈，靠在餐厅当服务员来维持自己和女儿的生计。她对自己和女儿的要求都近乎完美。她要求女儿在学校保持成绩第一；她要每天把房间打扫得一尘不染；她要确保自己和女儿的着装永远得体，毫无瑕疵；在餐厅

工作时，她永远步履如飞，以确保所有的点单都能最快地送到客人桌上，且不能有半点错误。尽管克劳迪娅总是强迫自己事事做到完美，可她常常感到疲惫，而且她和女儿的关系也越来越紧张。在治疗师的鼓励下，克劳迪娅找出了自己的潜在假设：

如果我不能把事情做得完美，我就失败了。

如果一个东西不完美，那它就毫无价值。

治疗师鼓励克劳迪娅设计行为实验，来验证潜在假设，看看不完美是否总是导致失败或无价值感。克劳迪娅想象不出如何把事情做得不完美。于是治疗师建议，克劳迪娅可以把观察他人的行为作为实验的第一步，看看当别人做事不完美的时候，克劳迪娅的规则是否也适用于他人。克劳迪娅非常善于挑别人的错，所以这样一来，她就觉得这个实验容易多了。

一开始，克劳迪娅对其他服务员的错误非常挑剔。但是，当她把别人犯错的后果写在实验表里之后，才发现，她的预测并没有成真。其他服务员好像并没有因犯错而觉得自己毫无价值；事实上，即便服务员犯了错误，客人们饭后还是付了小费，而且付得还不少。这就证明，即便服务员的服务并不完美，客人们还是肯定了他们的价值。没有哪个服务员犯错之后就觉得自己很失败；从图11.3来看，有个服务员甚至对此只是一笑了之。这表明，并不是每个人都持有和克劳迪娅一样的完美假设。对此，克劳迪娅还不能完全信服，但她也不得不承认，即便某人某事不够完美，还是可能存在一定的价值的。这个想法让克劳迪娅更愿意尝试去做一些不那么完美的事情，来进行行为实验。

待检验的假设		如果一件事不完美，那它就毫无价值，做这件事的人也就失败了。			
实验	预测	可能的困难	克服困难的策略	实验结果	这次实验让我学到了什么
观察餐馆中的其他服务员，看看他们犯错时是什么样子。	如果一个服务员犯了错误，那他的工作就毫无价值，他这个人就很失败。	我自己可能太忙了，没空观察别人的错误。	我可以在休息的时候问问别人，有没有在给顾客点单时犯什么错误。	有个服务员把菜上错桌了。客人指出了这个错误。服务员道歉，并重新上了正确的菜品。顾客表示理解，甚至给了不少小费。	一件事即便不完美，还是可能有价值的（那个服务员得到了不少小费）。犯个错不意味着你整个人都失败了。那个服务员犯了错之后一笑了之，客人好像也不太在意。我猜，可能不是每个人都和我一样，觉得凡事都要做到完美吧。
符合实验结果的替代假设		一件事即便不完美，还是可能有价值的。就算我犯个错误，也不意味着我整个人都失败了。			

图 11.3　克劳迪娅的检验潜在假设的实验表

实验 3：做出相反的行为，看看会发生什么

　　加布里埃拉总是担心她的孩子们。大女儿安吉丽娜每次和同学们一块出去玩，加布里埃拉都会坐在家里一直担惊受怕，直到女儿回家。她总是忍不住想象，女儿被车撞啦，被人贩子拐走啦，做了错误的决定啦，跟陌生人说话啦，或者被犯罪分子袭击了之类的。加布里埃拉总是担心得晚上睡不着觉，白天心烦意乱。

　　加布里埃拉把她的担心写进"如果……那么（就）……"句式里，找出了一些潜在假设：

　　　　如果我一直担心，那么我就可以预期到可能的危险，从而保护我的孩子。
　　　　如果我不担心，那么我的孩子就更容易受到伤害。
　　　　如果我不担心，那么我就不是一个好妈妈。

从这些假设来看，担心似乎不是一件坏事。可是持续的担心让加布里埃拉总是处在焦虑的情绪当中。她想知道，她有没有可能既保护好自己的孩子，做一个好妈妈，同时又不用付出这么大的情绪代价。比如，她发现她妹妹就是一个很好的妈妈，而且不总是焦虑。她跟妹妹谈过这事，妹妹说："我担心的事从来没有发生过，而发生过的坏事，都是我从来没想到的。不过一旦有坏事发生，我就得能够立刻着手解决。所以我只去锻炼自己兵来将挡的能力，尽量不在事前过分担心。"

和妹妹讨论之后，加布里埃拉打算做这样一个行为实验，她要试着做一些与担心相反的行为，看看自己的担心对保护孩子或者成为一个好妈妈是不是必需的。她觉得，与担心相反的行为大概就是些能让她精神放松的行为。或者更进一步，如果有什么行为能让她感到愉快或者有意义，那就更是与担心完全相反的了。接下来的那个周末，女儿又出去玩了，她决定在家做点有意思的事，她希望把自己过剩的精力消耗掉，这样就无暇去担心女儿了。她告诉家里更小的几个孩子，今晚会邀请一些邻居过来，大家一块过一个"游戏之夜"。加布里埃拉放起音乐，准备了零食，营造了一个良好的派对氛围。

为了最大限度地做好行为实验，加布里埃拉认真填写了检验潜在假设的实验表。在图 11.4 中可以看到，她的预测是："如果我不担心，安吉丽娜就会出事。再说，不管出不出事，如果我不担心女儿，我就会觉得自己是个糟糕的妈妈。"加布里埃拉知道，在实验过程中，她很可能会控制不住自己的担心。于是她将应对担心思维的方法也写在了工作表里，只要她发现自己开始担心安吉丽娜了，就努力将注意力拉回到正在进行的游戏上，关注更小的几个孩子，和他们好好玩。

加布里埃拉成功地减少了她的担心，度过了一个愉快的游戏之夜。潜在假设的预期并没有实现，虽然她整晚都没怎么担心，女儿却仍旧平平安安，没有发生任何危险。她还为自己能够不焦虑地享受整个愉快夜晚而感到骄傲，并没有因此觉得自己是个坏妈妈。她总结说，每时每刻都担心在外的孩子，并不是好家长必须做的。她觉得，自己能够在每个孩子需要的时候都给予支持，能够陪年龄更小的孩子共度愉快时光，这都表明她是个好母亲。她还意识到，这些年里，她一直在教给孩子们如何在独处时为自己负责。她开始形成一条新的潜在假设："我不需要一直为孩子们担心，也依旧是个好妈妈。如果我能够教给孩子们如何独立自主做选择，如何保护自己的安全，那也是一个好妈妈的职责所在。"

待检验的假设		如果我不担心，那么安吉丽娜就会出事。 如果我不担心，那么我就不是一个好妈妈。			
实验	预测	可能的困难	克服困难的策略	实验结果	这次实验让我学到了什么
安吉丽娜和朋友出去的时候，我不会再担心她了，我要跟其余的几个孩子和邻居一块开派对，过游戏之夜。	如果我不担心，安吉丽娜就会出事。再说，不管出不出事，如果我不担心女儿，我就会觉得自己是个糟糕的妈妈。	就算我人在家里开派对，心里还是会担心安吉丽娜。	如果我开始担心了，就努力把注意力拉回到游戏上。如果我关注几个更小的孩子，跟他们开心地玩耍，我应该就更能够把心思放在派对上。	跟平时相比，这次我的担心少多了。当我的脑海中出现什么令我担心的画面时，我能够很快地将注意力拉回到游戏上。安吉丽娜回家之后，告诉我她玩得特别开心。没发生任何不好的事情。我没觉得自己是个坏妈妈，反而为自己感到骄傲。	我不去担心，也没让孩子们更容易受伤害。我不需要时时刻刻为孩子们担心，也依旧是个好妈妈。如果真有什么事情发生，我的担心也保护不了她。只要安吉丽娜需要我，我就在家里，随时可以帮助她。而且我教过她怎么做正确的选择，怎么保护自己的安全。她出去玩的时候，我在家里放松一下是没问题的。
符合实验结果的替代假设		我不需要一直为孩子们担心，也依旧是个好妈妈。如果我能够教给孩子们如何独立自主做选择，如何保护自己的安全，那也是一个好妈妈的职责所在。			

图 11.4 加布里埃拉的检验潜在假设的实验表

练习：设计检验你潜在假设的行为实验

在本章前面的内容中，你已经识别出了一系列指导你行为的潜在假设。请从中选出一条你希望检验的潜在假设。考虑一下，设计什么样的行为实验可以更好地帮助你检验这条假设。

1. "那么"是不是总在"如果"之后发生。
2. 观察他人，看看你的"如果……那么（就）……"规则是否也适用于他人。
3. 做出相反的行为，看看会发生什么。

当然，你也可以设计其他类型的行为实验。比如，你可以不用去观察别人，而是直接问问你的亲朋好友，他们是不是遵循你的"如果……那么（就）……"规则。

无论是观察还是实际操作，行为实验的要点就是，你要去检验你潜在假设所预测的内容到底是不是真的。为了让结果更可靠，每个行为实验你最好能重复做三次以上，再去总结结论。所以，你设计的实验最好不要太难，以能在日常生活中轻易做到为宜。

工作表 11.2 是空白的实验表，它的副本可以在附录中找到。请你复制三份，在每份的最上面都写下你待检验的潜在假设。在表格的第一栏，请详细写出一个你要做的行为实验。三份副本可以是重复做一个相同的实验，也可以是不同的实验。在表格的第二栏，请根据潜在假设写出你预测会发生的结果。然后，找出可能干扰你行为实验的困难，并想出应对的办法。

填完前四栏之后，你就可以开始进行实验了。请你尽可能详细地写出实验过程中发生了什么，这样，你就可以把实验结果和你之前的预测作比对。在填写"实验结果"栏时，请回答以下问题：

- 发生了什么（和你的预测相比）？
- 这个结果和你的预测一致吗？

- 有没有发生什么意想不到的事?
- 如果事情的走向和你预想的不一致,你应对得怎么样?

每做完一次实验,就在最后一栏写下你从中学到了什么。

工作表11.2   检验潜在假设的实验表

待检验的假设					
实验	预测	可能的困难	克服困难的策略	实验结果	这次实验让我学到了什么
				发生了什么(和你的预测相比)? 这个结果和你的预测一致吗? 有没有发生什么意想不到的事? 如果事情的走向和你预想的不一致,你应对得怎么样?	
符合实验结果的替代假设					

在第9章,我们学习了如何通过收集和检视证据来为原始的强烈思维发展替代思维。同样的,做完行为实验,你也可以看看能不能为原始假设找出更符合实

验结果的替代假设。比如，迈克的行为实验是和售货员聊天（图 11.2），实验完成后，他写了一条替代假设："如果我和别人交谈，有时候他们会很感兴趣，看起来他们并不会对我评头论足。"克劳迪娅在行为实验中观察了其他服务员（图 11.3）之后，总结出："一件事即便不完美，还是可能有价值的。就算我犯个错误，也不意味着我整个人都失败了。"加布里埃拉在行为实验后同样得出了替代假设（图 11.4）："我不需要一直为孩子们担心，也依旧是个好妈妈。如果我能够教给孩子们如何独立自主做选择，如何保护自己的安全，那也是一个好妈妈的职责所在。"

当你做完行为实验之后，就可以看看实验结果是否支持你的潜在假设。看看你自己填写的那几份工作表 11.2。如果你的预测并未总是成真，就请根据实验结果写出一条更符合实际的替代假设。你可以把替代假设写在工作表 11.2 的最下方。

原始的潜在假设通常是习得的，可能是来自于家庭、社区，也可能是来自于我们所成长的文化背景。我们通常意识不到自己有这些潜在假设，一旦发现别人不一定和我们持有相同的潜在假设时，我们经常会大吃一惊。

潜在假设不一定能帮我们适应各种环境，有时候会失灵，有时候甚至会阻碍我们的积极变化。不过，既然潜在假设是习得的，我们就可以通过一定的方式学习到新的假设。识别潜在假设和做行为实验检验，就是帮我们发现新假设的重要方法。这些方法可以让我们发生有意义的变化，并获得更大的快乐。为了检验自己各种各样的潜在假设，有些人会花费数月。你可能没必要一口气把自己所有的潜在假设都检验一遍，无论何时当你发现你持有某条潜在假设时，只要随时回来重读这一章的内容，做出检验即可。

情绪检测

在进入下一章之前，请再次测量你的情绪，并将分数记录在相关的图表上。

● 抑郁 / 不开心：理智胜过情感抑郁量表

工作表 13.1，工作表 13.2

● 焦虑 / 紧张：理智胜过情感焦虑量表

工作表 14.1，工作表 14.2

● 其他情绪 / 快乐：自我情绪测量追踪

工作表 15.1，工作表 15.2

第11章 总 结

➢ 潜在假设是一种以"如果……那么（就）……"形式存在的信念。同自动化思维相比，潜在假设在更深的层面上指导着我们的行为和情绪反应。

➢ 和自动化思维一样，潜在假设也可以被识别、被检验。

➢ 你可以用造句的方法来识别潜在假设。把能激发你强烈情绪的行为或情境放在"如果"后面，再接一个"那么（就）"，然后用你的想法补充"那么（就）"后面的内容。造出的完整句子就是你的潜在假设。

➢ 你可以用行为实验来检验潜在假设。

➢ 行为实验有很多种形式，比如，做"如果"后面的部分，看看"那么"是否发生；观察他人，看看你的规则是否也适用于他们；做出相反的行为，看看会发生什么，等等。

➢ 为了更公正地检验现有的潜在假设，也为了更好地发展新的替代假设，你需要重复进行行为实验，而不是只做一次。

➢ 发展新的潜在假设可以让你发生有意义的变化，并获得更大的快乐。

12
核心信念

如果用一个比喻来形容，自动化思维就好比花园中的花朵和杂草。思维记录表（第6章至第9章）、行动计划表和接纳（第10章）等都是好用的工具，它们能帮助你割去地面上的杂草，为花朵腾出地方。通过不断练习，这些工具能够让你获益终生。无论何时，只要你发现花园里杂草太多了，你都知道该如何去除它们。对于许多人来说，第1章至第10章所学的内容足以让他们有效地应对生活中的种种问题。

而对于另一些人来说，即便使用了上述的工具，花园里的杂草依然多于花朵。有时他们甚至会发现，好容易割掉了一株杂草，原地却又长出了两株杂草。在第11章，你学习了如何识别潜在假设，并用行为实验检验它们。发现不正确的潜在假设并改正它们，这就像将杂草连根拔起。当你把新的假设种在花园里时，它们就会滋养其他的花朵。一般来讲，要真正相信新的假设，需要花费数周甚至数月的时间。所以，反复阅读第11章并按要求做行为实验，对于强化新假设至关重要。

许多人在充分理解了本书前面的章节（第1章至第11章）和有关情绪的章节（第13章至第15章）之后，使用了这些章节所介绍的技巧，会发现自己的情绪有了显著提升，也让自己的生活更有意义。当然，这都需要花时间反复地练习。一旦你肯花时间，获得的奖赏是非常巨大的，替代思维和假设会成为你新的自动化反应，结果就是，你会在生活的多方面看到良好的效果。不仅是情绪的提升，还有人际关系的融洽，甚至是全身心的自我认可。如果你已经获得了这样的效果，那么本章对于你来说可以作为选读内容。但我还是建议你看看本章后半截讲"感恩"和"善行"的部分，因为那还是挺有意思的，并且那部分会教你一些促进积极情绪的方法。

不过，如果你已经花了足量的时间来练习思维记录表（第 6 章至第 9 章），行动计划表、接纳（第 10 章），以及行为实验（第 11 章），并已经熟练掌握它们的使用方式，却仍然在痛苦情绪中挣扎，那么，你可能需要继续探索一种更深入的解决方式，即识别和处理你的"核心信念"。

我们已经提到了三种不同水平的思维：自动化思维、潜在假设、核心信念。下图展示了三种思维之间的关系。第 6 章至第 9 章所讲的自动化思维，是最容易识别的。自动化思维就像是长在地表部分的花朵和杂草，它们的根是地表之下的潜在假设和核心信念。你可能已经注意到，下图中的箭头都是双向的。这是因为，每种水平的思维都和其他两种紧密相连。因此，无论你处理任何一种水平的思维，其他两种都会跟着受影响。这就是为什么先处理比较浅层的思维（自动化思维和潜在假设）也是很有意义的。对于许多人来讲，只要改变了上面两个水平的思维，核心信念自己就会有所改变，情绪也就可以发生持久的积极变化。

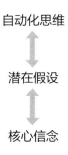

自动化思维一般可以被描述为自动闯入你脑海中的语言或画面。潜在假设则没有这么明显，但你可以通过用"如果……那么（就）……"造句的方法来获得潜在假设，第 11 章讲过这个方法，把引发你强烈情绪的行为或情境放在"如果"

后面，再根据你自己的想法完成"那么（就）"后面的部分即可。

核心信念是你对自我、他人、世界的基本观点，这些观点一般是以"全或无"的形态存在的。玛丽莎关于自我的核心信念包括"我是毫无价值的"、"我是不可爱的"和"我是无能的"。她关于他人的核心信念包括"他人都是危险的"、"别人会伤害你"和"人都是刻薄的"。关于世界，她坚信"世界充满了无法解决的困难"。以上这些信念都是"全或无"的，没有任何附加条件。玛丽莎不会去想："我有时是没有价值的。"她想的是："我毫无价值（绝对化）。"

每个人都会同时存在积极和消极的核心信念，这很正常。当生活事件让我们体验到强烈的积极或消极情绪时，自然而然就会激发相应的核心信念。当我们自我感觉良好时，就会激发积极的核心信念（"我很聪明"）。当我们情绪低落时，就会激发消极的核心信念（"我很愚蠢"）。核心信念一旦被激发，就会影响我们看待事物的方式，导致我们产生相关的（积极的或消极的）自动化思维和假设。比如，处在积极情绪中的我们如果犯了个错误，就可能会想："就算我犯错了，我也有办法补救，因为我很聪明。"可同样的错误，如果发生在我们心情糟糕的时候，我们可能就会想："如果我犯了错误，会显得我多蠢啊！"

一般来讲，我们会先处理自动化思维和潜在假设，因为这两种水平的思维改变起来比较快，而且确实对提升情绪有效。这就是为什么我们要先采用思维记录表、行动计划表、接纳和行为实验等技术来提升情绪。如果你发现，在自动化思维和潜在假设的水平上做出的改变，已经无法达到你期待的情绪变化效果，这就说明，你的积极核心信念可能比消极核心信念弱很多，就需要强化积极核心信念。

你已经学过如何识别和评估自动化思维（第 6 章至第 9 章）和潜在假设（第 11 章），同样，核心信念也可以被识别和评估。如果你大部分时间激活的都是消极的核心信念，那么你就需要识别和强化积极的核心信念。如果你能让积极的核心信念更活跃，那么你就会感觉更愉悦，并能享受更有价值的生活。比如，当玛丽莎把自己看作不可爱的（消极核心信念）时，就不会给别人了解她的机会。她会采用一种退缩和保护的姿态来生活。可当她发展出新的积极核心信念"我是可爱的"时，她就会有接近他人的意愿。抱持着新的核心信念，玛丽莎会变得越来越放松，和他人的互动也越来越积极。

核心信念是如何形成的呢？一般来讲，我们的核心信念自儿童时期就开始形成了。我们最早会从家庭成员或者周围人的身上学习到关于自身和世界的看法。比如，他们会教给我们"天空是蓝的"，"这是小狗"，"你毫无价值"，等等。我们接收到的许多信息是对的（"天空是蓝的"，"这是小狗"），这使得我们会去相信别人告诉我们的所有事情，甚至包括那些错误的信息（"你毫无价值"）。

儿童习惯于根据自己的生活经验总结出结论。许多孩子并没有听到别人直接告诉自己"你毫无价值"，但他们会观察。他们可能发现，家里大一点的孩子更受宠爱，男孩比女孩显得更重要，运动健儿比书呆子更受欢迎，等等。这些经验可能让他们产生这样的感觉："我不如［年龄大的孩子／男孩子／健壮的孩子］好。"慢慢地，这些感觉就会变成"我不好"、"我有问题"、"我是个失败者"这样的思维储存在大脑中。

核心信念不都是关于自我的。基于经验，孩子们还获得了一些别的核心信念（比如："狗会咬人"，"狗都是不友好的"）来指导他们的行为（他们学会了不要去招惹陌生的狗）。他们还会从他人身上学到一些经验法则（比如："男孩长大了就不会哭"，"炉子很烫"）。

孩子们发展出来的法则和信念不一定都是准确真实的（比如，年龄多大的男孩或者男人都会哭），但是年龄幼小的儿童心智还不成熟，不能从更灵活的角度去看待问题。对于他们来说，规则就是死的，是不可变通的。比如，一个三岁的小女孩坚信"打人是不对的"，结果哥哥吃饭呛着了，小女孩看到妈妈使劲拍打哥哥的后背，就感到非常愤怒。年纪大一些的孩子则能分辨，以伤害为目的的打人和以帮助为目的的拍打是不同的。

随着年龄的增长，我们在生活中大都可以发展出更灵活的法则和信念。我们学会了可以去接近那些摇尾巴的狗，远离那些闷声低吼的狗。我们还学会了同样的行为可能是好的也可能是坏的，那取决于所处的环境。可是，总有一些自童年就有的信念，会一直保持着绝对化的形态，甚至伴随着我们走入成年。

绝对化信念如果是由创伤性情境造成的，就很容易一直保持不变。如果我们的早期经验持续反复地强化某些绝对化信念，那么即便我们已经长大成人，可能也还是会坚信这些信念是真的。比如，玛丽莎童年时就曾饱受虐待，她据此得出结论：她是不好的，别人都是危险的。年幼的孩子有这样一种特征，他们会倾向于认为发生的所有事情都是他们的责任。因此，许多孩子都会觉得，被虐待是他们的错，家长虐待他们是因为他们不够好。尽管没有哪一个孩子活该被虐待。不幸的是，这些信念可以持续到成年，特别是，如果没有其他明显的经验表明，事情原本不该是这个样子的，那么糟糕的信念可能会贯穿这些孩子的一生。玛丽莎长大后，在两任丈夫那里都遭受过家庭暴力，这更强化了她童年的消极核心信念。

维克从小和哥哥道格一起长大。道格是学校的明星运动健将，还是个成绩全A的优等生。无论维克多努力地学习和锻炼，他都比不上道格。尽管维克也有自己擅长的领域，也取得过成功，可他的成长道路始终伴随着一个核心信念，即他是无能的。这个信念对维克来讲似乎是真的，因为在他的理解里，一件事情如果没有做到最好（比如：比道格的成绩好），那就不值一提。当维克听到家长、老师、教练满怀骄傲地拼命夸奖道格时，这种信念就得到了支持。

在生命之初，核心信念能够帮助我们认识世界，可是，在成年后，我们几乎从来不会想到要去评估一下这些核心信念是否仍旧是准确的或有帮助的。作为成年人，我们仍旧身体力行地遵循自己的核心信念，仿佛它们是 100% 正确的。这是可以理解的，毕竟，许多核心信念在儿童期确实是正确的，甚至帮助我们度过了儿童期的某些危机。比如，假如我们和玛丽莎一样，成长在一个充满暴力与酗酒的家庭，那么对他人保持警戒，时刻防备着危险发生，就是非常有必要的。可是，这样的信念虽然帮助了玛丽莎在虐待关系中保护自己，但也妨碍她走进亲密、信任的关系。面对那些不会伤害她的人，玛丽莎不知道该怎么与之相处。抱持着"人都是危险的"这样的核心信念，玛丽莎总是会把别人的正常行为解释为对她的敌意和攻击。

如果能够帮助玛丽莎发展出新的积极核心信念（比如，大部分的人是友善的），那将对她产生巨大的帮助。积极核心信念可以提升玛丽莎的心理灵活性，让她在不同情境与人相处的时候可以做出更适合、更准确的反应（有时"人是危险的"，有时"人是友好的"）。如果同时持有两种类型的核心信念（积极的和消极的），生活对我们来说就是一种连续的体验：从非常消极到中性，再到非常积极。可如果我们只怀着消极的核心信念，就会像是通过一个消极又死板的透镜看问题，那么任何一件事情在某种程度上都会是消极的。

识别核心信念：箭头向下技术

有一种识别核心信念的方法叫做"箭头向下技术"。在第 7 章，你学到了一些挖掘事物意义的提问方法（如"这对我来说意味着什么"），用以识别自动化思维。一旦你能识别出自动化思维，你就可以继续问自己相同或相似的问题，来识别核心信念。比如，你可以沿着你找出的任何一条自动化思维继续向下提问："如果这是真的，对我来说意味着什么？"

有时候，反复问自己"如果这是真的，对我来说意味着什么？"就可以让深埋在特定自动化思维之下的核心信念渐渐显露出来。

举个例子，假如玛丽莎有这么一条自动化思维"我觉得马萨不喜欢我"，并且该思维导致了玛丽莎情绪抑郁，那她就可以通过箭头向下技术来挖掘自己的核心信念，具体操作过程如下。

我觉得马萨不喜欢我。
（如果这是真的，对我来说意味着什么？）

只要我和别人关系走近一些，他们最后都会不喜欢我。
（如果这是真的，对我来说意味着什么？）

我永远都不会有真正亲密的关系。
（如果这是真的，对我来说意味着什么？）

我是不可爱的。

在这个箭头向下技术的例子里，自动化思维（"我觉得马萨不喜欢我"）是关于一个特定情境的。玛丽莎识别出了与她抑郁情绪相关的核心信念（"我是不可爱的"），可以看到，这是一个绝对化的陈述，玛丽莎相信，在她生活的方方面面，这条陈述都是对的。

以上的处理过程展示了如何识别有关自己的核心信念。我们还有许多关于他人和世界的核心信念。要用箭头向下技术识别这些信念，只需把问题稍微改动一下即可。

比如，识别关于他人的信念，可以这样问问题：

"如果这是真的，这说明别人怎么样？"

识别关于世界的假设或核心信念，可以这样问问题：

"如果这是真的，说明这个世界是什么样？如果这是真的，说明这个世界怎么了？"

下面举例说明如何使用箭头向下技术来识别有关他人和世界的核心信念。

情境： 维克和同事们接到了新的销售任务。

维克的自动化思维： 除了我，别人都能完成销售任务。

箭头向下：
（这说明别人怎么样？）

⬇

他们完成工作比我更容易。
（如果这是真的，这说明别人怎么样？）

⬇

别人比我能力强。

情境： 上司叫玛丽莎过来谈谈她目前的工作。

玛丽莎的自动化思维： 我又犯错了，他要开除我了。

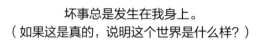

箭头向下：
（这说明这个世界怎么了？）

坏事总是发生在我身上。
（如果这是真的，说明这个世界是什么样？）

这个世界很严酷，充满了惩罚。
（如果这是真的，说明这个世界是什么样？）

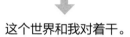

这个世界和我对着干。

有时候，只要把核心信念识别出来，你就足以理解当下的生活困境了。不过，只明确了有关自己的核心信念还不够，因为那不是事情的全部。明确了有关他人和世界的核心信念，你就可以对当前的痛苦有更全面的理解。比如，如果维克意识到，其他同事同样可能完不成销售任务，他就不会对自己可能面临的失败感到那么焦虑了。如果把别人看得比自己能力更强，就会增大他的痛苦，让他对自己的能力更加怀疑。

玛丽莎的核心信念"这个世界很严酷，充满了惩罚"和"这个世界和我对着干"，显然增强了她的绝望和无助。她很难做到始终如一地积极努力，因为她相信，无论她多努力，这个冷酷的世界最终都会把她打倒在地，万劫不复。事实上，对世界抱持着如此观念的玛丽莎，还能坚持工作、努力生活，已经是非常有勇气的了。

许多人有过创伤性的经历，他们可能目睹惨剧或历经灾难，可能因经济困窘缺吃少喝，可能在混乱无序的环境中艰难成长，可能被歧视和不公长期伤害，还可能在虐待与惩罚中饱受摧残。对于这些人来说，形成消极信念是完全可以理解的。孩子是脆弱的，有过类似经历的孩子很容易对世界形成消极的核心信念。不过，如果负性体验特别强烈，任何年龄的人都有可能形成新的消极核心信念。

类似的，有关他人的消极核心信念是在与人的互动中形成的，这些互动往往是创伤性的或持续消极的。想想维克的例子，有时候，我们不需要通过直接经验，只需要观察其他更成功的兄弟姐妹，就足以形成有关他人的信念，并引发痛苦情绪。维克关于他人的核心信念是积极的（"他们都很有能力"），与之相关的却是关于自己的消极核心信念（"我是无能的"），了解了这些信念就能解释维克为什么总是那么焦虑了。

需要注意的是，同时拥有积极和消极的核心信念是健康的。只有当消极核心信念越来越固化，让我们丧失掉心理灵活性，完全无法从积极的角度看待自己、他人和世界时，消极核心信念才成为问题。其实，如果积极核心信念让我们失去了从负面角度看事物的灵活性，也同样是个麻烦。比如，如果有人想利用你，你能识别对方的不良用心，对你显然是有好处的。类似的，你得知道有些狗确实会咬你。

下面的几个练习（工作表 12.1、12.2、12.3、12.4）可以帮助你发现自己的核心信念。请结合你正在利用本书处理的困境，看看能不能挖掘出有关自我、他人和世界这三种类型的核心信念。如果你实在找不出某一类核心信念，可能说明你遇到的困境不涉及这一类型的核心信念。工作表 12.1 是识别核心信念的简单版本。工作表 12.2、12.3、12.4 是具体针对某一类型核心信念使用箭头向下技术的版本。你可以根据自己的情况，看看哪个版本（简单版本或箭头向下版本）能让你更容易地识别出自己的核心信念。

练习：识别核心信念

回想一个最近引发你强烈情绪的情境。请尽可能生动地回想，就好像你现在正重新经历了一遍。当你回想此情境并激发了强烈情绪的时候，你是怎么看待自己 / 他人 / 世界的？

工作表 12.1　识别核心信念

1. 我是＿＿＿＿＿＿＿＿＿＿＿＿＿＿＿＿＿＿＿＿＿＿＿＿＿＿＿＿

＿＿＿＿＿＿＿＿＿＿＿＿＿＿＿＿＿＿＿＿＿＿＿＿＿＿＿＿＿＿

2. 别人是＿＿＿＿＿＿＿＿＿＿＿＿＿＿＿＿＿＿＿＿＿＿＿＿＿＿＿

＿＿＿＿＿＿＿＿＿＿＿＿＿＿＿＿＿＿＿＿＿＿＿＿＿＿＿＿＿＿

3. 世界是 _____

_____

练习：识别关于自我的核心信念

再想一个最近引发你强烈情绪的情境。用这个情境完成工作表 12.2。你需要反复问自己："如果这是真的，对我来说意味着什么？"你可能问一到两次就找到了核心信念，也可能需要一直问下去，问得比工作表上印出来的次数还要多。直到你写出一个有关自己的全或无的、绝对化的陈述时，才算完成了这个练习。

工作表 12.2　箭头向下技术：识别关于自我的核心信念

情境（与强烈情绪相关）

_____

这对我来说意味着什么？

_____

如果这是真的，对我来说意味着什么？

_____

如果这是真的，对我来说意味着什么？

_____

如果这是真的，对我来说意味着什么？

_____

练习：识别关于他人的核心信念

在工作表 12.3 中，你可以使用和工作表 12.2 一样的情境，也可以再想一个最近与他人相关的引发你强烈情绪的情境。你需要反复问自己："如果这是真的，这说明别人怎么样？"你可能问一到两次就找到了核心信念，也可能需要一直问下去，问得比工作表上印出来的次数还要多。直到你写出一个有关他人的全或无的、绝对化的陈述时，才算完成了这个练习。

工作表12.3　箭头向下技术：识别关于他人的核心信念

情境（与强烈情绪相关）

_____

这说明别人怎么样？

_____

如果这是真的，这说明别人怎么样？

_____

如果这是真的，这说明别人怎么样？

_____

如果这是真的，这说明别人怎么样？

_____

> **练习：识别关于世界（或生活）的核心信念**
>
> 　　在工作表 12.4 中，你可以使用和工作表 12.2 或工作表 12.3 一样的情境，也可以再想一个最近引发你强烈情绪的情境。你需要反复问自己："如果这是真的，说明这个世界是什么样？"你可能问一到两次就找到了核心信念，也可能需要一直问下去，问得比工作表上印出来的次数还要多。直到你写出一个有关世界的全或无的、绝对化的陈述时，才算完成了这个练习。如果你对提问的这个问题感到困惑，也可以换成："如果这是真的，对我的生活来说意味着什么？"

工作表 12.4　箭头向下技术：识别关于世界（或生活）的核心信念

情境（与强烈情绪相关）

_____

说明这个世界是什么样？（对我的生活来说意味着什么？）

_____

如果这是真的，说明这个世界是什么样？（对我的生活来说意味着什么？）

_____

如果这是真的，说明这个世界是什么样？（对我的生活来说意味着什么？）

_____

如果这是真的，说明这个世界是什么样？（对我的生活来说意味着什么？）

_____

　　接下来的两个部分介绍了一些改变核心信念的方法，无论原始的核心信念如何让你感到生活痛苦、情绪低落，你都可以学着改变它们。对于玛丽莎来说，改变核心信念意味着学会改变看待世界的方式，她要看到，这个世界并不总是充满严酷和惩罚，有时候，世界也会顺她心意。一旦形成这样新的核心信念，玛丽莎就会更有勇气去寻找具有持续支持性的环境和人际关系。她还得学着利用这些支持去应对目前生活中糟糕的困境和关系。对于维克来说，改变核心信念意味着学会积极地看待自己，在不是"最好的"的时候也能感到自己是有价值的。维克还得学着不再极端地看待问题，要看到在"最好的"与"彻底失败"之间有中间地带，这对他大有裨益。

检验核心信念

前面我们学过，用思维记录表可以检验自动化思维。你可能会觉得，核心信念是类似的，也可以通过收集支持和不支持的证据来检验。然而事实并不是这样，思维记录表对于核心信念并不好用。这是因为，我们在看待事物时并不是完全客观的，而是戴着有色眼镜的，这个眼镜就是当前正处在激活状态的核心信念。这时，我们根本注意不到那些不支持核心信念的证据，即便注意到了也不会相信。

以玛丽莎为例，玛丽莎相信自己是不可爱的。当她想要检验这种观念时，实际上有很多相反的证据可供参考，比如，同事会邀请她一起午餐，会在她返回工作岗位时给予热情的欢迎，她的孩子们会表达对她的爱，她的朋友们对她非常敬佩，等等。这些都可以证明，她是可爱的。可她认为这些什么都说明不了。即便对方直接向她表达尊敬和喜爱，她也会将之解读为："他们只是觉得我可怜罢了。"或者："他们并不知道真实的我是什么样子。"当某种核心信念激活的时候，我们倾向于歪曲事实，以迎合这种信念。

所以，我们不必花精力去检验消极的核心信念，而可以这样做：（1）明确一些能够被我们认可的新的核心信念；（2）寻找证据支持或强化这些新的核心信念。这种做法可以给我们提供一种全新的看待生活的方式。当我们发现许多证据都能证明新的核心信念时，我们就会开始相信它们。我们不需要摆脱消极核心信念。只要新的核心信念和原有的消极核心信念同样强大，我们就获得了更灵活的思维能力。在不同的情境下，激活不同的核心信念，这让我们适应性更强，也让我们不至于在任何情况下都被消极的核心信念左右，曲解当下的情境。

明确新的核心信念

明确一个新的核心信念（"我是可爱的"），而非试图检验或改变消极核心信念（"我是不可爱的"），这样的做法是有好处的。这可以让你拥有一组相匹配的核心信念，使你灵活地思考和理解各种生活经验，从而获得更大的幸福感和满足感。如果总是只激活一种核心信念，就意味着我们总是只戴着同一种颜色的眼镜看世界。而如果有两个相平衡的核心信念，就会发生一件很有意思的事：我们的头脑会变得灵动，在不同的情境激活不同的核心信念，得以更自由地适应生活。当我们拥有彼此平衡的两种核心信念时，就会更理解生活的多样，接纳生活的多彩。就像玛丽莎，当同事冲她微笑时，她可以坦然接受，并认为这是一个挺好的事情，而不会让自己的核心信念（无论"我是可爱的"还是"我是不可爱的"）将这微笑的含义扭曲。她单纯地去享受这个良好的互动就够了。

明确新的核心信念不仅可以让我们拥有更灵活的思维视角，还使我们更容易记住那些积极的体验。如果没有积极核心信念，我们的认知就会像一个底部有小洞的容器。液体（积极体验）倒进去以后，可以在容器里待一会儿，让我们拥有了短暂的愉悦。可液体很快就会漏完，什么都没有留下。明确新的核心信念就好像是为这些积极体验铸造一个新的容器。一旦拥有了这个新容器，我们就可以捕捉、储存、记忆那些积极的体验，并长久地保持。这使我们得以获得真正的幸福。

比如，假设你总是处在消极核心信念（"我是不可爱的"）的激活之下，那么无论发生任何事，你都会依照这样的核心信念来理解当下的情境，并将经验储存在消极核心信念的容器里。就像玛丽莎，即便人们表现得很喜欢她，她还是会将这些经验扭曲（"他们只是觉得我可怜罢了"或者"他们并不知道真实的我是什么样子"），以迎合"我是不可爱的"这样的消极核心信念。由于她只通过消极核心信念的有色眼镜看世界，她就会把所有的经验都装在"我不可爱"的容器里。如果玛丽莎发展出一条新的核心信念"我是可爱的"，那么，她就可以选择依照哪种核心信念来理解当前的经验，并选择将这个经验储存在哪种容器里。随着时间的变化，玛丽莎将越来越多的体验储存在"我很可爱"的容器里，新的核心信念也就变得越来越强了。

有时候，新的核心信念和原始的核心信念是截然相反的。比如，玛丽莎就要从"我是不可爱的"彻底转换为"我是可爱的"。这种新的信念不是要她期待所有人都喜爱她，而是意味着她本身就是可爱的，她拥有许多美好的品质，无论别人喜不喜欢她，她都是可爱的。还有些时候，新的核心信念是将一种绝对化的信念转变为条件性的信念。比如，玛丽莎将原有的信念"别人会伤害我"转换为"尽管有的人具有伤害性，可大部分人还是善良友好的"。再有些时候，新的核心信念会要你从完全不同的角度来评估某些事情。比如，维克本来相信，他的成功和价值建立在凡事要做到最好之上。他现在的新信念是，无论他有什么样的表现，都是可以接受的。

有时候，新的核心信念包含一种接纳的视角。比如，你的原有信念可能是："别人都是不可靠的。"现在你可以转化为："别人如果不可靠，也没什么关系，我有能力解决当下的问题。"这个例子证明，关于自我的积极核心信念可以让你接受有关他人的消极核心信念。以上的各种例子表明，新的核心信念不一定非要把原有信念全都换成反义词（"不可爱"换成"可爱"）。新信念完全可以使用一个新词，就像玛丽莎把别人都是"伤害性的"换成了"善良友好"，维克把自己是"毫无价值的"换成了"可以接受的"。

> **练习：明确新的核心信念**
>
> 使用工作表 12.5 明确新的核心信念。

工作表 12.5　明确新的核心信念

检查你在工作表 12.1 到 12.4 中识别出来的消极核心信念。这里面有没有你生活中经常激活的消极信念？如果有，请在下面的横线上写出这条消极核心信念。

现在，对应着原有的消极信念，请找出一条新的核心信念。你觉得用什么词最能概括你新的核心信念？

　　　　消极核心信念　　　　　　　　　　新的核心信念

　　　　_____　　　_____

　　明确了新的核心信念之后，你就需要为之寻找证据支持。想让新的核心信念力量强到足以和现有的消极核心信念相抗衡，是需要花费一些时间的。下面的部分会教你如何去有意注意和主动创造新的生活体验，用以强化新的核心信念。

强化新的核心信念

> **练习：记录支持新信念的证据**
>
> 　　在工作表 12.6 的顶部写下你在工作表 12.5 中明确的新的核心信念。
>
> 　　在接下来的几周里，请你注意一下所有支持你新信念的事件和体验，无论这些事件和体验多么微小，请你把它们都写下来。在接下来的几个月里，请继续寻找支持你新信念的证据，并写下来。
>
> 　　请时刻提醒自己，你寻找到的证据可能会非常微小。比如，玛丽莎为新信念"我很可爱"寻找的证据就包括，别人冲她笑，别人邀请她一起聊天娱乐，别人接受她的邀请一起出去玩，别人夸奖她，等等。

工作表 12.6　核心信念记录表：记录支持新信念的证据

新的核心信念：_____

支持我新信念的证据或体验：

1. _____

2. _____

3. _____

4. _____

5. _____

6. ＿＿＿＿＿＿＿＿＿＿＿＿＿＿＿＿＿＿＿＿＿＿＿＿＿＿＿＿＿＿＿＿＿＿＿＿＿＿

7. ＿＿＿＿＿＿＿＿＿＿＿＿＿＿＿＿＿＿＿＿＿＿＿＿＿＿＿＿＿＿＿＿＿＿＿＿＿＿

8. ＿＿＿＿＿＿＿＿＿＿＿＿＿＿＿＿＿＿＿＿＿＿＿＿＿＿＿＿＿＿＿＿＿＿＿＿＿＿

9. ＿＿＿＿＿＿＿＿＿＿＿＿＿＿＿＿＿＿＿＿＿＿＿＿＿＿＿＿＿＿＿＿＿＿＿＿＿＿

10. ＿＿＿＿＿＿＿＿＿＿＿＿＿＿＿＿＿＿＿＿＿＿＿＿＿＿＿＿＿＿＿＿＿＿＿＿＿

11. ＿＿＿＿＿＿＿＿＿＿＿＿＿＿＿＿＿＿＿＿＿＿＿＿＿＿＿＿＿＿＿＿＿＿＿＿＿

12. ＿＿＿＿＿＿＿＿＿＿＿＿＿＿＿＿＿＿＿＿＿＿＿＿＿＿＿＿＿＿＿＿＿＿＿＿＿

13. ＿＿＿＿＿＿＿＿＿＿＿＿＿＿＿＿＿＿＿＿＿＿＿＿＿＿＿＿＿＿＿＿＿＿＿＿＿

14. ＿＿＿＿＿＿＿＿＿＿＿＿＿＿＿＿＿＿＿＿＿＿＿＿＿＿＿＿＿＿＿＿＿＿＿＿＿

15. ＿＿＿＿＿＿＿＿＿＿＿＿＿＿＿＿＿＿＿＿＿＿＿＿＿＿＿＿＿＿＿＿＿＿＿＿＿

16. ＿＿＿＿＿＿＿＿＿＿＿＿＿＿＿＿＿＿＿＿＿＿＿＿＿＿＿＿＿＿＿＿＿＿＿＿＿

17. ＿＿＿＿＿＿＿＿＿＿＿＿＿＿＿＿＿＿＿＿＿＿＿＿＿＿＿＿＿＿＿＿＿＿＿＿＿

18. ＿＿＿＿＿＿＿＿＿＿＿＿＿＿＿＿＿＿＿＿＿＿＿＿＿＿＿＿＿＿＿＿＿＿＿＿＿

19. ＿＿＿＿＿＿＿＿＿＿＿＿＿＿＿＿＿＿＿＿＿＿＿＿＿＿＿＿＿＿＿＿＿＿＿＿＿

20. ＿＿＿＿＿＿＿＿＿＿＿＿＿＿＿＿＿＿＿＿＿＿＿＿＿＿＿＿＿＿＿＿＿＿＿＿＿

21. ＿＿＿＿＿＿＿＿＿＿＿＿＿＿＿＿＿＿＿＿＿＿＿＿＿＿＿＿＿＿＿＿＿＿＿＿＿

22. ＿＿＿＿＿＿＿＿＿＿＿＿＿＿＿＿＿＿＿＿＿＿＿＿＿＿＿＿＿＿＿＿＿＿＿＿＿

23. ＿＿＿＿＿＿＿＿＿＿＿＿＿＿＿＿＿＿＿＿＿＿＿＿＿＿＿＿＿＿＿＿＿＿＿＿＿

24. ＿＿＿＿＿＿＿＿＿＿＿＿＿＿＿＿＿＿＿＿＿＿＿＿＿＿＿＿＿＿＿＿＿＿＿＿＿

25. ＿＿＿＿＿＿＿＿＿＿＿＿＿＿＿＿＿＿＿＿＿＿＿＿＿＿＿＿＿＿＿＿＿＿＿＿＿

小帮手 12.1 自问下面的问题，可以帮助你注意到生活中的微小事件：

- 你今天自己独处的时候，或者和别人在一起的时候，有没有做什么符合新信念的事情？
- 别人有没有做出了一些行为，在或大或小的程度上符合你的新信念？
- 你有没有一些每天都做的日常习惯符合你的新信念？
- 今天有没有发生什么积极的事，符合你的新信念？

> 无论这些符合新信念的体验有多么微小，都请把它们写下来。有时候你可能会觉得："这件事太小了，或者这件事太偶然了，说明不了什么问题。"那也要把这件事写下来。微小的体验是会逐渐累积的。而且你也要确保你没有忽略某些体验，或对某些体验的态度打了折扣。毕竟，你以前对于那些微小的消极事件就是很敏感的，所以，善于发现微小的积极事件对你来说同样重要。

为了追踪新信念的变化情况，你最好经常评估一下你对新信念的相信程度。你可以在下面这个标尺上进行评估，这和在第三章评估情绪的方法是类似的。比如，玛丽莎刚开始检查"我是可爱的"这个新信念的时候，她觉得这个完全不可信，所以她会做出如下图的评价：

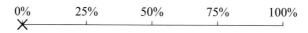

在她坚持填写核心信念记录表（工作表 12.6）十个星期之后，她重评了自己的新信念，如下图：

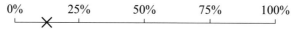

你可能觉得这个变化太小了，但这对玛丽莎来说至关重要。这是她生命中第一次真正感觉到自己是可爱的。就是这一点点的变化，让她开始能够体验到孩子们和朋友们对她的爱。整整一年里，她坚持记录各种大大小小的能够证明她可爱的信息，最后，她对新信念的相信程度达到了 70%。随着新信念的强度越来越大，玛丽莎得以发现越来越多的积极体验。其实这些体验原本就存在于她的生活当中，但以前她把这些都忽视了，或者对此加以贬低和扭曲。当她开始注意并欣赏这些积极的体验时，她就感受到了越来越多的幸福和快乐，也更享受与人相处的过程。

> **练习：持续评估你对新信念的相信程度**
>
> 　　在工作表 12.7 的第一行，写下你在工作表 12.6 中明确出来并进行强化的新的核心信念。然后，写上日期，并根据你此时此刻对新信念的相信程度在标尺的相应位置打个 ×。如果你一点也不相信你的新信念，那就在 0% 的位置打个 ×。如果你完全相信你的新信念，那就在 100% 的位置打个 ×。请你每隔几周就评估一下自己对新信念的相信程度，以检验强化新信念的进程。

工作表 12.7　评估我对新信念的相信程度

新的核心信念：_____

我对新信念相信程度的评分：

日期：

| 0% | 25% | 50% | 75% | 100% |

日期：

| 0% | 25% | 50% | 75% | 100% |

日期：

| 0% | 25% | 50% | 75% | 100% |

日期：

| 0% | 25% | 50% | 75% | 100% |

日期：

| 0% | 25% | 50% | 75% | 100% |

日期：

| 0% | 25% | 50% | 75% | 100% |

日期：

0%	25%	50%	75%	100%

随着你做工作表 12.6 和工作表 12.7 的时间越来越长，同时跟着做本章后面的其他练习，你的新信念会变得越来越可信。一般来讲，你可能要花费几个月的时间来相信自己的新信念，所以，如果你发现你对新信念的可信度提升非常缓慢，甚至僵持在一个水平很久没有变化，请千万不要灰心。支持你新信念的经验越多，你就会越有信心。抱持着新的核心信念，你会发现，生活的方方面面都可能开始变好。随着坚持的时间变长，你也会更容易看到那些积极的经验，这些经验都会显著地提升你的生活满意度和快乐程度。

你并不需要 100% 地相信新的核心信念。事实上，当标尺上的评分超过中点的时候，大部分人就已经感觉相当好了。所以，当你在工作表 12.7 上评分时，请一定为自己的任何一点成功和进步都鼓掌叫好。

小帮手 12.2　本章介绍了许多练习，用以帮助你构建新的核心信念，这样，你就可以获得更高的心理愉悦度和生活满意度。有关核心信念的工作表（工作表 12.5–12.9）都需要坚持数周甚至数月来收集强化新信念的证据，这一点和你在前面章节所使用过的工作表有所不同。请不要同时使用这些工作表，最好是先集中在一个工作表上一段时间，记录下你的收获，然后再使用下一个工作表。这里唯一的例外是工作表 12.6 和工作表 12.7，这两个表最好配合着一块使用。你大概会在本章的工作表上花费好几周时间，请一定记得每一两周检测一下你的情绪水平，以便于追踪你处理情绪的进度。

维克：用标尺评估行为的积极变化。

反复练习新的行为，或者坚持做出符合新信念的改变，有时可以让我们更快地接受新的核心信念。比如，维克就想要快一点相信他的新信念："不管我把事情做成什么样，都是可以接受的。"他注意到，每当他在一件事上"失败"了，或者没能把一件事做完美时，他就会觉得非常糟糕。维克觉得，他应当接纳自己在工作或家庭中的不完美表现。可是，他还不确定，到底该不该接纳自己总是向妻子朱迪发脾气这个事实，他该不该对此表示内疚呢？他知道自己的愤怒是一个大问题，频繁爆发的愤怒会摧毁他的自尊，也会摧毁他的婚姻，他也不想这样。他觉得，如果能对愤怒问题做出一些积极的改变，他就会更接纳自己。更重要的是，他很确定这种改变能够显著地提升他和朱迪的婚姻质量。

维克想要改变他在愤怒时的行为，这是他为自己设置的目标。他想要保持一定的自控，尽量不使用威胁性的语言或行为。他希望，自己即便在愤怒时也能和朱迪保持沟通，以一种尊重的态度谈论彼此之间的矛盾。这意味着，当朱迪和他意见不一致时，他可以尽量去听听朱迪在说什么，同时能够不带攻击性地表达自己的观点。由于维克是个完美主义者，所以他准备使用评价标尺来降低自己的完美主义倾向。比如，治疗师教给维克，在办公室或者在家的时候，可以在"愤怒控制"标尺上评估自己的愤怒控制程度。下面这个标尺展示了维克在与朱迪的一次谈话后，如何评价自己的愤怒控制程度。

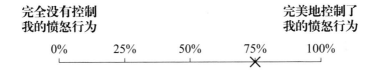

完全没有控制　　　　　　　　　　　　完美地控制了
我的愤怒行为　　　　　　　　　　　　我的愤怒行为

0%　　　25%　　　50%　　　75%　　100%

在与朱迪的这次谈话中，维克发怒了，他数次提高了音调，他甚至用拳头砸了一次桌子，但是他没有骂朱迪，没有离家出走，也没有做什么让朱迪感到害怕的事情。他坚持和朱迪谈论正在进行着的话题，中间实在受不了感觉要失控的时候，他停下来冷静了3分钟。

在学习使用评价标尺之前，维克可能会将这次的经验定义为"愤怒控制失败"，因为他并没有一直完美地控制住自己的情绪。如果把这次经历评价为"失败"，就会大大地打击维克控制愤怒的积极性，甚至可能增加他的无助感。评价标尺的使用，让维克转换了视角。他可以清楚地看到，他已经在75%的程度上成功地控住了愤怒，并不是0%，他没有"失败"。尽管他非常生气，但他没有爆发，没有逃避，也没有伤害朱迪。他听朱迪说话，也向朱迪表达了自己在意的重点。就算是在愤怒累积快到顶点的时候，他都能冷静3分钟后又回来继续谈话。这些理由都让他和朱迪觉得，虽然这次的愤怒控制并不完美，但他的努力很有价值。能认识到部分成功，就能让维克看到自己的进步，也让他对自己的所作所为感到非常自豪。

在标尺上给你的种种体验打分，会对你的生活有很大的帮助。如果你正在尝试做一些改变，或者如果你很容易在什么事情不完美时就觉得彻底失败了，你都可以使用标尺来给这些事情评分。看一看，当你关注一件事情积极的部分，而不是只盯着消极的部分时，你会有什么变化。

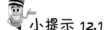

小提示 12.1　找出一些你倾向于做出"全或无"或者"成功或失败"这样绝对化判断的事情，用评价标尺给它们打分。你还可以用评价标尺来追踪你行为或情绪的变化进程。看一看，关注标尺上积极的部分会让你感觉如何。只要标尺上显示，你发生了任何一点进步，都请你不要吝惜对自己的赞赏。

练习：在标尺上评价行为，摒弃"全或无"的思想

在工作表12.8中，找出一个与你新的核心信念相关的行为。比如，你想要发展的新信念是"你很可爱"，你就可以给你的社交行为或者其他能体现你可爱的行为打分。如果你要发展的新信念是"我是个有价值的人"，那你就可以关注那些能体现你价值的行为。请选择那些你倾向于以"全或无"的方式评价的行为。使用下面的评价标尺时，请你描述出具体的情境，并写出你要评估的行为。看一看，使用评价标尺和使用"全或无"的理念，会不会让你有不同的感受。练习使用几个评价标尺之后，请你在工作表12.8的底部总结一下你的收获。比如，维克是这样写的："就算我只成功了一部分，也是可以接受的，毕竟我的大方向是对的。我不是完美的，接纳这一点就是我为提升自己所做出的努力。"

工作表12.8　在标尺上评价行为

情境：　　　　　　　　　　　　　　　我要评价的行为：

0%	25%	50%	75%	100%

情境：　　　　　　　　　　　　　　　我要评价的行为：

0%	25%	50%	75%	100%

情境：　　　　　　　　　　　　　　　我要评价的行为：

0%	25%	50%	75%	100%

情境：　　　　　　　　　　　　　　　我要评价的行为：

0%	25%	50%	75%	100%

情境：　　　　　　　　　　　　　　　我要评价的行为：

0%	25%	50%	75%	100%

情境：　　　　　　　　　　　　　　　我要评价的行为：

0%	25%	50%	75%	100%

总结：＿＿＿＿＿＿＿＿＿＿＿＿＿＿＿＿＿＿＿＿＿＿＿＿＿＿

＿＿＿＿＿＿＿＿＿＿＿＿＿＿＿＿＿＿＿＿＿＿＿＿＿＿＿＿＿＿

＿＿＿＿＿＿＿＿＿＿＿＿＿＿＿＿＿＿＿＿＿＿＿＿＿＿＿＿＿＿

＿＿＿＿＿＿＿＿＿＿＿＿＿＿＿＿＿＿＿＿＿＿＿＿＿＿＿＿＿＿

用行为实验强化核心信念

在第11章，你已经学习了如何用行为实验的方法来检验你的潜在假设。同样的，行为实验也可以用于强化你的核心信念。仅仅靠空想，我们是没办法相信新信念的。只有当我们去体验一系列与新信念相关的行为之后，我们对新信念的相信程度才会提升。就像维克，他亲身体验了控制情绪的行为之后，才相信自己有能力控制愤怒。

有位名叫卡拉的女士，总觉得自己是不重要的，内心无法接纳自己。卡拉觉得别人都比她重要，所以她总是把别人的需求放在自己之前，按照别人的想法做事。在关系中，她也总是避免冲突，因为她觉得如果发生冲突，别人就会生她的气。一旦和别人有冲突，她就会认为这是她的错，并且觉得天都塌了。当她开始学习本章的内容，并使用工作表做练习时，她决定给自己树立起三个新的核心信念："我的需求也很重要"，"在关系中，发生冲突是正常的，毕竟不同的人有不同的需求"，"如果我坚定自己的需求，并且忍受随之而来的不适感，那么从长期角度来看，我会感觉更好"。她打算每天都做几个行为实验：

1. "我要关注我自己，看看我想要什么，并且敢于说出来。"
2. "当我不同意别人的意见时，我要把自己的想法表达出来。我要忍住因坚持自我而带来的不适感，不要因害怕冲突就向别人妥协。"
3. "我要每天花一点时间给自己，去做那些对我来说重要的事。"

根据原有的和新的核心信念，卡拉分别预测了行为实验可能发生的结果。依照原有的核心信念预测，如果她做出行为实验中的事情，别人就会对她感到气愤，会批评她，那她就会感觉很糟糕。依照新的核心信念预测，虽然她会因坚持自己而产生短暂的不适和恐慌，但长期看来，她会对自己更满意。

卡拉格外在意亲朋好友对她做这些改变的看法，所以她打算先花几个星期与陌生人做这些行为实验。结果令卡拉很惊讶。她发现，当她向售货员、收银员或者其他陌生人表达了自己，清楚地说出她到底想要什么时，大部分人对她的言行举动没什么特别的反应。有的人甚至还很友好地表示："哦，我明白您的意思了。"

这个结果让卡拉很振奋，她决定将类似的行为实验应用于家人和朋友。和之前略有不同，在这些关系中，有时她得到了积极或中性的反馈，可有些人确实对她的坚持自我感到愤怒。卡拉坚持表达自己，她惊喜地发现，虽然刚开始的时候她确实感到很不舒服，可是坚持一会儿就好多了，有时候，甚至在冲突还在进行的时候，她就已经能感觉到舒服多了。她开始意识到，无论其他人的意见如何，表达自己的需求也是可以的。她还意识到，就算别人不同意她的意见，她也是被接纳的，表达需求这件事本身就是重要的。

通过反思行为实验，卡拉发现，家中的某些成员对她是有所期待的，他们认为卡拉就该妥协迁就他们的观点和喜好。如果她不再迁就，他们就会做出负面的反馈。因此，卡拉决定和这几个人聊一聊，把自己的意愿解释清楚，告诉他们她想要更直接地表达自己的意愿和需求。这需要时间，不过卡拉已经开始慢慢地改变自己在家庭中的角色了。随着卡拉更频繁地为自己发声，她发现，其他人也开始愿意彼此迁就，当意见相左的时候，其他人不仅会考虑自己的需求，也会考虑她的需求。

这种行为实验需要卡拉能够忍耐一定的不适感，特别是在刚开始的时候。卡拉很高兴地发现，这种不适感不会一直持续，随着她练习的次数增多，不适感也越来越小。别人开始关注她，在意她的需求，这极大地提升了她的自信。当别人对她的要求没有回应时，她也能意识到，观点不同不代表她不重要。她开始懂得，冲突也是关系的一部分，有冲突很正常，即便是彼此在意的两个人也会有需求不同的时候。

练习：用行为实验强化新的核心信念

学到这里，你可以开始做一些行为实验来强化你的新信念了。请按照下面的说明填写工作表 12.9。

1. 写出与你的新信念相关的 2 ~ 3 个新行为。这些新行为可能会让你感到紧张，会让你犹豫到底要不要做。如果是这样，那说明你应该是找对方向了。

2. 基于你原有的核心信念和新的核心信念，分别预测做出这些行为之后会发生什么。

3. 如果可以，先对陌生人（如售货员、路人等）做这些行为。陌生人不知道你原本的样子，所以不会对你的行为有所期待，这样你做起来会容易一些。

4. 当你对陌生人做了足够多的行为实验之后，你就可以试着将这些新行为做给你认识的人。你可以提前告诉亲朋好友你打算进行的行为实验，并向他们解释这些行为对你的重要性。

5. 写出行为实验的结果，以及你从中学到了什么，特别要注意那些与你的新信念所预测的结果相关的信息（见上面第2条）。你的新行为所造成的结果，是否支持你的新信念？哪怕只是部分支持？

工作表12.9 强化新信念的行为实验

写出你想要强化的核心信念：_____

假设你完全相信你的新信念，你就会去做某些行为，这些就是与新信念相关的行为，请写出 2 ~ 3 个这种行为。这些行为你现在可能不太愿意做，但它们有助于强化你的新信念：_____

_____

基于原有的核心信念和新的核心信念，请你分别对行为的结果做预测。

原有核心信念所做的预测：

_____

_____

新的核心信念所做的预测：

_____

_____

对陌生人做行为实验后的结果（写出你做了什么，对谁做的，最后发生了什么）：

对熟人做行为实验后的结果（写出你做了什么，对谁做的，最后发生了什么）：

我从中学到了什么（实验结果是否支持我的新信念？哪怕只是部分支持？）：

接下来我还可以做什么样的行为实验：

感恩

在本章的前半部分，你一直在学习如何明确和强化新的核心信念。你可能还记得前文说过，核心信念是成对出现的。当你既有积极信念也有消极信念时，你就会在特定的情境下激活不同的信念。你可能想知道，有没有什么办法可以影响你的思维，更多地激活积极的信念和情绪，尽量少激活消极的信念和情绪。这里，感恩就是一个好方法。

近来许多研究表明，感恩的态度可以引发更高的幸福感，提升多种情绪，甚至可以让身体更健康。感恩在多种领域都发挥了重要作用。感恩是人类的普世价值，具有跨文化和跨时间性。"感恩"是指一种在意的态度，是对自身的品质、对他人、对世界怀抱着感激。通过明确那些令人充满感激的、值得珍视的东西，我们更容易激活和强化积极的核心信念。因此，不断地练习感恩是提升情绪的好方法之一。感恩让我们能够捕捉到生活中的积极体验。把感恩的种子种在心田，我们便能够贴近本心，体会到更多积极的情绪。

关注那些令人欣赏的事物有助于我们将消极的视角转换成积极的视角。以露易莎为例，她正在和朋友一起吃饭。露易莎的饭菜有些凉了，而且也不太合她的口味。如果她只关注这些，就会产生负面的情绪。可是，如果她想一想，有人为她做饭，有人陪她吃饭，大家聊天聊得也很愉快，她为此表示感激，那么她就会体验到不错的情绪。

感恩并不意味着忽视那些消极的事物。露易莎可以让厨房帮她把饭再热一热，或者吃些别的东西。不过露易莎决定借此机会练习感恩，感恩意味着接纳消极的方面，越过消极面看向积极面，主动地去注意那些她最珍视的生命体验。

下面的工作表可以帮助你发展感恩的态度。有些人在做了这个练习之后，立刻就感受到了积极的变化，另一些人则可能需要花几个星期的时间才能看到效果。如果这个练习对你有帮助，你就可以借此养成感恩的习惯，在今后的生活中坚持不断地进行感恩的练习。

练习：感恩周记

在接下来的六个星期里，请你每周拿出五分钟的时间来关注一些让你觉得感激、感动的事物。这些事可能非常微小，比如你注意到你的手臂非常有力量，或者你觉得阳光很温暖；也可能大一些，比如你收到了孩子们对你的爱，或者你们选出了一个大家喜爱的领导。在工作表 12.10、12.11、12.12 中把这些事情写下来。鉴于这个练习你每周只做一次，建议你在日历上做个标记，或者用智能手机设个提醒，防止你忘了做。如果本书中的工作表提供的地方不够，你可以另附白纸来写，或者建一个电子文档。

下面列出几条露易莎写在感恩周记里的内容，作为例子：

我住在一个非常安全的社区。我感谢我的邻居们，他们都认识我，每次看到我都会和我挥手打招呼。我很喜欢看社区里的孩子们玩耍，我喜欢听他们的笑声。[**世界**]

我喜欢牵着我的狗散步。每次我给它解开链子让它跑出去的时候，它都特别兴奋。我累了一天以后回到家，发现它见到我特别高兴，我就觉得非常满足。它很喜欢和我一起偎依在沙发上，让我抚摸它。[**他人**]

我今天给邻居大爷帮了点忙。他想修剪院子里的树木，可是最高的那个他够不着。我特别愿意帮助别人，尤其享受那种不求回报的付出感。我真的特别喜欢做这些事。因为我的存在，大爷的情绪特别好，跟他一块修剪树木的时候我们聊得特别愉快。我真的很高兴。[**自我**]

工作表 12.10—工作表 12.12 是三种不同类型的周记表。它们帮助你思考与不同的核心信念相关的感恩事件。这三种核心信念的类型就是本章前面所讲过的：关于世界和生活的，关于他人的，关于自我的。留意那些你感恩的事情，回顾你已写下的事情，请记得每周都在这些工作表里添加上新的事情。

上面露易莎的例子显示，深入地少写几件事比草草地列出一长串事更有意义。所以，请你每周认真详细地写出几件事即可，就算只写一件也没问题。你不一定每周在三个工作表上都要写，这很正常。

记得，一定要坚持做这三个表（工作表 12.10、12.11、12.12）至少六周。六周后，请你回答工作表 12.13 中的问题。

工作表 12.10 感恩世界和我的生活

存在于世界上和我生活中的那些让我感恩和欣赏的事情：

1. _____

2. _____

3. _____

4. _____

5. _____

6. _____

7. _____

8. _____

9. _____

10. _____

11. _____

12. _____

13. _____

14. _____

15. _____

16. _____

17. _____

18. _____

19. _____

20. _____

工作表12.11 感恩他人

有关他人（家人、朋友、同事、宠物，等等）的那些让我感恩和欣赏的事情：

1. _____

2. _____

3. _____

4. _____

5. _____

6. _____

7. _____

8. _____

9. _____

10. _____

11. _____

12. _____

13. _____

14. _____

15. _____

16. _____

17. _____

18. _____

19. _____

20. _____

工作表 12.12 感恩自己

有关自我（品质、能力、价值、良好行为，等等）的那些让我感恩和欣赏的事情：

1. _____

2. _____

3. _____

4. _____

5. _____

6. _____

7. _____

8. _____

9. _____

10. _____

11. _____

12. _____

13. _____

14. _____

15. _____

16. _____

17. _____

18. _____

19. _____

20. _____

工作表 12.13　做感恩周记的收获

1. 坚持做感恩周记是否对我自己、他人或我的生活造成了一些改变？如果有，是什么？

2. 做感恩周记是否对我的情绪产生了一定的影响？

3. 回顾我所记录的内容，不管记得多还是少，我是否从中获益？

4. 随着时间的推移，我是不是更容易发现身边那些值得感恩的事情了？

5. 在上一周里，做感恩周记是如何影响我的感恩意识的？

6. 感恩练习对我的影响效果是否持久呢？

7. 坚持做感恩周记是否强化了我的新的核心信念呢？如果有，是怎么强化的？

8. 坚持做感恩练习对我是否有帮助？如果有，为什么？

　　如果你的感恩周记有效地帮助你提升了积极情绪，那你可以继续坚持再做六个星期。做周记的好处是，你可以随时翻阅和回顾那些让你感恩的瞬间，当你情绪低落的时候，看看这些有助于情绪变好。有些人不愿意动笔写，只是去想一想那些让他们感恩的事情。如果这样单纯想一想对你能有帮助，也是可以的。

对他人表达感恩

　　大部分人都会发现，坚持做感恩周记会对他们的生活大有裨益。觉察生活中值得感恩的事情，是让我们生活变幸福的重要步骤。有时，向别人表达我们的感恩之情，能够将这种幸福感进一步扩大。向别人表达感恩有这样几个好处。第一，表达感恩需要我们花更多的时间关注值得感恩的事件，这无形中将感恩的瞬间延长了。第二，当我们和别人聊到感恩的感觉，别人也会和我们聊他们觉得感恩的事情。这是一种非常积极的谈话，可以互相促进，有效提升情绪。第三，直接对别人的付出表示感谢，或者感谢他们出现在我们的生命里，这都会深化我们的感恩体验，并提升与他人的关系质量。拥有更多积极的人际关系也是幸福的一部分。总体来说，表达感恩有助于我们保持积极的心态和思维。

> ### 练习：对他人表达感恩
>
> 　　如果你每周还在继续你的感恩周记，请你看一看，有哪些事情值得你向他人表达感恩之情。向他人表达感恩可以有两种形式。第一种，你可以跟别人（哪怕是陌生人）聊一聊这个世界上或你的生活中（工作表 12.10）让你想要感恩的事情。比如："别的地方的人们正在经历暴风雨，可是咱们却能在这享受阳光，我觉得好幸运！"第二种，你可以看看你感恩他人的那张工作

表（工作表 12.11），从中选出一些你想感谢的人。你可以直接和这些人聊一聊，表达你的感恩，也可以给他们写信或写邮件。仔细想一想，这个人对你的生活有什么样的积极影响。你可以据此写一封感谢信，当然，这封信不一定非要寄送给当事人。

如果你打算直接告诉别人你有多感谢他们，那你可以采用这样几种方式：当面说，打电话或写感谢信。你甚至可以带着你的感谢信去找这个人，然后当面读给他听，或者跟他谈谈你此时的感受。

请写出你要表达感谢的人，并记下你表达感谢后的结果。下面给出露易莎的几个例子以供参考。

我感谢商店的售货员，她帮我找到了我想要的洗发水。

结果

她对我的感谢表示很开心。我做了这么一点小事就能让她心情变好，我也很开心。

午饭的时候我跟别人说，这样好的天气，让我对这个世界充满了感恩。

结果

这引起了大家愉快的讨论，每个人都在说自己这周末打算到户外玩点什么。今天的午饭聊天比以往任何一次都要愉快。

我给我以前的钢琴老师写了一封信。我告诉她，我多么喜欢弹钢琴，直到现在依旧喜欢，我很感谢她曾经给予我的耐心帮助。

结果

在写信的过程中，我产生了许多美好的体验。我还没有收到她的回信，但在我的想象中，当她收到这封意外来信时，应该会满心欢喜吧？

在工作表 12.14 中，你可以写下任何你想感谢的人、事、物，并记上你表达感恩后的结果。请关注一下，在表达感恩之后，你的情绪、你周围的人或者你的关系，有没有发生任何变化。有时候，这些变化可能在一瞬间就发生了；有时候则会有一点延迟，但可能会更持久。

工作表 12.14　表达感恩

1. 我要向谁表达感恩：_____

　　我准备说些什么：_____

　　_____

　　结果怎么样：_____

　　_____

2. 我要向谁表达感恩：_____

　　我准备说些什么：_____

　　_____

　　结果怎么样：_____

　　_____

3. 我要向谁表达感恩：_____

　　我准备说些什么：_____

　　_____

　　结果怎么样：_____

　　_____

4. 我要向谁表达感恩：_____

　　我准备说些什么：_____

　　_____

　　结果怎么样：_____

　　_____

5. 我要向谁表达感恩：_____

　　我准备说些什么：_____

结果怎么样: _____

_____

善行

除了对生活中美好的事物充满感恩之心，我们还可以主动为他人做好事，这也是激活和支持我们新信念的一种方法。当我们对他人心怀友善时，自己也能体验到情绪的提升，会获得更大的幸福感。一项研究证明，每天对他人做出一些友好行为，四个星期之后，人们会对自己的人际关系更满意，也更快乐。善行的种类很多，比如给别人开门，帮朋友买饭，对陌生人微笑，让赶时间的人走在前面，探望生病的朋友，赞扬别人，或者帮邻居做些力所能及的事，等等。善行有大有小，但都可以让你的心态发生改变。为他人做好事，不仅能让我们自我感觉良好，还能和他人建立更积极的联系，使我们获得长久的幸福。

克丽丝汀做了一个有关善行的实验。她发现，在一家新开业的邮局里，顾客们总是烦躁地排队等待服务，人人面色凝重。于是，她每次去这家邮局的时候，都会冲大家微笑，热情地和营业员问好，排队的时候会和别人友好地交谈。几周以后，她发现，每当她走进邮局，营业员们都会笑着跟她打招呼。这种热情也会影响到其他的顾客。随着时间流逝，这间邮局成为了一个欢乐友好的地方，总是充满着欢笑。克丽丝汀的经历表明，善行让他人快乐，也让自己快乐。善行让我们所到之处都变得美好，善行让人与人之间建立了积极的联结。

> **练习：日行一善**
>
> 接下来的几周，请你坚持为他人做好事。可以是为家人、朋友、同事、邻居、陌生人或者动物做的很小的事。在工作表 12.15 里记录你都做了什么。坚持几周之后，请你在工作表底部写上，你的情绪或者人际关系发生了怎样的变化。另外，你还可以注意一下，当你做善行的时候，是否激活了某些积极的核心信念。

工作表 12.15　善行

我的善行：

1. _____

2. _____

3. _____

4. _____

5. _____

6. _____

7. _____

8. _____

9. _____

10. _____

11. _____

12. _____

13. _____

14. _____

15. _____

16. _____

17. _____

18. _____

19. _____

20. _____

21. _____

22. _____

我做的这些善行如何影响了我的情绪（积极或消极）？

这些善行如何影响了我的人际关系？

我有哪些积极的核心信念被激活了（关于自我、他人、世界）？

本章所学到的内容可以帮助你在心中种下积极信念的种子。积极的核心信念能够让你更快乐，随着新信念的增强，你的消极自动化思维会越来越少。不过，人生中总有些时候不尽如人意，你可能陷入深深的抑郁、焦虑、愤怒或其他糟糕的情绪当中。处在这样的状态中，消极的思维和信念就会卷土重来。这时，你就可以翻阅和回顾本书中你做过的那些工作表，特别是新信念记录表和评估表（工作表 12.6 和 12.7），感恩周记（工作表 12.10 和 12.12），表达感恩记录表和善行记录表（工作表 12.14 和 12.15）。在痛苦的时候，重温这些练习是非常有用的，这些练习曾经在过去给你带来了巨大的帮助。甚至你可以想一想，你曾经每天花了那么多时间来做这些有意义的练习，之后你也可以。日积月累，这些练习就会成为你生活中的习惯，你会惊喜地发现，你已经能够自动地关注那些积极的体验，能够感受和表达感恩之情，能够随时对他人做出善举。

情绪检测

和之前的章节一样，请用下面这些工具测量和记录你的情绪：

- 抑郁 / 不开心：理智胜过情感抑郁量表

  工作表 13.1，工作表 13.2
- 焦虑 / 紧张：理智胜过情感焦虑量表

  工作表 14.1，工作表 14.2
- 其他情绪 / 快乐：自我情绪测量追踪

工作表 15.1，工作表 15.2

特别强调一下，本章的多数练习都是为了提升你的快乐情绪，所以请一定要评估你的快乐程度。

接下来该做什么?

读到这里，你已经完成了本书的大部分内容，根据需求，你可以按照不同的顺序阅读本书的各个章节。现在，如果你已经达到了最初的目标，自我感觉良好，那么你可以直接翻到第 16 章：巩固你的收获，体验更多快乐。

如果你一直在处理某种情绪，但仍然陷在其中苦苦挣扎，或者还受其他情绪困扰，那么你可以读一读本书中与情绪相关的特定章节（第 13 章讲抑郁，第 14 章讲焦虑，第 15 章讲愤怒、内疚和羞耻）。这些章节将针对特定的情绪指导你使用理智胜过情感的实用技巧。

即便你的情绪已经明显提升了，如果你还有没阅读的章节，或者你还想学习其他的情绪处理技巧，也推荐你读一读本书剩余的部分。

第12章 总 结

➤ 如果你已经使用了思维记录表（第 6 章至第 9 章），行动计划表（第 10 章），以及行为实验（第 11 章），却仍然在痛苦情绪中挣扎，那么，你可能需要识别和处理你的核心信念。

➤ 核心信念是关于自我、他人、世界的一种"全或无"的论断。

➤ 核心信念是潜在假设和自动化思维的根源。

➤ 核心信念是成对出现的。如果我们在大多数时候激活的都是消极核心信念，那就需要去明确和强化积极的核心信念。

➤ 识别核心信念可以采用箭头向下技术，也可以通过完成句子"我是……""别人是……""世界是……"来获得。

➢ 你可以通过许多方法来强化新的核心信念，你可以记录与新信念相一致的体验，可以评估你对新信念的相信程度，可以在标尺上评价行为，还可以为新信念设计行为实验。

➢ 核心信念的转换需要时间，不过随着坚持的时间增多，新信念会越来越强、越来越稳固。它会在我们的思考、行为、感受等各方面发挥巨大的影响。

➢ 坚持做感恩周记，向别人表达感激，这样的行为可以强化我们的积极核心信念，并带来更大的快乐。

➢ 对他人做出善举可以提升我们的幸福感，也可以促进我们的人际关系。

13
理解抑郁

如果你拿到本书之后就先读了本章内容，说明你可能正感觉到某种程度的抑郁。通览全书，你可能会跟着书中的三个人物——本、维克和玛丽莎——学到了一些应对抑郁的方法。这三个人物分别表现出了抑郁的几种不同形式。

本在生命的大部分时间里是不抑郁的。他的抑郁开始于近年的两个创伤事件，一个是好友死亡，另一个是妻子希尔薇患了乳腺癌。其实希尔薇的治疗和康复状况是非常好的，但本从此开始对未来感到绝望，关于生活的方方面面，他产生了越来越多的负性思维。慢慢地，他开始失去食欲，喜欢的事也不愿意再做了，有时候甚至连起床都变得困难。本的抑郁虽然开始得比较缓慢，但一直在恶化，直至他的整个生活都笼罩了一层阴霾。

维克和本不一样，他从小就体验着低自尊和自我的无价值感。他常年受到酒精成瘾的折磨，不过最近几年，在妻子和匿名戒酒会的支持和帮助下，他大部分时间可以保持清醒，尽量少喝酒。维克倒是从来没有被抑郁彻底击垮，但是他的生活中始终弥散着抑郁的基调，其中包含着他的自我怀疑和深深的无力感。

玛丽莎在生命历程中曾反复多次地经历严重抑郁。她儿时曾遭到亲生父亲的性虐待，长大后又被两任丈夫虐待。在抑郁严重的时候，她会有强烈的自残冲动，甚至有过两次自杀尝试。她很小的时候就习得了对自己的消极评价。抑郁毁掉了她的生活，让她根本没法好好工作。有时候，抑郁会让她没法按时上班，到了公司也没法专心做事，这直接导致了她面临着失业的危险。

这三个人物的故事显示，抑郁有不同的面貌：抑郁的出现可能快也可能慢，抑郁的发作可能温和也可能激烈，抑郁可能只爆发一次也可能反复发作，还有可能作为背景基调始终弥散在生活当中。想想你自己的抑郁：

我的抑郁是突然出现的，还是随着时间慢慢积累的？ _____

_____

我的抑郁对我生活的影响是温和的、中等的还是严重的？ _____

_____

这是我第一次感到抑郁吗？还是以前也这样？还是说我的生命中大部分时间都在抑郁？ _____

_____

不管你的回答是什么，本章都可以帮助你更深刻地理解你的抑郁，并帮助你迈出克服抑郁的第一步。

识别和评估抑郁症状

我们的生命中充满了情绪，但是过多的情绪也会把我们压垮。当我们为某事感到悲伤时，这就是在提醒我们这件事对我们很重要，是在帮助我们理解生活的意义。比如，当我们与相爱的人分手时，我们通常会感觉很难过。这种悲伤可以让我们明白，这个人对我们来说有多重要，我们有多希望这段关系能继续下去。这些情绪让我们思考，到底哪里出了问题？当下次再遇到类似的情况时，我们是否可以采用和这次不同的处理方式，使关系更好地持续下去？不过，假如分手之后，我们的悲伤发展为抑郁，就会觉得自己是不可爱的，会绝望，会感到再不会有人关心自己了。我们可能会躺在床上不起来，不愿意与别人接触。在最极端的情况下，糟糕的情绪会彻底摧毁我们的生活，让事情变得更加不可收拾。

每个人体验到的抑郁情绪都不尽相同。因此，理解抑郁的第一步是评估，当你抑郁时，你会有哪些症状，以及症状出现的频率如何。许多人会发现，症状本身就是抑郁的一部分。当然，如果抑郁不严重，那就可能只是偶尔体会到部分症状。如果抑郁恶化，我们就很可能每天都经历多种症状。

练习：测量抑郁症状

　　你可以给**理智胜过情感抑郁量表**（工作表 13.1）中所列出的所有项目评分，用以追踪你的抑郁症状。在学习本书时，请定期使用此量表评估你的情绪，了解你抑郁情绪的变化，看一看本书中哪些技巧对你来说是有用的。

　　在量表中圈出最符合你现状的数字，并把各条目数字相加得到总分。比如，假设你给每个条目的评分都是 3，那你的总分就是 57（3×19 个条目）。如果你在某一个条目上的分数不确定，觉得既可以是低一点的分数也可以是高一点的分数，那就以高一点的分数为准。每周做此量表 1 ~ 2 次，并比较分数，看看有没有哪些症状有所缓解（如果有，哪些症状缓解了？哪些没有？）。

　　在工作表 13.2 上记录你的**理智胜过情感抑郁量表**的得分变化。在每一竖列的最底下写上完成量表的日期，然后在这一竖列与你得分交叉的那一格里打个 ×。最好是以相对固定的时间间隔来填写这个记录，比如一周一次或一月两次，千万不要只是在你感到特别低落的时候才写。这样，最后出来的趋势图才能如实地反映你在各个时间节点上的情绪变化。

　　随着记录增多，你可能会发现你的情绪总是在波动，并不是每一周都比上一周的情绪更好，有的时候你的分数会比前一周更高（更抑郁）。这很正常，也并不是不好的现象，这是许多人在恢复情绪时的一种正常模式。只要分数的总体趋势是下降的，就说明你的努力是有效果的。

　　本书的尾声部分展示了本和玛丽莎的抑郁分数变化图（图 E.1、图 E.2），这是两种不同的分数下降模式。如果你的抑郁分数持续升高，或者超过六周仍然没有变化，那么只做本书中的练习可能就不够了，你也许需要换一种方式，或者去求助专业的心理卫生机构。

工作表 13.1 理智胜过情感抑郁量表

对于每一个条目中所描述的症状，请根据你最近一周的表现，圈出最符合实际情况的一个数字。

	从无	有时	经常	总是
1. 悲伤或抑郁情绪	0	1	2	3
2. 感到自责或内疚	0	1	2	3
3. 易怒	0	1	2	3
4. 对日常活动的兴趣减少	0	1	2	3
5. 回避与人接触	0	1	2	3
6. 感觉做事比以前困难	0	1	2	3
7. 觉得自己毫无价值	0	1	2	3
8. 无法集中精力	0	1	2	3
9. 很难做决定	0	1	2	3
10. 有自杀的念头	0	1	2	3
11. 反复想到死亡	0	1	2	3
12. 花时间考虑自杀的具体计划	0	1	2	3
13. 低自尊	0	1	2	3
14. 觉得未来毫无希望	0	1	2	3
15. 有自我批评的想法	0	1	2	3
16. 感觉很累，失去活力	0	1	2	3
17. 明显的体重减轻或食欲不振（不包括节食计划造成的体重减轻）	0	1	2	3
18. 睡眠模式改变——入睡困难、睡得比平时多或比平时少	0	1	2	3
19. 性欲衰退	0	1	2	3
总分（各项相加）				

工作表13.2　理智胜过情感抑郁量表分数记录表

分数												
57												
54												
51												
48												
45												
42												
39												
36												
33												
30												
27												
24												
21												
18												
15												
12												
9												
6												
3												
0												
日期												

你可以定期（每周一次或每月两次）使用理智胜过情感抑郁量表和分数记录表（工作表13.1和13.2），用以追踪你的情绪变化。第一次使用量表的得分就是你的基线分数或起始分数。当你使用不同的方法来调整自己的情绪时，你就能看到分数的变化（变好了或变差了）。比如，你可能在尝试做本书中的练习，着手处理那些在生活中困扰你的问题，开始服药，或者正在接受认知行为治疗，等等。你肯定希望通过这些干预手段让自己的抑郁情绪变好，这体现为抑郁量表的分数不断降低。通过分数变化，你也可以更明确地看到，究竟哪一种情绪干预手段对你最有效。

需要注意的是，**理智胜过情感抑郁量表**不可以用于诊断抑郁症。如果你怀疑自己患了抑郁症，你可以拿着你做完的这份量表去专业的心理卫生机构做进一步的咨询。你在这份量表上所做的回答可以帮助你更好地向专业人士描述你的情况，这样，专业人士就更容易为你做出诊断，并和你讨论适合的治疗方案。

理智胜过情感抑郁量表里让你自我评估的症状，包括认知（思维）、行为、情绪和生理变化几个方面，也就是本书第二章所讲的那个模型。其中，认知症状包括自我批评、无望感、自杀思维、难以集中精力、消极思维等几个方面。行为变化包括回避与人接触、娱乐减少、难以开始做事等。生理症状包括失眠、睡眠增多或减少、疲惫、吃得过多或过少、体重变化等。情绪症状包括感到悲伤、易激惹、愤怒、内疚、紧张等。图13.1展示了抑郁的各种症状。

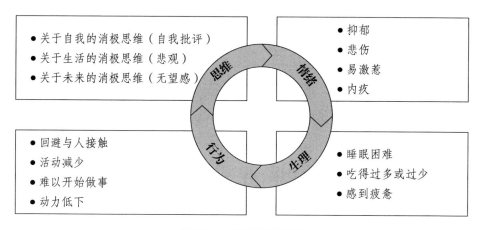

图 13.1　抑郁症状图示

你可能会对某些症状感到奇怪，惊讶于它们居然是抑郁的表现。许多人并不知道，那些与睡眠、食欲、动机、注意力相关的方面，甚至是愤怒，竟然也是抑郁的一部分。不过，对于多数人而言，适当的治疗可以显著缓解这些症状。

思维和抑郁

Aaron T. Beck 是使用当代心理学视角理解抑郁的先驱。早在 20 世纪 60 年代，Beck 就已证明，抑郁症具有某种特定的思维模式，使患者长期陷在抑郁的情绪中无法自拔。Beck 发现，当我们抑郁时，就会产生关于自我的（自我批评）、生活体验的（广泛的消极态度）和未来的（无望感）消极思维。下面的部分将分别从这三个方面详细介绍抑郁思维。

关于自我的消极思维

玛丽莎在接受认知行为疗法之前，是一个极度自我批评的人。她总有这样的想法："发生了这么可怕的事一定是因为我不好"，"我是个糟糕的母亲，我是个烂人"或者"我丈夫总是打我，都是因为我犯了错"。潜伏在这些思维之下的主题就是："我毫无价值"，"我是不可爱的"，"我不好"。

几乎所有抑郁的人都有自我批评的思维。这些思维极具破坏性，因为它们会导致低自尊、低自信，以及糟糕的人际，它们会阻碍我们向上的动力。

我们可以通过一个练习来展示自我批评对你生活的影响。请回想一个你情绪非常低落的情境。人生中总有一些时候你会觉得自己毫无价值，或者不可爱，请你详细地回想一个你感到最抑郁的时刻，回忆一下，当时你的脑海里浮现了什么样的思维，如果回忆不起来，也可以猜一猜你那时可能会想些什么。你是否出现了一些有关你自身的消极思维呢？如果有，请写下来：

_____

_____

_____

_____

这些思维就是与抑郁相关的自我批评思维。

关于生活体验的消极思维

总是以消极的方式来看待自己当下的生活体验，是抑郁思维的另一个特征。通常，我们不会仅从表面评价一件事，我们总是会对发生的事情作解释，可能是正解，也可能是误解。比如，我们看见一个人正在不停地说话，平常的时候也许不会有什么感觉，可是处在抑郁状态的时候，我们就会觉得这个人很刻薄，很爱批评别人。

关于生活的消极思维还包括另一种形式，那就是，对消极事件的记忆远比积极或中性事件的记忆要清晰得多。比如，抑郁的时候，我们会倾向于记住这一天当中发生的消极的事，却记不住积极的事。再比如说，我们只关注自己没做到的一小部分事，却全然忽视已经完成的大部分事。

回想一个近期你觉得非常抑郁的时刻。写出你出现过的如下两种思维：（1）只关注消极部分，无视积极部分；（2）从消极的角度解释事情。

_____

_____

_____

_____

_____

_____

关于未来的消极思维

本在一开始接受心理治疗时，就暴露出了他对未来的无望感："做这些还有什么用？反正我的余生就剩下疾病和死亡了。"在经历了妻子的抗癌和朋友路易的死亡之后，本觉得，他的世界就是一个接一个的悲剧，人们会一个个地离去，最终他自己也将死去。他感到未来一片黯淡。

处在抑郁状态时，我们会对未来充满非常消极的想象。这种对事件走向的消极预测称为"无望感"。这类思维有多种形式，比如"我搞砸了"，"没人会喜欢我"，"我不行"之类的。这类消极预测反过来会让人觉得"我永远也摆脱不了抑郁了"，"做这些还有什么用，反正我也变不好了"，等等。在事情发生之前我们就会做出预判，觉得会把一场谈话搞砸，一段关系最终会破裂，会解决不了某个问题，或者，觉得没有什么办法可以让自己摆脱抑郁。在最极端的情况下，无望感会让人想到自杀。

如果可以，请写出你对未来生活做过的消极预测，看看这些思维是如何影响你的生活的。比如，你可以想一件你平时喜欢做，但是处在抑郁情绪时就不想做的事，可能你抑郁的时候会觉得这件事你根本做不好。

_____

_____

_____

_____

_____

_____

练习：识别抑郁的认知症状

工作表 13.3 列出了一些人们在抑郁时常有的消极思维。如果你产生过某种思维，就在该思维前面的方框里打钩，这可以帮助你了解你具有哪些消极思维，还可以帮助你明确这些消极思维之间的区别。最后，在每条思维后面的横线上写出，这是关于你自己的、未来的还是生活体验的消极思维。

工作表 13.3   识别抑郁的认知症状

标出你有过的消极思维：	该消极思维是关于你自己的、未来的还是生活体验的？

标出你有过的消极思维：

该消极思维是关于你自己的、未来的还是生活体验的？

□ 1. 我不好。 _____

□ 2. 我很失败。 _____

□ 3. 没人喜欢我。 _____

□ 4. 事情永远也不会变好了。 _____

□ 5. 我是个失败者。 _____

□ 6. 我毫无价值。 _____

□ 7. 没人能帮得了我。 _____

□ 8. 是我让大家不高兴了。 _____

□ 9. 别人都比我强。 _____

□ 10. 他（她）讨厌我。 _____

□ 11. 我总是犯错。 _____

□ 12. 我的生活就是一场灾难。 _____

□ 13. 他（她）不喜欢我。 _____

□ 14. 这是没有希望的。 _____

□ 15. 别人对我很失望。 _____

□ 16. 我变不了了。 _____

　　下面是工作表 13.3 的答案。如果你写出的答案和下面有所不同，可以翻回前面重读相关的部分。有的条目给出了两个答案，你写出了哪个都是对的。

工作表 13.3 的答案

1. 我不好。……………………………………… 自我

2. 我很失败。…………………………………… 自我

3. 没人喜欢我。………………………………… 自我 / 生活体验

4. 事情永远也不会变好了。…………………… 未来

5. 我是个失败者。……………………………… 自我

6. 我毫无价值。………………………………… 自我

7. 没人能帮得了我。…………………………… 生活体验 / 未来

8. 是我让大家不高兴了。……………………… 自我 / 生活体验

9. 别人都比我强。……………………………… 生活体验 / 自我

10. 他（她）讨厌我。…………………………… 生活体验

11. 我总是犯错。………………………………… 自我

12. 我的生活就是一场灾难。…………………… 自我

13. 他（她）不喜欢我。………………………… 生活体验

14. 这是没有希望的。…………………………… 未来 / 生活体验

15. 别人对我很失望。…………………………… 生活体验

16. 我变不了了。………………………………… 自我 / 未来

抑郁症的治疗

　　一个好消息是，抑郁症是可以被治疗的。本书中提到的大部分方法，最开始都是为帮助人们战胜抑郁症而产生的。这里，我们总结了几种最有效的治疗方法：认知疗法、药物治疗、提升人际和行为激活等。研究表明，行为激活和认知疗法可以帮助人们缓解情绪，并保持相对良好的状态。这两种方法一般被合称为认知行为疗法。在这里，我们会分别讲解认知和行为方法，但你可以将它们同时使用。认知行为疗法中包含许多小技巧，你可以先学着一个一个地使用，熟练以后则可以混合使用。认知和行为的方法真的很有效，所以在本章和本书的其他章节中，我们会反复强调这两种方法。

　　严重的抑郁需要服药。与边服药边配合认知行为干预的患者相比，单纯服

药的患者未来的复发率更高。如果医生建议你服药，你可以同时阅读和学习这本《理智胜过情感》，它可以帮助你将停药后的抑郁复发率降到最低。

下面分几部分介绍抑郁症的干预方法。如果你正处于抑郁中，最好是从行为激活开始做起。不过，为了让你能够先对其他方法做一个简单的浏览，我们把介绍行为激活的部分放在了最后面。读到行为激活部分的时候，请你花几周时间好好做一下里面的练习，不必急着去读其他的章节。

认知疗法

抑郁时，我们会很容易关注负面的生活经验，却不容易想起那些积极或中性的事情。我们总是会对生活中的事件作出各种解释，这些解释往往是带有偏见的。抑郁时，我们倾向于作出负性的解释，不抑郁的时候，则可能作出更积极的解释。比如，某天中午你想请三个人和你一起吃饭，其中两个人同意了。如果你正处于抑郁中，你就会关注那个没来的人，甚至有可能因此得出结论："没有人喜欢我。"可如果你没有抑郁，也许就会这么想："大部分人还是挺喜欢我的。没来的那个人可能是正好有别的安排吧，他没口福，错过了和我们一块吃好东西的机会啦！"

认知疗法要求人们全面地看到生活中的各种信息，不仅是积极的、中性的，还有消极的，这可以帮助人们识别、检验甚至改变他们的消极思维。在第 6 章至第 9 章，还有第 11 章、第 12 章中，你能学到一些更具有适应性的思维方法，它们将有效地减轻你的抑郁。本书的书名叫做《理智胜过情感》，这个书名想必也是吸引你购买本书的原因之一。的确如你所想，本书的许多章节都在教给你如何通过改变思维方式来让自己获得更好的情绪。

药物治疗

有时候，用药对于治疗抑郁是有帮助的，但并非适合所有人。若怀疑你患有抑郁，你的心理治疗师可能会推荐你去找精神科大夫评估一下，看看是否需要用药。有些人可能会对抗抑郁药物的效果心存忧虑。下面列出一些人们常见的担心。

"我怎么知道药物到底管不管用？"

使用药物治疗抑郁是一个试错的过程。目前，市面上的抗抑郁药物种类繁多，医生们无法知道具体哪一种药物对你的症。所以你必须坚持服用某一种药，几周以后才能看到是否有效果。根据你表现出来的症状，以及希望达到的效果，医生们会给你开不同的药。如果你服用了一段时间却不见疗效，医生就会考虑换药。抗抑郁药物和其他药物有所不同，一般需要连续服用 2 ~ 4 周才能达到疗效。考虑到你不一定第一次就能遇到最对症的药，总的来说，你至少需要八周以上甚至更长的时间才能找到最适合你的药物。

抗抑郁药具有一些恼人的副作用，比如口干、嗜睡、体重变化之类的，这是药物治疗的一个缺点。不过，一般坚持服药一段时间之后，这些副作用就会减轻，甚至消失。

"吃药是不是就表示我疯了？"

几乎每个人都在生命中的某个阶段经历过抑郁，抑郁不代表你疯了。不过，如果你长时间地陷在抑郁里出不来，或者抑郁过于严重，那么你就需要做一些事来让自己好起来。如果药物对你有用，那就是一个值得尝试的方法。吃药并不代表你疯了，而是意味着你正在尝试另外一种方法，来帮助自己好起来。如果你对服药怀有任何担心，请和你的医生讨论。同时你也可以问医生，你大概需要吃多久的药。

"抗抑郁的药我得吃多久？"

一旦找到最适合你的药物，你就需要坚持服药，一般大概需要坚持一两年，有些人甚至需要更长的时间。你可以和医生一起评估，看看具体需要服药多长时间。如果医生建议你开始减药，意味着你要缓慢地、系统地减少用药，不要突然停药。关于用药和停药，请务必遵医嘱。通常，抗抑郁药物需要缓慢地增加和减少用量，这样才能将疗效发挥到最大化，并尽可能减轻副作用。

提升人际

许多治疗方法中都会强调，提升人际关系对治疗抑郁非常重要。家人和朋友能对患者提供积极的支持力量，帮助他们从抑郁中恢复过来。你可以使用本书中所讲的方法来让自己获得更好的人际关系。本书中的一个人物维克就是使用了所学的技巧，来提升自己和朱迪的夫妻关系。推荐给你一本 Beck 写的自学书籍，叫做《爱永无止境》(*Love Is Never Enough*)，是用认知疗法专门解决夫妻关系问题的。另外，Gottman 也写过一本书，叫做《获得幸福婚姻的 7 个法则》(*The Seven Principles for Making Marriage Work*)，现在已经出到第二版了，也是一本自学读物，指导婚姻及其他亲密关系的，很值得一读。

不过，如果你正处在一段虐待性的关系当中，或者你身边的人总是对你批评有加，那么单凭自己你可能很难从抑郁当中恢复过来。夫妻治疗或家庭治疗可以帮助你提升家庭中的人际关系，毕竟，糟糕的家庭环境会让你的抑郁更严重。如果你被身体虐待或性虐待，请联系当地的法律或公益机构，他们会帮助你争取权益。

行为激活

如果你一直追踪记录你的行为，就会发现，当你抑郁时，你的行为活动会减少。因此，从抑郁中恢复的一个重要部分就是增加你每日的活动量，比单纯增加活动数量更重要的是活动的类型和质量。有些活动能带给我们乐趣和成就感，有些活动能让我们直面而非逃避生活中的挑战，还有些活动与我们珍视的东西密切相关。这些活动都能够最大程度地提升我们的情绪。根据个人特质不同，每个人都需要设计最符合自己的活动形式。本书的这一部分就是来帮你发现和设计最适合你的活动形式。

你可以使用活动记录表来追踪自己的活动，看看这些活动如何影响你的情绪。请你坚持做一个星期的记录，这样你就能明确地看到，最抑郁和最不抑郁的时候你都在干什么。活动记录表除了能帮你清楚地了解自己的活动和情绪，还能让你看到，什么样的行动变化可以让你感觉好一些。

图 13.2 是本填完的活动记录表。你可以看到，本会用 1 ~ 2 个关键字来形容他的活动，也就是说，当他看这个表格的时候，关键字能够让他回忆起来他都干了什么，就可以了。如果他在一个时间段里做了不止一件事，那就挑一两件最重要的事写下来（比如，"散步"，"早饭"），或者用一个关键字来描述整体在做的事（"购物"）。

本原以为他很难坚持填写活动记录表，可是他发现，其实他每小时只需要花上几秒钟时间就能写下来正在做的活动，并给抑郁程度评分。注意，在周四上午 10 点到 11 点这 1 小时里，本的抑郁状态发生了较大波动，于是他给情绪最高涨和最低落的两个节点分别打分，以显示这个变化。

请在每个格子里填写：（1）活动；（2）情绪评分（0—100）（我要评估的情绪是：抑郁＿＿＿＿＿＿）。

时间	周一	周二	周三	周四	周五	周六	周日
上午 6–7点	醒60	醒70	醒60	醒50	醒60	醒40	醒60
上午 7–8点	洗澡、穿衣60	躺着80	洗澡、穿衣50	洗澡、穿衣50	穿衣60	洗澡、穿衣30	穿衣60
上午 8–9点	散步、早饭40	穿衣80	早饭50	早饭40	早饭40	早饭20	在教堂服务20
上午 9–10点	高尔夫40	早饭80	五金店40	散步30	打扫车库40	去鲍勃家20	散步30
上午 10–11点	高尔夫40	坐着80	修门30	鲍勃的电话30–60	打扫车库30	看望鲍勃和孩子们10	购物40
中午 11–12点	高尔夫60	看书80	修门30	跟希尔薇聊天60	打扫车库30	和格雷格在电脑上看照片10	购物30
中午 12–1点	和希尔薇午饭40	和希尔薇午饭70	和希尔薇午饭20	午饭60	午饭20	午饭0	在外面吃饭20

图 13.2　本的活动记录表

时间	周一	周二	周三	周四	周五	周六	周日
下午 1–2点	和希尔薇购物40	洗碗80	洗碗30	治疗50	清扫车库20	去公园0	开车和希尔薇瞎转悠20
下午 2–3点	购物40	坐着80	散步20	给波特打电话40	和希尔薇散步20	和孙子们踢球0	和希尔薇回家—休息20
下午 3–4点	购物50	还款80	读信20	清理工作台40	上网看新闻、写邮件20	帮鲍勃遛狗0	和希尔薇休息10
下午 4–5点	购物袋拆包整理50	带希尔薇去医院70	帮做饭20	帮做饭40	帮做饭20	回家10	做饭10
下午 5–6点	坐着60	在外面吃饭60	和希尔薇晚饭20	晚饭30	晚饭20	晚饭10	晚饭10
晚上 6–7点	晚饭60	走到商场60	洗碗20	洗碗30	洗碗20	洗碗10	洗碗10
晚上 7–8点	电视60	电影50	打牌20	电视30	跟鲍勃打电话10	坐着30	电视20
晚上 8–9点	电视60	电影50	打牌20	电视40	电视10	看相册30	电视20
晚上 9–10点	电视60	回家50	跟希尔薇聊天20	电视40	电视10	跟希尔薇聊天20	电视20
晚上 10–11点	电视60	电视50	电视20	电视40	电视10	电视30	电视30
半夜 11–12点	上床70	上床60	上床20	上床60	上床10	上床30	上床20
半夜 12–1点	睡	睡	睡	睡	睡	睡	睡

图 13.2　本的活动记录表（续）

　　找到活动和情绪之间的关系非常重要。所以，读到这里，我们建议你先停下来，直到你做好准备，可以有一整周的时间来做一份活动记录表，再继续往下阅读。只有你更深刻地了解了自己的活动和情绪之间的关系，本章的其余内容才会更有价值。本章有一系列的工作表，可以帮助你了解活动如何提升情绪，请你从工作表 13.4 开始做起。

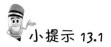 小提示 13.1

如何使用活动记录表

- 写出你想要评估的情绪。
- 写出每天、每小时中你进行了什么活动。
- 每隔 1 小时，给你的情绪评分。0 分表示完全没有这种情绪，100 分表示你曾体验过的最强烈的这种情绪。把分数写在格子里。
- 填满一整周之后，看看你所做的活动和情绪之间有怎样的关系。

请在这里暂停一下。直到你做好准备，可以拿出一整周的时间来填写活动记录表，再继续往下阅读。

练习：填写活动记录表

首先，选择一种你想要提升的情绪（如果你是因为抑郁而阅读本章，那就选择抑郁或低落情绪），把这种情绪写在下面：

情绪：

在接下来的一周里，请你在下面 0—100 的标尺上给这种情绪打分：

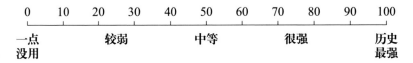

坚持在活动记录表（工作表 13.4）上记录一个星期。每过一个小时，就在表上写下你正在做什么，并用上面的标尺给你的情绪评分。这一周里，你可能会有个把小时忘了做记录了，这也没关系，请尽量坚持。总之你坚持得越多，就越能了解你正在处理的情绪。如果有一天你忘了做了，千万别放弃，想起来的时候继续往下做就可以了。

你可以随身携带一份活动记录表，以免出门在外忘了填。你也可以在手机里设一个闹铃，用电子表格填写。大多数人可以回忆起自己几个小时之内都做了什么，所以你也不一定非要每隔一小时填写一次，可以攒一攒，在一天中集中填写几次。比如，吃午饭的时候，你就可以把早起之后一上午的活动和情绪评分一块写上。晚饭的时候就写下午的活动。晚上的活动则可以等到睡前再统一记在表上。

工作表13.4 活动记录表

请在每个格子里填写：（1）活动；（2）情绪评分（0—100）（我要评估的情绪
是：_____）。

时间	周一	周二	周三	周四	周五	周六	周日
早上 6-7点							
早上 7-8点							
早上 8-9点							
上午 9-10点							
上午 10-11点							
中午 11-12点							
中午 12-1点							
下午 1-2点							
下午 2-3点							
下午 3-4点							
下午 4-5点							
晚上 5-6点							
晚上 6-7点							
晚上 7-8点							
晚上 8-9点							
晚上 9-10点							

（续）

时间	周一	周二	周三	周四	周五	周六	周日
晚上 10–11点							
半夜 11–12点							
半夜 12–1点							

　　填完活动记录表之后，你会发现，你可能需要改变某些活动，来让自己情绪更好。你可以通过回答工作表 13.5 中的问题来找到这些需要改变的活动。请参考本的活动记录表（图 13.2），看看他是怎么回答工作表 13.5 中的问题的（图 13.3）。

练习：你从活动记录表中学到了什么

　　现在，你应该已经有了一份完整记录了你一周情况的活动记录表。通过分析自己的活动记录表，你可以发现一定的情绪变化模式。工作表 13.5 列出了一些问题，可以帮助你分析活动记录表，从中获得一定的启发。

工作表 13.5　我从活动记录表中学到的

1. 在这一周里，我的情绪有变化吗？如果有，我能从中发现什么变化规律或模式吗？

2. 我的活动是否影响了我的情绪？如果是，是怎么影响的？

3. 情绪好转的时候我在做什么？长期来看，这些活动是否对我有好处？还有没有什么活动能让我的情绪好一点？

4. 情绪变差的时候我在做什么？这些活动是否对我有好处？如果是，能不能用其他的方式来做这些活动，让我的情绪可以有所好转？

5. 一天之中（比如早晨）或者一周之中（比如周末），我是否在某些特定的时刻感觉格外糟糕？

6. 在这些糟糕的时段里，做什么事能让我感觉好一点？

7. 一天或者一周之中，我是否在某些特定的时刻感觉格外好？这对我有什么启发吗？

8. 回顾上面我回答过的这几个问题，想一想，下一周我可以做些什么活动来提升我的情绪？接下来的几周可以做些什么呢？

---

1. 在这一周里，我的情绪有变化吗？如果有，我能从中发现什么变化规律或模式吗？

有，我的情绪变化了。一旦我的情绪变得低落，一般都会持续个把小时。不过有几天就没有那么糟糕。

2. 我的活动是否影响了我的情绪？如果是，是怎么影响的？

有影响。比较忙的那几天，我的情绪就会好一点。和妻子、孩子、孙子们在一起的时候，我一般都感觉很好。当我自己一个人坐着的时候，我就会胡思乱想，心情就会变差。

3. 情绪好转的时候我在做什么？长期来讲，这些活动是否对我有好处？还有没有什么活动能让我的情绪好一点？

和希尔薇一块做事的时候我就会情绪好转——她是个乐天派，她对我来说太重要了。修门——我觉得这个很有用。去教堂服务的时候我觉得也特别高兴，因为我可以跟人们聊天，还可以帮助别人。

有好处。

有，打高尔夫球，多去教堂帮帮忙，带希尔薇去外面吃饭。

4. 情绪变差的时候我在做什么？这些活动是否对我有好处？如果是，能不能用其他的方式来做这些活动，让我的情绪可以有所好转？

坐在椅子上想事——担心我们把钱花光了。

周四鲍勃打来电话——外孙女尼克尔把胳膊摔断了。

有好处——遇到困难的时候当然应该勇敢面对，并找出解决的方法。不过，下次再遇到这种事，我可以和希尔薇谈谈，看怎么解决问题，而不是只在那儿瞎着急。

5. 一天之中（比如早晨）或者一周之中（比如周末），我是否在某些特定的时刻感觉格外糟糕？

早上会心情很差，直到开始做事。

这一周头几天觉得心情差。

6. 在这些糟糕的时段里，做什么事能让我感觉好一点？

我觉得洗澡、穿衣这些事能让我感觉好一点。散步好像也有帮助，不过我心情低落的时候不太想散步。如果这天心情很不好，就别在家里待着，走出门去会很有用。在外面逛逛或者帮助别人，都可以提升情绪。

7. 一天或者一周之中，我是否在某些特定的时刻感觉格外好？这对我有什么启发吗？

总体来说，一天快结束的时候我会感觉好一点。这周我感觉最好的几天是周五、周六和周日。这表示，我的坏情绪不会一直持续。周末的时候我一般都会和别人在一

起，这很有用。也许我可以想一些办法，在非周末的时段里也尽可能多地和别人
接触。

**8.回顾上面我回答过的这几个问题，想一想，下一周我可以做些什么活动来提升我的
情绪？接下来的几周可以做些什么呢？**

把家里的东西都修一修。多参加一些活动——尤其是与亲朋好友一起活动。

看望孙子孙女们，帮鲍勃遛狗，别老是自己坐着，多去教堂参加志愿服务。

图 13.3　本从活动记录表中学到了什么

可以看到，本从他的活动记录表中学到了很多。通过观察你情绪的变化，你
可能会有许多发现。许多抑郁的人都会发现，他们做的活动越多，心情越好。请
你想一想，为什么活动可以提升情绪？在下面写出一两个原因。

_____

_____

_____

_____

_____

_____

_____

其实我们也不能真正确定，为什么增多活动可以让抑郁人群情绪好转。下面
给出几种可能的原因：

- 某些特定类型的活动，比如散步，可以促进大脑分泌与快乐情绪有关的化
  学物质。

- 没事做的时候，我们就会翻来覆去地想那些消极的事情。活动可以帮助我
  们远离消极思维。

- 活动可以让我们获得成就感（比如，把房间整理得干干净净），可以让我
  们感到愉快（比如，和喜欢的人聊天），还可以让我们勇于直面问题（比

如，开始着手处理那些必须解决的问题）。以上这些体验——成就感、愉悦感，以及直面那些我们原想回避的事情——都可以让我们获得良好的感受。做重要的事，接近我们在意的人，这些都能够让我们的生活变得更有意义。一般来讲，如果一个人觉得自己的生活是有意义的、有目的的，那么他就会感觉好多了。

治疗抑郁的第一步就是增加活动——特别是那些能带给我们乐趣和成就感，让我们直面而非逃避生活中的挑战，并与我们珍视的东西密切相关的活动。做这种类型的活动，能使我们的情绪大大提升。

现在，请你翻回去再做一遍**理智胜过情感抑郁量表**（工作表 13.1），然后把分数填在工作表 13.2 里。看一看这次的分数和第一次相比有什么变化，是高了，低了，还是没变？在工作表 13.5 里，你应该已经找到了一些能提升你情绪的活动。请将这些活动做一个日程安排，写在工作表 13.6 里。你可能注意到，工作表 13.6 和活动记录表很相似，但它叫做活动安排表。因为活动记录表是事后才写的，而活动安排表则不同，你需要事前将要进行的活动安排好，写在表格里，来指导你尽可能多地进行一点活动，让自己情绪好转。

请你给每天都安排一定数量的活动，最好让不同类型的活动混合进行。如果你的生活很忙碌，总在做那些能收获结果的事，那你就可以多安排一些放松娱乐的活动。而如果你已经有许多娱乐活动了，那就多安排一些易于取得成就感的事，或者多做一些你回避面对的事。图 13.4 展示了本为自己的活动安排表所设想的不同活动。

能让我愉快的活动：和希尔薇散步、看望孙子孙女、打高尔夫、和鲍勃的狗玩扔球接球、邀请朋友一块吃午饭、组牌局、看电影、带希尔薇去外面吃晚饭、去看孙女的演奏会、开车的时候放音乐、在外面溜达的时候多听听鸟叫、多看看花开、看邻居家小孩玩、晚上看看星星、闻一闻美味的食物。

能获得成就感的活动：修好滴水的水龙头、做一个鸟房、还清账单、做电子相册、打扫车库、洗衣服、给教堂打电话申请志愿服务工作岗位。

怎样开始去做那些我回避的事：给医生打电话预约检查、醒了就立刻起床洗澡（尤其是心情低落的时候）、跟希尔薇聊聊我担心的事、太抑郁不想活动的时候让希尔薇提醒我动起来。

与我珍视的事物相关的活动：多在教堂里做些工作、给孙子孙女辅导家庭作业、帮邻居修大门、每天都对别人说些积极鼓励的话、看望住院的朋友。

图 13.4　本为活动安排表所列举的活动

安排让你产生愉悦感或成就感的活动

安排能让你产生愉悦感或成就感的活动，并坚持照做，这就是用改变行为的方法来调节情绪，缓解抑郁。

- 一周做十件让你感到开心的事，比只做五件效果要好得多。
- 做让你感到非常愉快的事比做那些只让你感到一点点愉快的事，对你的帮助更大。
- 不同的人喜欢不同的活动。请选择那些符合你的兴趣和价值观的活动。
- 你所选择的娱乐活动尽量不要太花钱或太耗时间。
- 娱乐活动有很多，例如：和朋友聊天、听音乐、玩电脑游戏、散步、外出吃饭、看电视节目或体育赛事转播、和孩子玩，等等。这些都是日常生活中随手可得的，却又能让我们感到快乐的活动。

练习：安排活动

在正式填写工作表 13.6 之前，请先写出几种你打算做的活动。你可以回顾工作表 13.5，参考你在问题 3、问题 6、问题 8 中做出的回答，来帮助你选出适合你的活动。建议你最好能在下面每一个分类中都写出一些活动，然后把这些活动分散安排在你的一周时间里。

能让我愉快的活动：_____

_____

_____

_____

_____

能获得成就感的活动：_____

_____

_____

_____

_____

怎样开始去做那些我回避的事：_____

_____

_____

_____

_____

与我珍视的事物相关的活动：_____

_____

_____

_____

_____

　　有些活动可能属于多个类型。比如，对于有的人来说，散步或锻炼属于娱乐活动，可对于另一些人来说则属于有成就感的活动。若保持身体健康是你最珍视的事情，则锻炼身体也可以被归类为"与我珍视的事物相关的活动"。而若你有段时间很不愿意锻炼，那么这项活动就属于你需要直面的困难。根据你的实际情况，怎样分类都无所谓。只要你能在一周中把四种类型的活动都覆盖到，就可以了。

工作表13.6　活动安排表

根据"安排活动"练习中的说明，用本工作表安排你的一周活动。请写下你打算执行本活动安排表的时间和日期。在此期间，如果你有了更喜欢的或更重要的活动，可以改做新的活动。只需把原有计划划去，在旁边写上你实际做了什么即可。实际执行时，每过一个时间段，就在对应的格子里写上：（1）你实际做的活动；（2）情绪评分（0—100）。

（我要评估的情绪是：_____）。

时间	周一	周二	周三	周四	周五	周六	周日
早上 6–7点							
早上 7–8点							
早上 8–9点							
上午 9–10点							
上午 10–11点							
中午 11–12点							
中午 12–1点							
下午 1–2点							

时间	周一	周二	周三	周四	周五	周六	周日
下午 2-3点							
下午 3-4点							
下午 4-5点							
晚上 5-6点							
晚上 6-7点							
晚上 7-8点							
晚上 8-9点							
晚上 9-10点							
晚上 10-11点							
半夜 11-12点							
半夜 12-1点							

等你按照活动安排表上的计划执行一周之后，请你翻回去再做一遍**理智胜过情感抑郁量表**（工作表 13.1），然后把分数填在工作表 13.2 里。比较一周前和现在的分数，你就可以看到，执行活动安排表是否影响了你的情绪。即便分数变化只有一点点，也可以说明微小的行为改变能够提升你的情绪。根据你的抑郁程度的不同，你可能需要坚持几周执行活动安排表，才能看到比较显著的抑郁分数变化。

关于安排活动的问题

如果这一周你给自己增加了活动量，但情绪还是没有提升，下面的问答可以帮助你找找原因。

"如果我不想做安排表里的活动，怎么办？"

如果某项活动你特别不想做，你可以看看，能不能先做一部分，哪怕是就做几分钟。生活中经常会有这种现象，就是一件事开始之前我们总是百般不情愿，可是一旦开始了也就能做下去。你可能会惊讶，人的动力有时是在开始做事之后才产生的，而非在事情开始之前。抑郁的时候尤其如此。

如果你在执行活动安排表的过程中，跳过了一些活动没有做，请不要感到沮丧，更不要自责。从现在的时刻开始，继续进行后面的计划就可以了。如果你愿意，还可以把你跳过的活动重新安排一个时间来完成。活动安排表的目的是为了增加你活动的数量和类型，并非要你严格地遵循表格来生活。只要你按照安排好的活动坚持做几个星期，你就会发现，多做活动变得越来越容易了。

"如果这些活动带给我的乐趣远没有以前多了，怎么办？"

如果你刚刚开始用增加活动的方法来减轻抑郁，请千万不要指望这些活动能带给你和患抑郁之前一样的乐趣。就拿本来说吧，本患病之前非常喜欢打高尔夫球，可是自打抑郁了之后，他就发现，打球对他的吸引力没那么大了。如果本打球的时候总是和他以前能获得的快乐相比，就会觉得："打高尔夫球一点也不好。我已经获得不了像以前那么多的乐趣了。"如果这么想，本打完球之后可能会更抑郁。可是，如果本将打球获得的乐趣和坐在家里发呆相比，就会觉得："这确实不错，至少我让自己高兴了一点，总比坐在家里闷闷不乐要强。"

"如果这些活动让我一点感觉都没有，怎么办？"

注意一下，在做这些活动的时候，你的脑海里飘过了什么念头。如果你做着一件本应该让你开心的事（比如到公园散步），可是脑子里却一直在想着那些乱七八糟的事，那肯定开心不起来。当你发现，你活动的时候脑子里总在想着消极的事情，你就可以鼓励自己慢慢地将注意力转移到活动本身，注意那些能让你感觉好一些的方面（乐趣、成就、克服困难、体现价值）。如果你总是摆脱不了消极的思维，也别沮丧，因为这是抑郁的常见现象。你可能每天都得上百次地把自己的意识拉回到活动中来，才能注意到那些好的方面。其实，只要能注意到你正陷在消极思维当中，这本身就是一个好现象，它提供了一个契机，意味着你可以选择去改变。

对于有些人，特别是那些长时间身陷抑郁的人来说，体验积极情绪是一件相当困难的事。如果你就是这样的人，那么就请你主动去捕捉那些微小的积极体验。对于那些想要体验到更多快乐的人来说，练习"捕捉快乐"是一个非常有用的方法。这就是说，你不能只是参与活动，而还要积极主动地去寻找那些在活动中出现的快乐瞬间。

你可以从注意自己的感官体验（视觉、嗅觉、触觉、听觉、味觉）开始。每天，都请你多关注自己的这五种感觉。有什么东西给你带来了喜悦，哪怕只有一点点，都请你仔细观察一下，这个东西是什么质地，有什么声音，闻起来有什么气味，它看起来是什么样子。如果你在吃东西，请仔细品味一下它的味道。如果你在户外，请你停下来，闻一闻空气中弥漫的清香。请你感受空气在皮肤表面拂过，是冷还是暖？你是否听到什么悦耳的声音，是鸟叫，还是机器的轰鸣？看看周围的五颜六色，听听人们有趣的聊天。只要你能在某一瞬间感受到一点点积极的体验，都是很有好处的。在一天中，只要你想，就可以捕捉到许许多多这样微小的瞬间。

随着时间的累积，你会越来越容易体验到积极的情绪，持续的时间也越来越长。你会渐渐形成习惯，去感受每一刻微小的幸福。做到了这些，你就能从更多的角度来体会活动的积极方面。比如，你会开始喜欢去"偷听"那些有趣的谈话，买东西时会主动和收银员聊天。当我们决定每天都去主动寻找生活的积极面时，我们就为自己感受快乐打开了一扇新的窗户。与此同时，我们的大脑也会越来越少地关注那些消极的事情。

你最好坚持按照活动安排表执行几个星期，直到**理智胜过情感抑郁量表**（工作表 13.1）显示你的分数有了比较明显的积极变化。当你发现，你每天都可以比较容易地做一些活动，你就可以开始学习第 5 章至第 12 章的内容了，那些练习可以帮助你获得更大的情绪提升。只要你感觉好一些了，或者抑郁分数比刚开始的时候降低了，你就可以翻到第 5 章，看看下一步你该做什么。在学习新技巧的同时，别忘了继续坚持做活动安排表上的活动。

第13章 总 结

➤ 抑郁不仅仅是情绪问题，还包括认知、行为、生理方面的改变。

➤ 你可以使用理智胜过情感抑郁量表（工作表 13.1）来评估抑郁症状。在学习本书中的技能时，你可以每周使用此量表评分，并将得分记录在工作表 13.2 上，以此追踪你的抑郁情绪变化。

➤ 针对抑郁，目前有许多治疗方法，如认知行为疗法、提升人际关系、药物治疗等。

➤ 与单纯服药相比，配合使用本书技能的患者抑郁复发率更低。

➤ 当处于抑郁状态时，我们倾向于产生关于自我、生活体验和未来的消极思维。

➤ 针对抑郁的认知行为疗法可以帮助我们改变认知和行为的方式，持久地提升情绪。

➤ 使用活动记录表追踪分析活动和情绪，可以帮助你找到行为和抑郁之间的关系（工作表 13.4 和 13.5）。

➤ 你可以使用活动安排表（工作表 13.6）来给自己增加活动，可以是那些能带给你乐趣和成就感，让你直面而非逃避生活中的挑战，或与你珍视的东西密切相关的活动。坚持按照活动安排表执行几个星期，你的情绪就能获得一定的提升。

14
理解焦虑

可能你最初阅读本书的目的就是想克服自己的焦虑。焦虑很常见，但它是最让我们感到困扰的情绪之一。有些人整天感到焦虑，另一些人则只在特定的情境下产生焦虑。

本书中的案例人物之一琳达，就是一个典型的焦虑者。她总在需要乘坐飞机的时候体验到巨大的焦虑和惊恐发作。琳达并不是总处于焦虑当中，可是，她一旦焦虑起来就会非常严重，有时甚至会严重到要去医院看急诊。她还考虑推掉一个工作升迁的机会，因为她不想老坐飞机，以免太频繁的惊恐发作。

琳达很清楚在什么情况下她会焦虑。可是对于有的人来说，焦虑的产生就不那么明确了，尤其是当焦虑突如其来时，甚至会显得有些莫名。随着你对焦虑的了解越来越深入，并配合做本书中的练习，你可能会更清楚地了解到底是什么引发了你的焦虑。

"焦虑"一词有时用来形容人在面临挑战之前和之中，体验到的暂时性神经紧张或恐惧，比如工作面试或者医学检查。"焦虑"也可以用来表示某些持续时间较长的特定类型的焦虑，比如恐怖症（恐惧特定的物品或情境，如恐高、恐惧动物或昆虫、恐惧飞行）、社交焦虑（在社交场合害怕出丑、担心被别人评价或拒绝）、惊恐障碍（伴随濒死感或失控感的强烈焦虑感受）、创伤后应激障碍（反复出现与创伤情境有关的回忆，伴随着高水平的焦虑）、疑病症（查不出任何生理疾病，却长久地担心自己的身体健康）以及广泛性焦虑障碍（持续地紧张不安并伴有焦虑的生理症状）。

现在请花一分钟的时间来想一想你自己的焦虑：

你印象中第一次感到焦虑是什么时候？　＿＿＿＿＿＿＿＿＿＿＿＿＿＿＿＿＿

你是大部分时间都处在焦虑当中，还是只偶尔感到焦虑？　＿＿＿＿＿＿＿＿＿＿

你的焦虑是轻微的、中等的还是严重的？　＿＿＿＿＿＿＿＿＿＿＿＿＿＿＿

你是从早到晚都感到焦虑，还是只在特定的情境下感到焦虑？　＿＿＿＿＿＿＿＿

如果你只在特定的情境下感到焦虑，请写下让你焦虑的事物或情境：

＿＿＿＿＿＿＿＿＿＿＿＿＿＿＿＿＿＿＿＿＿让我感到焦虑。

＿＿＿＿＿＿＿＿＿＿＿＿＿＿＿＿＿＿＿＿＿让我感到焦虑。

＿＿＿＿＿＿＿＿＿＿＿＿＿＿＿＿＿＿＿＿＿让我感到焦虑。

＿＿＿＿＿＿＿＿＿＿＿＿＿＿＿＿＿＿＿＿＿让我感到焦虑。

现在，你已经明确了一些让你产生焦虑的信息，接下来的练习可以帮助你更好地理解焦虑发生时的症状。每个人体验到的焦虑各有不同。明确自己的焦虑模式，可以让你知道你需要改变的到底是哪一部分。

练习：识别和测量焦虑症状

你可以给**理智胜过情感焦虑量表**（工作表14.1）中所列出的所有症状评分，用以明确你的焦虑症状。在学习本书中介绍的处理焦虑的方法时，请你每周一次填写此焦虑量表，这样你就可以追踪情绪变化进程，了解究竟哪一种方法对你更有效。

在量表中圈出最符合你现状的数字，并把各条目数字相加得到总分。比如，假设你给每个条目的评分都是3，那你的总分就是72（3×24个条目）。如果你在某一个条目上的分数不确定，觉得既可以是低一点的分数也可以是高一点的分数，那就以高一点的分数为准。

请在工作表14.2上记录你的理智胜过情感焦虑量表的得分变化，用以追踪进程。在每一竖列的最底下写上完成量表的日期，然后在这一竖列与你得分交叉的那一格里打个 ×。

工作表14.1　理智胜过情感焦虑量表

对于每一个条目中所描述的症状，请根据你最近一周的表现，圈出最符合实际情况的一个数字。

	从无	有时	经常	总是
1. 感到紧张	0	1	2	3
2. 感到担心	0	1	2	3
3. 发抖	0	1	2	3
4. 肌肉紧张，肌肉酸痛	0	1	2	3
5. 坐立不安	0	1	2	3
6. 易疲劳	0	1	2	3
7. 呼吸急促	0	1	2	3
8. 心跳得很快	0	1	2	3
9. 无缘无故地出汗	0	1	2	3
10. 口干	0	1	2	3
11. 头晕目眩	0	1	2	3
12. 呕吐、腹泻、肠胃问题	0	1	2	3
13. 尿频尿急	0	1	2	3
14. 一阵阵发热或发冷	0	1	2	3
15. 吞咽困难或"如鲠在喉"	0	1	2	3
16. 感到神经紧绷	0	1	2	3
17. 易受惊吓	0	1	2	3
18. 很难集中精力	0	1	2	3
19. 入睡困难或睡得不沉	0	1	2	3
20. 易怒	0	1	2	3
21. 回避那些让自己感到焦虑的场合	0	1	2	3
22. 想到危险的事	0	1	2	3
23. 觉得难以应付目前的状况	0	1	2	3
24. 总觉得有什么可怕的事要发生了	0	1	2	3
总分（各项相加）				

工作表 14.2   理智胜过情感焦虑量表分数记录表

分数													
72													
69													
66													
63													
60													
57													
54													
51													
48													
45													
42													
39													
36													
33													
30													
27													
24													
21													
18													
15													
12													
9													
6													
3													
0													
日期													

你可以定期（每周一次或每月两次）使用**理智胜过情感焦虑量表**和分数记录表（工作表 14.1、工作表 14.2），用以追踪你的焦虑变化。第一次使用量表的得分就是你的基线分数或起始分数。当你使用不同的方法来降低自己的焦虑时，你就能看到分数的变化（变好了或变差了）。比如，你可能会尝试做本书中的练习，着手处理那些在生活中困扰你的问题，或者正在接受认知行为治疗，等等。你肯定希望通过这些干预手段让自己的焦虑症状减少、减轻，体现为焦虑量表的分数不断降低。通过分数变化，你也可以更明确地看到，究竟哪一种焦虑干预手段对你最有效。

需要注意的是，**理智胜过情感焦虑量表**不可以用于诊断焦虑症。如果你怀疑自己患了焦虑症，你可以拿着你做完的这份量表去专业的心理卫生机构做进一步咨询。你在这份量表上所做的回答可以帮助你更好地向专业人士描述你的情况，这样，专业人士就更容易为你做出诊断，并和你讨论适合的治疗方案。

理智胜过情感焦虑量表里让你自我评估的症状，包括认知（思维）、行为、情绪和生理变化几个方面，也就是本书第 2 章所讲的那个模型，它可以帮助你更好地理解自己的问题。其中，焦虑的认知症状包括觉得危险或糟糕的事情就要发生、觉得难以应付目前的状况以及其他各种各样的担心。这些焦虑思维，不仅仅是以语言描述的形式存在，更多是以图像的形式出现在脑海里。焦虑的时候，我们会回避那些令我们感到不适或焦虑的场合。"回避"是与焦虑相关的最常见的行为症状。焦虑还有许多生理症状，包括呼吸急促、心跳加快、口干、出汗、肌肉紧张、战栗、晕眩、呕吐或肠胃问题、一阵阵发热或发冷、尿频尿急、坐立不安、吞咽困难等。人们用许多词汇来形容焦虑情绪，比如"神经质"、"人心惶惶"、"神经紧绷"之类的。

图 14.1 总结了焦虑的各种常见症状。一个好消息是，认知行为疗法和本书中所介绍的方法对治疗焦虑都是非常有效的，它们可以显著地减轻各个类型的焦虑症状。

某些生活体验可以导致或引发焦虑。创伤性的生活体验（生理的、情绪的或性方面的虐待和欺凌；交通事故；战争）；习得的生活体验（"蛇会咬人"，"不讲卫生会得病"）；观察到的生活体验（报纸上有关飞机失事的报道，"我的心脏刚刚停跳了一下"）；以及那些超过你承受能力的生活体验（在公开场合演讲，升职或停职，生孩子），都可以造成焦虑。琳达的焦虑是从她父亲去世之后开始的。那时候，琳达感到身心俱疲，面对生活中的各种问题，她有些招架不住了。她开始担心，之后也许还会发生什么重大的灾难，把她彻底打垮。

焦虑时，我们会产生一系列的生理、行为和思维变化，这些焦虑反应可以被概括为"战斗、逃跑、僵住"。这是人类面对危险时进化出来的三种适应性反应。下面我们通过举例来详细讲述这三种反应模式。假设你刚来到一个陌生的小镇，晚上你打算出去走走，结果迷路了，周围的街道很黑。忽然，你发现在距你约20米的地方，有一个身形魁梧的男子正向你走来。你觉得他应该是看见你了，而且不怀好意，大概是要袭击或抢劫你。这时候你会怎么做？一种选择是战斗。如果要准备战斗，你的心跳会加快，呼吸会加速，肌肉也会开始紧张。你会出汗，这是在帮助身体降温。如你所见，所有这些身体变化都在帮助你适应当前的情境。这些变化构成了你的"战斗"反应。

但是也许你觉得跟这个人打一架并不是什么好主意，逃跑才是上上策。那么，为了跑得快一点，你也需要使心跳加速，需要更多的氧气，需要让肌肉紧张，需要出汗。因此，构成"战斗"的生理反应同样可以构成"逃跑"反应。你只需要将多余的能量用于逃跑，而不是等在那里准备战斗。如果运气够好，逃跑就足以使你免遭攻击。

第三种可能有效的反应就是僵住。也许那个男子并没有看见你，也许你僵在那不动，他就注意不到你。在这种情况下，你需要让肌肉非常紧张僵硬才能保持一动不动。你需要屏住呼吸，防止那个人感觉到你的喘息。这些让你保持不动的生理变化就是"僵住"反应的一部分。

这三种焦虑反应——战斗、逃跑、僵住——是面对危险的有效反应形式。当危险是真实存在且非常严重的时候，焦虑是具有适应性意义的。所以，人类永远不能把焦虑彻底丢弃。在这一点上，你可以把焦虑类比为疼痛反应：疼痛让人难受，可如果我们彻底失去了痛觉，那是相当危险的，那样我们就不知道把手从烧热了的炉子上面拿开了。同样的，焦虑反应也是一种警示，它提示我们，现在有危险，我们得去处理了。

不幸的是，有时候我们体验到的焦虑并不是来自于真实的危险。比如，观看一部有关抢劫的电影，或者要在一群人面前发表演讲，这些也会让我们感到焦虑。如果你并没有暴露在真实危险中却仍感到焦虑，或者面临的危险程度远没有你想象的那么严重，又或者焦虑的程度太严重以致影响到了你的正常生活，那么你都可以通过学习本书的方法来降低你的焦虑。治疗焦虑的目标是帮助你更快地评估危险的等级，并在危险没那么夸张时学会降低你的焦虑反应。要达到这样的目标，你首先要了解危险的真实程度和你应对危险的真实能力，这意味着你得去接近那些你害怕的事物。

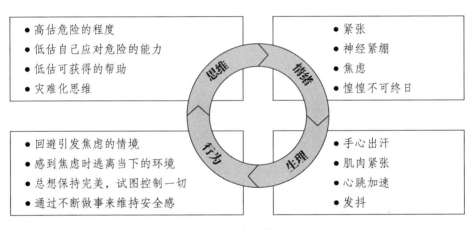

图 14.1　焦虑症状图示

焦虑行为

焦虑会产生两种典型行为：回避和安全行为。焦虑的时候，我们自然而然地想要回避那些让我们恐惧的情境，并寻求安全感，这两种行为在短时间内能让我们感觉舒适。然而，这种应对焦虑的自然反应却可能延长焦虑的时间，并使得焦虑愈演愈烈。

回避

根据课程要求，彼得需要在班里做一个演讲。可是，他只要一想到要在众目睽睽之下讲话，就会感到非常焦虑。结果就是，每当他想要开始准备演讲的事时，就忍不住拖延，试图做一些别的事来避免感到焦虑。他会和朋友出去玩，而不是准备演讲，这样他立刻就感觉好多了，因为那时他的全部注意力会集中在朋友身上，就暂时忘了演讲的事了。然而，几周过去了，彼得对演讲的恐惧有增无减。而且，他平时在课堂上也不大爱发言了。每次他觉得想说点什么的时候，焦虑感就会骤然上升。一旦他打算不说了，焦虑感一下子就消退了。这样一来，焦虑感的消退就变成了一种奖赏，反过来鼓励彼得越来越回避发言的行为。

尽管回避行为让彼得暂时性地缓解了焦虑感，但长远看来，他的焦虑状态是越来越糟了。回避行为导致焦虑上升，有以下四种原因：（1）不接触就不了解，回避焦虑情境使我们难以确定到底是什么让我们感到害怕，也就失去了与焦虑共处的机会；（2）回避使我们学不到应对危机的方法；（3）回避使我们无法获知，当下的情境是否真如我们所想的那样危险；（4）回避让我们无法验证，自己是否已经具备了足够的能力来应对眼前的危机。

彼得班上还有一个同学，叫马克，他也为演讲感到焦虑。不过，马克没有采取回避行为，而是想方设法降低自己的焦虑。首先，马克询问了一些同学，侧面了解了老师的偏好和这门课程对演讲水平的要求。他获知，这门课的老师比较严厉，但是对那些努力参与课堂讨论的学生非常赞许。马克发现，每当他坐下来开始准备演讲材料的时候就会比较焦虑，可是一旦他能够写出来一些演讲要点和思路，他就会专注其中而不再焦虑。于是他早早地把演讲内容都准备好，然后反复练习。他发现，随着练习增多，他的焦虑感越来越低了。

马克还积极参与课堂讨论，尽量多在小组中练习发言。他发现，别人都看着他的时候他也能很好地表达自己，这让他慢慢树立起自信。一次，有个同学对他的发言表达了不同意见，甚至略微表现了一丝嘲讽。他感到自己脸红了，但很快他就意识到，这并非是世界末日。事后，他很高兴自己承受住了这样的挑战。课后，有个女同学告诉马克，她觉得那个提反对意见的同学言行不太礼貌；这让马克明白，即便他犯了错误或者有人不同意他的意见，还是会有另外一些人从积极的方面看待他。

彼得和马克的例子告诉我们，回避行为可以立刻缓解焦虑感，但长久看来，却会让焦虑越来越强。直面恐惧，一开始肯定会让人感到难受，但坚持一段时间就能让我们战胜焦虑。如果你正处于焦虑当中，你一定会有许多想要回避的场景或体验。请列出一些你因焦虑而想要回避的事情。

练习：我会因焦虑而回避什么

1. _____

2. _____

3. _____

4. _____

5. _____

6. _____

7. _____

安全行为

在面对焦虑的时候，除了回避，我们还会采取安全行为。什么是"安全行为"呢？安全行为指的是在面临焦虑情境时，我们做出的那些可以降低危机感或避免伤害的行为。听起来，安全行为好像是个好事情，可事实上往往会适得其反。这是因为，安全行为会让我们过高地估计当前情景的危险程度，反而加重焦虑。以下是几个例子。

泰拉很怕蛇。一次，她带女儿去动物园，宣传资料上写着，园中有室内的蛇类展览。泰拉很不想去，可是女儿特别想看，没办法，泰拉只好带女儿去看展览。在蛇馆里，泰拉始终伸手抓着女儿，预备着只要一看到有哪条蛇跑出来，就随时抓起女儿往外跑。泰拉抓着女儿的行为就是安全行为，这是因为她对当前危险的估计远大于实际，这使得她一直处在较高的焦虑水平之中。而事实上，她想象中的危险几乎不可能发生。

汤姆对许多事情都感到焦虑。晚上，他担心有人闯进家里，于是他锁上了门。可是没过几分钟，他就焦虑得不行了，不得不反复跑去检查门到底锁好了没有（安全行为）。每天晚上，汤姆都要把这样仪式性的动作重复上八九次。每次检查完后，他都会短暂地放松下来，可是很快就又开始焦虑，他会怀疑自己刚才是不是记错了，也许门还没有锁好。检查门锁就是安全行为，它让汤姆的关注点始终集中在潜在的闯入者身上。可是，汤姆的安全行为对于降低他的焦虑并没有持久的效果。

罗伯塔每周都要参加办公室例会。每周她都会特别焦虑，因为她担心经理会问到她不会的问题，或者给她安排她完不成的任务。每次的例会她都会准时参加，可她始终坐在最后一排（安全行为）。开会的时候，她会忍着咳嗽，避免与别人有眼神接触，且绝不主动发言（更多安全行为），她极力避免任何吸引他人注意力的行为。这些安全行为确实让罗伯塔成功避开了经理的注意，可并不能减轻她的焦虑。事实上，尽管经理从来不曾在会上跟罗伯塔说过话，可罗伯塔越来越相信，只要经理跟她说话，她立马就会手足无措。结果就是，一周一周过去了，罗伯塔在例会上变得越来越焦虑。

安全行为和应对焦虑行为有什么区别

当我们采取安全行为的时候，我们会觉得自己正在合理地应对焦虑。但正如上面几个例子所示，安全行为一般只会让我们聚焦在可能的危险上，坚信所处的环境是相当危险的，尽管事实并非这样。安全行为和回避行为一样，都是只能暂时缓解焦虑，却在之后让我们长期挣扎在焦虑的泥潭中不可自拔。这是因为，安全行为会阻止我们完全暴露在所恐惧的事物之下，使我们丧失树立自信的机会，我们会越来越相信，一旦发生危险，我们是无力应对的。

与安全行为相反，好的应对方式应当是直面现实，去处理情境中的危险和我们自身的恐惧反应。通过练习处理恐惧反应，我们会慢慢相信，这个危险是能够被克服的，这样，焦虑感自然就降低了。下面给出安全行为和应对焦虑行为的两点不同：

1. 安全行为是为了消除危险；应对行为是要去接近、面对、处理那些让我们感到恐惧的情境。

2. 安全行为不会减轻焦虑，甚至会让焦虑上升；应对行为则会降低焦虑。

上面例子中的主人公泰拉、汤姆和罗伯塔，如果他们能够放弃安全行为，而采取应对行为，经过一段时间的练习，他们的焦虑就会降低。若泰拉想采取应对行为，她可以把手从女儿身上松开，好好观察女儿看到蛇时的兴奋和好奇。另外，泰拉还可以提醒自己，馆里所有展出的蛇，包括那些最毒的蛇，都被关得严严实实的，跑不出来，所以一点也不危险。

汤姆可以集中注意力认真地锁一次门，这样，当他再感到焦虑的时候，就可以不用再去检查门锁了，而是提醒自己，他有能力忍耐此刻的不确定感和心理不适感。这种忍耐刚开始会很难，但坚持一段时间后，他想要检查门锁的冲动就会下降，他就会明白，检查门锁的动作并不能提升他的安全感。

罗伯塔害怕经理对她提问或分配工作，她担心那样可能会在众人面前出丑。对她来讲，若能在有把握的时候主动在会上发言，那就是一种好的应对行为。她还可以提前为自己不会的东西做准备，以防经理问她问题。如果她接到了不太会做的任务，可以去问有经验的同事，这样，她的能力也得到了提升。罗伯塔刚开始采取这些应对行为的时候，是非常焦虑的，甚至比以往更焦虑。但多试几次后就会发现，她担心的事一件也没有发生，即便发生了，她也完全有能力应对。随着练习的增多，她的焦虑感越来越低，也会越来越有自信了。

在生活中面对焦虑时，你也可能会采取安全行为，就和上面这三个人物一样。想一想，你有没有采用过什么安全行为来防止或减轻焦虑？安全行为有时是你主动去做的某些行为（比如，参加派对的时候让朋友陪着你，提前准备好抗焦虑药物以防焦虑发作，等等），有时则是你避免去做的某些行为（比如，避免和别人眼神接触以防人家跟你说话，坐在挨着过道的椅子上以备随时离开，等等）。在做这个练习时，请想象一些让你感到焦虑的场景，回忆一下，在这些场景中你采取过什么样的安全行为。注意，在每个场景中，你可能采取了不止一种安全行为。

练习：为了不焦虑，我采取过什么安全行为

1. 场景：_____

  安全行为：_____

2. 场景：_____

  安全行为：_____

3. 场景：_____

  安全行为：_____

焦虑思维

当你了解了与焦虑相伴的思维之后，你会更理解为什么焦虑时会产生特定的行为（回避和安全行为）。焦虑时，我们会产生一些与危险、威胁相关的思维，会觉得自己很脆弱，担心自己受伤害。让我们感到焦虑的威胁或危险可以是生理上的、精神上的，也可以是社会性的。当你相信你的身体将要受到伤害时（比如，被蛇咬、心脏病发作、被打），你会感到生理性威胁。当你感到你会被拒绝、羞辱、为难或欺凌时，你会感到社会性威胁。当你担心某事会让你发疯或失去控制时，你会感到精神性威胁。

除了担心危险本身，当我们觉得自己难以应付某事的时候，也会感到焦虑。事实上，这就是因为我们觉得眼前的危险太大，超越了我们的承受能力，所以才会焦虑。这就好比有人要你从高处头朝下往湖里跳。要知道，这事是有风险的。可是如果你很相信自己的跳水能力，湖水也足够深，并且你还看见其他人也这么跳过，跳得还都挺高兴，那你可能就会觉得这件事很刺激，而不会感到焦虑。这是因为，你相信自己可以应付这种水平的危险。所以你不会老想着危险，而是享受那一刻的兴奋和欢愉。可是，如果你不确定自己是否能够安全地跳进水里，也不太会游泳，在这种情况下，你肯定会感到焦虑，而不会觉得有多兴奋。

每天，我们都会面对生活中的各种威胁，我们会判断威胁的强度，并评估我们应对威胁的能力。我们会判断开车开多快，会决定是横穿马路还是继续待在马路牙子上，会考虑要不要打破沉默第一个发言——这些都取决于我们觉知到的危险和我们自身的应对能力。当我们觉得自己的能力足以应对这些危险，甚至绰绰有余时，就会自如地采取行动。可如果觉得特定情境中的危险超越了我们的应对能力，我们就会打退堂鼓，会回避，会采取安全行为。

焦虑并不总是坏事。如果危险程度确实超越了我们的应对能力，及时撤退是非常明智的选择。可若我们常常陷在焦虑之中，那就极有可能是**高估了危险程度且低估了我们的应对能力**。这种思维模式会导致我们经历太多不必要的焦虑。而且，随着时间的发展，焦虑会越来越严重，最终影响到我们生活的方方面面。

"要是……该怎么办？"思维

焦虑思维通常都是对未来灾难的预测。它们一般是以"要是……该怎么办"开始，最终想到灾难化的后果。焦虑思维还常常包括与危险相关的画面。比如，一个害怕公开演讲的人在讲话之前会想："**要是**我说话时结巴了**该怎么办？要是**我忘词了**该怎么办？要是**别人觉得我太笨了，根本听不清我在说什么**该怎么办？**"他脑海里会出现这样的画面：他孤零零一个人像个木偶一样呆呆地站在众人面前，涨红了脸。这些思维都是关于未来的，并且预测未来会发生消极的结果。

那些害怕乘坐飞机的人可能会想："**要是**飞机爆炸了**该怎么办？要是**我在飞机上惊恐发作了**该怎么办？要是**飞机上氧气不够了**该怎么办？**"那些害怕在高速路上开车的人可能会想："**要是**我在高速路上撞车了**该怎么办？要是**我堵车了，又恰好赶上惊恐发作，不能及时从高速路出口出去**该怎么办？**"可以看到，这些思维也都是指向未来的，并且预测了危险或灾难化的后果。它们会让人在坐飞机或上高速之前反复琢磨。

有些人会在恋爱关系当中感到焦虑。他们可能害怕真正的亲密，害怕承诺，也可能会害怕被评价、被拒绝、被羞辱。这些与关系有关的思维同样是指向未来的，预测危险或灾难化后果。这类思维包括："**要是**我受伤了**该怎么办？要是**我被拒绝了**该怎么办？要是**别人发现我的弱点，利用我**该怎么办？**"这些思维再次印证了焦虑的终极主题："恐怖的事情就要发生了！"

每个人对威胁的觉知都不尽相同。有的人安全感很强，有的人则非常容易受到惊吓，于是就总是焦虑。这种区别有时候是源自生活经验。比如，可能你从小成长的环境混乱不堪，那你就会觉得世界总是处于危险当中，他人也都是危险的。作为一个易受伤害的小孩，你对危险的警觉能有效地帮助你存活下来。如果你生在一个糟糕的家庭，那么快速识别危险的早期信号就能帮助你免遭情感或身体的虐待。你会在这种恶劣的环境中发展起优秀的预警和自保能力。

可是，长到现在这个年龄，你的这种能力也许就不太适用了。你需要重新评估，你对危险的反应是否过激了。可能你现在生活中的人并不像你童年时期遇到的那样危险。你也可以客观考虑一下，作为一个成年人，现在的你是否拥有足够的资源和能力来开放自己，应对危险，迎接挑战。

图像

焦虑思维通常是以图像形式出现在脑海中的。当我们高估危险时，不会仅仅这样想："要是我出车祸了该怎么办？"而是会将我们害怕的场景想象成一个栩栩如生的画面。在想象中，我们可能会真的看到一场交通事故，会听到救护车的警报声。当我们低估自己的应对能力时，会想象出自己手足无措、瑟瑟发抖的样子。我们可能会想象别人正在嘲笑我们，甚至听到人家嘲笑我们的声音。有时，这些想象是源自我们过去体验焦虑时的记忆，或者曾经历的重大创伤事件。可有时，这些想象完全是臆造的，是我们凭空想象出来的。比如，在我们的想象中，老板可能变成了 3 米那么高大，正红着脸冲我们大叫。正是这些想象出的画面让我们感到强烈的焦虑，所以，我们先要学会觉察它们，然后才能知道如何回应它们。在本书中，许多练习要求你识别自己的思维，这里所指的思维均包括文字性的思维和图像性的思维。

琳达：惊恐发作时的焦虑思维。

琳达坐飞机的时候经常体验到焦虑情绪，甚至会经历惊恐发作。"惊恐"是焦虑或恐惧的极端表现。"惊恐发作"是一组包括特定的思维、情感和生理反应的症候群。惊恐发作通常伴随某些生理或心理感受的改变，如心跳加快、出汗、呼吸困难、窒息感、战栗、晕眩、胸痛、恶心、一阵阵发热或发冷、定向障碍等。

　　琳达为了参加一个临时的商务会议，需要乘坐飞机飞往几百公里以外的一个城市。上飞机前，她检视了自己的思维和情绪反应，并将它们汇总在了思维记录表上。图 14.2 展示了琳达的部分思维记录表。

　　琳达产生了一些有关外在危险和人类脆弱性的思维，请注意观察，她的焦虑和惊恐是如何被这类思维影响的。要知道，并不是在航站楼候机这个行为本身造成了琳达的惊恐。毕竟，许多人都曾在航站楼候机，但是并没有感到焦虑，也没有惊恐发作。是琳达在此情景中产生的思维让她感到无比焦虑和惊恐。

1. 情境	2. 情绪	3. 自动化思维（图像）
何人？ 何事？ 何时？ 何地？	a. 你有什么感觉？ b. 给每种情绪的强烈程度打分（0 ~ 100%）。	就在你快要有这种感觉的时候，你在想什么？还有别的思维或图像吗？
在机场候机。	焦虑 80% 惊恐 90% **列出你体验到的生理反应：** 出汗 呼吸困难 心脏狂跳	要是飞机出现机械故障该怎么办？这架飞机到底有多安全？要是我在飞机上惊恐发作了该怎么办？ 要是让我老板看见我呼吸困难、浑身冒汗、惊恐发作的样子，那该多丢人！我的心跳已经开始加速了。 我觉得我马上就要惊恐发作了。 要是我犯心脏病了该怎么办？ 图像——我想象到自己紧揿着胸口、浑身出汗、脸色苍白的样子。机场的人看见我这样都吓坏了，不知道我出了什么毛病。

图 14.2　琳达的部分思维记录表

练习：识别与焦虑相关的思维

请你完成工作表14.3，来明确那些与你的焦虑和恐惧相关的思维。回忆你最近一次感到焦虑、恐惧或神经紧张的经历。请详细描述当时的情境、你的情绪、你体验到的生理症状（如，心跳加速、晕眩、出汗、胃部不适等）。回想当时你脑海里出现的思维（文字性的或图像性的）。如果你脑海里出现的是画面，请详细描绘这个画面。如果你的思维是"要是……该怎么办"这个问句形式的，那就回答这个问句（比如，你可以回答让你感到最焦虑的思维或画面）。

工作表14.3　识别与焦虑相关的思维

1. 情境	2. 情绪	3. 自动化思维（图像）
何人？ 何事？ 何时？ 何地？	a. 你有什么感觉？ b. 给每种情绪的强烈程度打分（0 ~ 100%）。	就在你快要有这种感觉的时候，你在想什么？还有别的思维或图像吗？
	列出你体验到的生理反应：	

看一看，你在上面练习中识别出来的思维是否是指向未来的？这些思维是否反映了某种危机感、无力应对感，或预测了某种灾难？如果是，那么你就已经成功识别出了与焦虑相关的思维。

焦虑一般是在不太明确的情境中产生的。这其实很好理解。想一想，如果我们只是接到预警，却不知道事情的具体细节，那就无法估计即将面临的情境到底有多危险。焦虑的人们有时宁愿确切知道就是有不好的事要发生了，也不愿意待在"一无所知"的境况里。这在某种程度上解释了，为什么人们在不确定的情况下，会干脆直接得出某事危险的结论。这就好比，如果我们的身体出现了一些莫名的症状，我们倾向于将其解释为某种严重疾病的信号，而不会做出更无所谓的解释。

另外，焦虑的持续上升往往源于我们无法掌控全局。焦虑的时候，我们总是试图去掌控现有的情境，或想把事情做完美，希望通过这样的努力来阻止危险发生。既然我们不确定自己有没有足够的能力来应对危险，那就尽力防患于未然吧。可问题是，没有人能把事情做到真正完美，也没有人能完全掌控未来会发生什么。因此，处理焦虑最好的方法是学会提升自信，相信我们有能力应对可能的问题，而不是总想着把所有危险都扼杀在摇篮里。再回顾一下你填好的工作表14.3，看一看你有没有什么思维是与控制、完美主义或"一无所知"相关的？

各类焦虑中的常见思维

图14.3中总结了与各类焦虑相关的常见思维，本章的前面部分提到过这些类型的焦虑。注意，这些思维都与某种危险相关，这就是所有焦虑的核心部分。比如，恐惧蛇的人会产生与蛇相关的焦虑思维或图像，担忧健康的人会产生与疾病相关的思维或图像。在各个分类中，怀疑自己对危险的应对能力也是常见的焦虑思维。

焦虑类型	常见思维或图像
恐怖症	关于特定情境事物的恐惧思维或图像（如，怕蛇、恐高、怕昆虫、怕乘坐电梯等）。
社交焦虑	"人们会评价/批评我"；"我看起来太蠢了"；想到自己脸红的画面，想到别人嘲笑我的场景等。
惊恐障碍	"我快死了"（如，心脏病、窒息）；"我要疯了"；想到自己人事不省，医护人员到来的情境。
创伤后应激障碍	有关创伤事件的闪回记忆和图像；"我彻底毁了"；"我现在很危险"；被某些感觉刺激（如声音、气味、光线，或其他与创伤事件相似的感觉）引发创伤性思维或画面。
疑病症	"我得病了，只不过还没诊断出来"；"生理改变或疼痛都是大病的前兆"；"医生做了检查说我没病，肯定是他们遗漏了什么"；"经常关注生理改变，并做疾病检查，是很重要的"。
广泛性焦虑障碍	"要是……该怎么办？"以这种思维担心各种事情；"要是发生了什么糟糕的事，我肯定应付不了"；想象自己无力应对危险、崩溃失控的画面。

图 14.3　各类焦虑中的常见思维和图像

战胜焦虑

　　焦虑的时候，我们一般想的都是尽快逃离焦虑。我们可能会想，要是从此再也不会焦虑了，该多么美好。然而，彻底排除焦虑并不是一件好事。焦虑是机体的警报系统，提醒我们注意危险。假设，你家里安装了警报系统，这个警报系统过于敏感，连小猫小狗意外闯入都能触发警报，你就总是会被不必要的警报打扰。但你完全没有必要因此弃用警报系统。你只需要调整一下系统的敏感度，让它不要那么容易报警，或者在你判断外面并不危险的时候尽快关闭警报，就可以了。战胜焦虑也是如此。我们可以尽力将自身的内在警报系统调整到合理的状态，让它不要太频繁地报警。另外，我们也可以学着评估危险的程度，这样，当我们发现自己高估了危险而产生焦虑反应的时候，就可以尽快关掉身体的警报。再有，我们可以提升自信，相信自己有能力应对那些让我们焦虑的情境，也有能力应对焦虑本身。

调整焦虑警报系统

同其他各种类型的情绪问题相比，认知行为疗法对治疗焦虑是最有效的。对于图 14.3 中列出的各类焦虑，认知行为疗法都有专门的治疗手段。下面的各部分简要介绍一些通用的治疗方法。

克服回避行为：暴露疗法

前文已经介绍过，回避是最常见的焦虑行为。只要回避某个困难情境，我们的焦虑感就会立刻降低，这反过来形成一种奖赏，促使我们在未来继续回避类似的情境。然而事与愿违，对于特定的困难，我们回避得越多，未来再遇到它时就越会感到焦虑。长期看来，回避行为实际上促使焦虑蔓延滋长，因为总是回避一个困难就会让我们更加确信这个困难是非常危险的，是我们难以克服的。

为了克服焦虑，我们需要学着去接触那些我们想要回避的人或情境。通过不断接触，我们就可以逐渐提升自信，相信自己可以克服那些令人恐惧的事情。接触和应对令我们感到害怕的情境是一种持久而强大的方法，可以显著地降低焦虑。直接面对恐惧并战胜它们，这种方法叫做"暴露疗法"。简单来说，你暴露的越多，焦虑敏感性就越低。意思就是，你越经常走进让你焦虑的情境，你的焦虑警报系统就越觉得这没什么好危险的。在一段时间里慢慢地反复地暴露，直到你的警报系统不那么敏感，这个过程就叫"脱敏"。在下面的部分中，你将学习如何用"恐惧阶梯"来帮助自己合理地进行暴露，这样你就可以更快地克服你的恐惧。

划分等级或使用恐惧阶梯

当你体验到非常强烈的焦虑时，你可以试着将你害怕的人、事、物划分等级，这是非常有用的方法。所谓的"等级"就是一个清单列表，你需要将害怕的东西按害怕程度排序写下来，最害怕的写在最上面，最不害怕的写在最底下。你可以把这个等级列表想象成一个"恐惧阶梯"，在这个梯子上，最底下的一级代表你恐惧程度最轻微的情境，每往上登一级，你的恐惧程度就高一些。练习的时候，先从最低的一级开始，然后慢慢地一步一步往上登。当你面对某一级的情境，只产生中等程度的恐惧时，就代表你已能够成功地处理这个情境，就可以继续往上再登一级。在每一级上，你都需要停下来，反复地进行暴露，直到你有信心能够应对这一级恐惧，并能容忍你面对恐惧时产生的各种各样的焦虑。就这样慢慢地接触你所恐惧的事物，你就可以看到，自己对未来灾难的预测是否真实准确，你是否有能力应对那些危险。

以胡安妮达为例。胡安妮达需要在市政会议上做一个发言，她感到很紧张。对于在人前讲话，她一般是能回避就回避的，因为这件事让她特别焦虑。为了克服焦虑和回避行为，胡安妮达画了一个恐惧阶梯，如图 14.4 所示。

恐惧阶梯

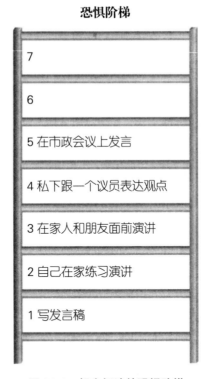

7

6

5 在市政会议上发言

4 私下跟一个议员表达观点

3 在家人和朋友面前演讲

2 自己在家练习演讲

1 写发言稿

图 14.4　胡安妮达的恐惧阶梯

从恐惧阶梯最底部的情境 1 开始，胡安妮达一步一步成功地克服了恐惧阶梯的所有等级，她综合使用了包括放松（本章后面的内容将会介绍）、认知重构（第 6 章至第 9 章）、行动计划表（第 10 章）在内的多种方法，来解决可能出现的问题。面对每一级恐惧，胡安妮达都会努力接触当前的情境，直到焦虑处在可接受的水平，信心也提升了，她才会继续进行上一级的情境。第 4 级的情境在真实生活中不太容易有过多重复的机会，所以她先在想象中进行练习，比较有自信之后才当着其他人的面表达自己的观点。最后，胡安妮达在市政会议上发言的时候，她还是感到了一些焦虑，但这和她以前相比可谓天壤之别。她将自己的成功归功于这样一步步的练习。而且，在她走向讲台的时候，她还不断地提醒自己，在家练习的时候她讲得非常好。通过综合使用多种方法，胡安妮达终于可以顺利地在公开场合发表演讲了，而这是她以前百般逃避的。

胡安妮达使用恐惧阶梯成功地帮助自己完成公开演讲。可有时候，让人焦虑的事并不是单一的，而是一组情境或体验的集合。比如，保罗会回避许多场合，因为他担心自己在那些场合中会惊恐发作。他不愿独自开车，不愿离家太远，不愿乘坐电梯，不愿坐在连排椅子中间的座位上，不愿到人多的地方去。这些场合都令保罗感到焦虑，他害怕自己陷入这样的情境中就会惊恐发作。保罗将这些情境按害怕程度排序，画出了自己的恐惧阶梯，如图 14.5 所示。

你可以看到，保罗用到的恐惧阶梯的级数比胡安妮达的要多一些。每一级，保罗都循序渐进地设计了好几个暴露实验。比如，他去看电影或者看体育比赛，就会先找一个离过道不太远的座位坐下（第一级），等他的信心增长一些，再渐渐挪到中间的位子（第二级）。第三级到第七级，每一级他都设计了一个相对比较容易的暴露实验作为开始。只要他某一次的暴露实验成功了（即他能够在预设的情境中待足够长的时间，直到焦虑下降到可接受的水平），他就可以增加暴露的时间或强度。以乘坐电梯为例，他需要乘坐很多次电梯，并不断地增加乘坐电梯的楼层，直到他能够乘坐电梯从一楼一直到楼顶。当他能够乘坐空无一人的电梯时，他就可以试着找一个高峰时段，乘坐挤满人的电梯。这样看起来，保罗的恐惧阶梯里的内容非常多，似乎要花费好长的时间才能全部完成。其实并不是，有好多暴露挑战是可以在一天里完成的。所以，他达到恐惧阶梯的最上层实际上只需要几个月的时间，远比他想象的要快。

恐惧阶梯

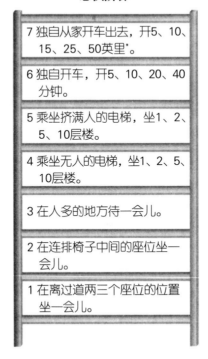

7 独自从家开车出去，开5、10、15、25、50英里*。

6 独自开车，开5、10、20、40分钟。

5 乘坐挤满人的电梯，坐1、2、5、10层楼。

4 乘坐无人的电梯，坐1、2、5、10层楼。

3 在人多的地方待一会儿。

2 在连排椅子中间的座位坐一会儿。

1 在离过道两三个座位的位置坐一会儿。

图14.5　保罗的恐惧阶梯

下面请使用工作表14.4和14.5来创建自己的恐惧阶梯。

练习：创建我的恐惧阶梯

下面请你创建自己的恐惧阶梯。在工作表14.4中，你可以用头脑风暴的方式找出你因焦虑而回避的场景，并给这些场景评级打分。然后请将这些场景按评分的高低顺序写在工作表14.5的阶梯中，最焦虑的写在最上面，最不焦虑的写在最下面。如果某几个场景的评分是一样的，就请你再仔细考虑考虑，给这几个场景排排序，这样就能保证你在使用恐惧阶梯的时候一定是从最不害怕的场景开始，慢慢向最害怕的场景前进。注意，你不一定非要将阶梯的每一级都填满。

---

*1英里≈1.6千米。——译者注

工作表 14.4 创建恐惧阶梯

1. 首先,用头脑风暴法想出一些你因焦虑而回避的场景,把它们写在左边一栏。顺序无所谓。

2. 写完之后,请想象每一个场景,它让你感到有多焦虑?然后 0—100 打分,0 分是完全不焦虑,100 分是有史以来你感到最焦虑的状态。把评分写在对应的右边一栏。

我回避的场景	焦虑评分(0–100)

工作表14.5　我的恐惧阶梯

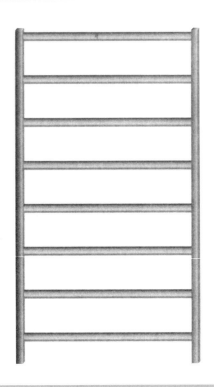

使用恐惧阶梯克服焦虑和回避行为

　　当你制作好了自己的恐惧阶梯，就意味着你已经走上了克服焦虑之路，你会去接近自己的恐惧（暴露），学会处理你的焦虑情绪。你可以自己掌握攀登恐惧阶梯的快慢和进度。对于恐惧阶梯的每一级，什么时候可以暴露，什么时候不要暴露，这完全取决于你；你不必强迫自己走得太快，不要给自己太多压力。在整个操作过程中，掌控感是一个重要方面，它可以有效地降低你的焦虑，让你更好、更快地克服回避行为。

　　一级一级向上攀爬恐惧阶梯，从来就不是一件多么令人愉悦舒适的事。但若你能够忍耐暂时的不适，坚持在恐惧阶梯上前行，你就会更快地战胜焦虑。从某种程度上讲，暴露和回避的原理差不多，回避行为会导致短期的放松和长期的焦虑提升，暴露则会导致短期的不适和长期的焦虑下降。因此，你应该尽量多花一些时间来进行恐惧阶梯的暴露练习。

如果你发现，恐惧阶梯最底下的一级，也就是最不恐怖的一个情境，对你来说仍然非常难以面对，那么你可以把这一级再细分为更小的步骤，或者先进行想象练习。想象练习就是单纯地在脑海中构建某一级的情境，然后想象你身处其中。

在想象练习中，你把情境想象得越细越好。比如，胡安妮达在做练习时，会找来她要去拜访的议员们的照片，仔细观看，并想象他们脸上的表情。她会想象怎样和议员们握手，怎样坐在他们的办公室里，她自己有什么感觉。她甚至想象了刚开始发言时自己的声音会有一点颤抖。胡安妮达发现，将这次会面想象出两个版本是很有帮助的：一个版本是她讲得很好，一切顺利；另一个版本是她说得磕磕巴巴，感觉非常尴尬。胡安妮达想象了容易的情境，也想象了困难的情境，这样，她就觉得无论发生什么事她都能够应付了，这大大提升了她的自信。

当你在想象中可以不再紧张，感到相对舒适时，你就可以在真实的情境中实践了。胡安妮达的经验表明，在想象中练习暴露时，充分调动五官的感觉是非常有用的。你可以想象你看到了什么，听到了什么，闻到了什么，尝到了什么，摸到了什么。你还可以想象你可能会在这个情境里想到什么，感觉到什么，或者做了什么。有些人可能会喜欢把想象到的东西详细记录下来，录音或者写字都可以，这也是很有帮助的。这样，你就可以反复听或反复看想象中的情境，这是一种增加暴露次数的方法，可以让你更快地在恐惧阶梯上前行。

那么，在做恐惧阶梯练习时，什么时候该从一个阶梯进行到下一个阶梯呢？其实，你不需要等到焦虑完全消失（焦虑评分为0）才继续下一级。事实上，大部分人在同一情境下暴露了许多次之后仍然会有一定程度的焦虑。只要能让焦虑处在一个可接受的水平，我们的目标就达到了。对大部分人来说，你可以参考这样的评价方法，即在某一级上持续暴露，直到焦虑下降超过一半，或者下降到40分以下（0~100评分），就可以继续进行了。

如果面对某一情境确有困难，你可以使用本章后半部分讲到的应对方法，它们可以帮助你在这一级阶梯上多待一段时间。有时，伴侣或朋友的支持可以让你更有动力和意愿来面对恐惧。如果你想寻找一个支持者，请挑选一个你信任的人，他必须要真正理解你的恐惧和回避行为。这个人会成为你的动力，你的情感来源，他会在你刚开始面对困难情境时给予你支持。最理想的状态下，你会在这名支持者的陪伴下慢慢变得勇敢，最终，你将能够独立面对恐惧，就和支持者在场时没什么两样。

你可能会发现，刚开始接触恐惧阶梯时，你的焦虑水平会显著上升。这是一个好现象，说明你正在直面恐惧。如果你发现，面对某一情境时并没有感到焦虑，那要么是你没让自己面对足够的恐惧，要么是你采取了太多的安全行为。另外，进行恐惧阶梯的每一步时，你也在学着如何忍耐焦虑。随着暴露的增多，你面对焦虑的时候会越来越从容。你会发现，你越能够忍耐焦虑，焦虑的水平也就会越低。在练习时，为了帮助你更好地面对恐惧情境，下面列出了一些处理焦虑的技巧可供你使用。

处理焦虑

当人们感到焦虑时，就会想要逃离或躲避当下的情境，这是很正常的。前面已经讲过，要想战胜焦虑，我们需要克服这种逃离倾向，坚持待在情境中，这样才能学会如何忍耐焦虑，并发现自己其实是有能力处理眼前的挑战的。在本章及本书的其他章节中，你会学到许多方法，帮你降低焦虑水平，或帮你忍耐焦虑水平的上升。

其实你可以做很多事。只要你能学会两三种处理和忍耐焦虑的方法，你的进步之路就会走得非常顺利。需要注意的是，请你一定要将这些方法用于直面恐惧情境，而非用于让你回避恐惧的安全行为，这些方法也不是用来让你排除焦虑的。请明确这些方法的目的，它们是为了将焦虑调整到一个可接受的水平，让你能够持续地待在这个情境当中。

正念和接纳

"正念"是一种觉察练习，它要求你学会停在当下，全身心地观察自身的体验和所处的环境。正念还包括不做判断地接纳自己所有的体验。比如，当你在一条街上走过的时候，你可能满脑子想的都是今天发生了什么，或者接下来要做什么，你还可能一边走一边用手机看信息回邮件。若想在行走时保持正念，就意味着你需要将注意力放在行走本身上，注意你脚步的移动、肌肉运动的感觉、风拂过皮肤的触觉、周围的声音和颜色、呼吸时闻到的气味等等。一旦你体验到某些不舒服的感觉，你就可以学着去接纳，接纳意味着仅仅注意这些不舒服的部分，而不试图去改变它们，这是非常有意义的练习。

正念并不像听上去那么容易做到。刚开始做正念练习的时候，你会发现你可能连一两分钟的正念都保持不了，你会忍不住东想西想，想到过去，想到未来，这是非常正常的。只要能注意到你的思维正在飘移就是一个好现象，这提醒你需要把思维拉回到当下，聚焦在此时的体验上。注意到思维的飘移而不做评价，这也是正念的一部分。你只需要慢慢地把自己拉回到当下的情境中就可以了。你可以随时随地在任何事情上做正念练习，吃饭、走路、聊天，这些事都可以。只要你能够在不焦虑的情境中保持正念，哪怕只有几分钟，你就算是基本掌握了这项技能，就可以将之应用在让你感到焦虑的情境中了。

琳达在接受治疗初期就学会了正念的方法。有一次，她正坐在飞机上，忽然听到机长广播说飞机起飞延迟了，要在跑道上多等 20 分钟。她脑子里的第一反应是："完了，我没办法应对这个情况，我就要惊恐发作了！"她开始变得焦虑。于是，她决定试着做一做正念练习。

琳达把注意力集中在当下的种种体验上。她看看天，看着白云在蓝天里交错的形状。她任由自己的目光沿着每一片云彩的边缘走过，仔细观察云层的深浅薄厚。琳达有意地调整呼吸，她注意到，随着焦虑的下降，呼吸的速度也开始减慢。她抚摩着自己的衣服，感受布料的纹理材质，她听着周围乘客隐隐约约的说话声。琳达完完全全地沉浸在当下的情境和体验当中了，20 分钟的延迟在不知不觉中一晃而过，而她的焦虑始终处在一个可以忍耐的水平上。正念练习也使得琳达学会接纳自己的焦虑。她是这么想的："这次延迟是意料之外的事情。我就是对坐飞机感到焦虑，我理解也接纳自己的焦虑。我不需要去改变这份焦虑，我能忍耐它。"

正念和接纳对处理焦虑有很好的效果，具体体现在以下几个方面。第一，大部分的焦虑都不是针对当下发生的事情，而是害怕未来将要发生的事，哪怕仅仅是几分钟以后要发生的事。所以，如果你学会将注意力保持在此时此刻，焦虑就会下降。第二，当你的全部注意力都集中在此时此刻时，你的大脑就不会再去注意让你恐惧的事情了。关注此刻会占用你的认知资源，让真真切切的生活感受充斥你的意识，让你感到脚踏实地，这会让你感到非常放松。第三，长期做正念和接纳练习可以帮助你更能忍耐焦虑，焦虑反过来也会下降。这是因为，你会将焦虑思维仅仅视为一种正常的心理活动，不再赋予它那么危险的意义。通过不断的练习，你会渐渐理解自己面对事物的思维模式和惯性反应。你可以学着不去对自己的这些习惯做评价、做反馈。它们就是那样发生了，你只需要去观察它们就可以了。许多经常做正念练习的人报告说，他们感到内心更平静，整个人变得更好，更能接纳生活中遇到的种种困难。

如果你读了上面的介绍，感到正念的方法或许对你有用，那你可以到当地社区咨询，许多社区都有教人们做正念练习的学习班。市面上还有很多书籍、电视节目、手机应用之类的，也能够帮助你进行正念练习。

呼吸

做平稳的深呼吸也是一种处理焦虑的方法。人们在焦虑或紧张的时候，呼吸会变浅，变得不规律。这样的呼吸模式会造成体内氧气和二氧化碳不平衡，进而导致一系列焦虑的生理反应。呼吸越浅，吸入的氧气越少。而心脏的重要功能之一就是通过血液循环系统向全身输送氧气，如果心脏得到的氧气不足，就会加速跳动，以确保体内的氧气含量维持在相同的水平。

刚开始练习的时候，你最好能连续做平稳的深呼吸至少四分钟，因为这个长度差不多就可以让体内的氧气和二氧化碳恢复平衡。平稳呼吸的意思就是，缓慢地、深深地呼吸，尽量保持吸气和呼气的时间相等。你可以把一只手按在胸前，另一只手按在胃部，如果吸气的时候，按在胃部的手向外移动了，就说明你的呼吸方法很到位。

现在请你试着做一下呼吸练习。请你缓缓地吸气，心里慢慢地数4下，然后再缓缓地吐气，心里慢慢地数 4 下，如此循环，坚持 4 分钟左右。看一看，你是否变得更放松了。做呼吸练习的时候，用鼻子呼吸还是用嘴呼吸都可以，按照你舒服的方式即可。一定要缓慢温和地呼吸，不要大口吞咽空气。尽量把注意力集中在呼吸本身上，你可以仔细观察放在胃部的手，注意呼吸时手一起一伏的运动。当你发现你开始走神想别的事了，只需慢慢把注意力拉回到呼吸上就可以了。你可以在不太焦虑的时候多做一做呼吸练习。如果你能每天练习 4 次，每次维持 4 分钟，只要坚持一星期，你就可以熟练地掌握这一技术了。这样，当你面临焦虑情境时，你就可以采用呼吸的方法来降低焦虑，让你可以在当前的情境中多坚持一段时间。

渐进式肌肉放松

渐进式肌肉放松是一种让全身主要肌肉群交替紧张和放松的技术。放松过程可以是从头到脚，也可以是从脚到头。渐进式肌肉放松技术可以让身体和精神都获得深度的放松。它的方法是依次让身体各处的肌肉先紧绷，再放松，包括额头、眼睛、嘴、下巴、脖子、肩膀、背部、胸部、大臂、小臂、手、胃部、臀部、腹股沟、腿、大腿、小腿、脚。对于每个肌肉群，先紧绷 5 秒钟，然后放松 10 ～ 15 秒钟，再次紧绷 5 秒钟，然后再放松 10 ～ 15 秒钟。要做这样的练习，你需要找一个相对安静、舒适、不被打扰的地方。一般来说，将全身肌肉彻底放松一遍，需要 15 分钟左右的时间。

做渐进式肌肉放松练习的时候，请你仔细体会在紧绷状态和放松状态下的感觉有什么不同。有的人觉得放松状态更沉更温暖，有的人则觉得放松时更轻盈。不管你的感觉是什么，请一定关注二者的区别，这样你就会更理解，自己的身体在紧张和放松状态下分别是什么样子。

当你能够很好地觉察自己肌肉的紧绷状态之后，你就可以随时随地使用渐进式肌肉放松技术了，特别是当你感到焦虑的时候。紧张的时候，不同的人会有不同的反应，肌肉紧绷的身体部位也会有所不同，所以，你需要了解自己到底是哪部分肌肉更需要放松。大部分的人在做完这样的练习之后，都会发现焦虑水平下降了，感到更轻松。反复做放松练习，会让人进入更深层的放松状态。放松技术是可以通过练习获得提升的，这和学弹琴或者练投球是类似的，练得越多，使用起来越得心应手。等你熟练掌握了之后，你就可以将放松技术应用在你的恐惧阶梯上，一旦有哪一级让你感到非常困难，你就可以试着放松，让自己尽可能多地在这一级情境中待一会儿，而不是因过于害怕而回避。

想象

在进入焦虑情境之前，想象可以帮助你恢复平静。想象还能让你尽可能久地待在焦虑情境中，直到焦虑情绪自然消退。想象出的场景一般有两种类型，包括放松场景和激励场景。放松场景可能是真实存在的，是某个能让你感到安全平静的地方，也可能是你想象出的某个平静场景。激励场景则可能有许多人，有背景音乐，总之是一个能激发你勇气和信心的场景。想象出的具体场景是什么并不重要，重要的是这个场景让你感觉怎么样，它能否帮助你更好地面对焦虑。

你在想象中混入越多的五官感觉，这个想象就对你越有用。你可以去想象这个场景中的气味、声音、光线、触摸到的手感等，这会让你更容易放松，或更受激励。比如，你想象自己正走在一条山间的林荫道上，你就可以专注地聆听鸟儿婉转的叫声，看到阳光透过树叶的缝隙洒在地上摇曳闪烁，闻到松木的清香，看到树林的郁郁葱葱，感到凉爽的空气从皮肤表面轻轻掠过。再比如，你正想象一个电影中的激励场景，你想要用这个想象帮助自己忍耐高水平的焦虑，你就可以想象你的主人公的穿着相貌，你听到耳中响起雄壮的背景音乐，你可以感受到胸中澎湃的激情，等等。你想象中的任何一种五官感觉都可以帮助你更好地领略到放松感或自信感。

有时，你也不一定非要想象出某个特定的地点，或者想象别的什么人物。你只需要重新回忆起某个你曾引以为傲的体验，就会有非常大的帮助。比如，乔琳娜对即将与经理进行面谈感到紧张。以前，她会想各种各样的办法来躲避与经理的这种面谈，但是现在，她把面谈这一行为写在了自己的恐惧阶梯上，并且决定要克服这一恐惧。面谈之前，她用想象的方法来帮助自己恢复平静，提升自信，让自己的心情好起来。她想了想生活中比较有自信的场景，觉得她去做兼职钢琴老师的时候是很自信的。她开始仔细回想，在给学生教钢琴课的时候她的感觉如何。她想象着，当学生们能够出色地演奏时，她感到无比的自豪，满怀着成就感。在想象中，她能听到悠扬的钢琴声，能感觉到琴房窗子上的风扇送来的凉爽空气。她感到自己的腰杆挺直了，整个人呈现出一种成功教师的姿态。仅仅花了 5 分钟来想象这样的场景，乔琳娜就觉得自己更平静、更自信、更有能力了。当她和经理见面时，她可以挺直身板坐在椅子上，踏实地待在这个情境当中，即便有时候还是会焦虑，但她相信自己完全可以忍耐这样的焦虑。

练习：练习放松方法并评估

现在，你已经学习了正念和接纳、呼吸、渐进式肌肉放松、想象等四种处理焦虑的方法，它们可以帮助你在焦虑情境中尽量待得久一点。

- 把每种放松方法都试上一两次，看看哪些对你比较有用。
- 做各项练习前后，请使用工作表 14.6 来评估自己的焦虑或紧张水平，在 0 ~ 100 范围内打分。
- 确定了适合你的方法之后，请定期使用它们。
- 如果你能每天都练习放松方法，等你需要的时候你就可以更有效地使用它们。

工作表 14.6　评估我的放松方法

在"使用的放松方法"栏下面，写上"正念和接纳"、"呼吸"、"渐进式肌肉放松"、"想象"等这些方法的名字。做每个练习之前和之后，请你评估你的焦虑或紧张水平，0 分表示一点也不紧张或焦虑，100 表示有史以来最紧张或焦虑的状态，将分数写在后两栏。你最好能把每种放松方法都多练几次。在工作表最底下，写一写你在练习过程中都学到了什么。看一看，通过练习，你是否变得更放松了？你还可以比较各个方法的异同，看一看哪种最适合你。

使用的放松方法	开始时的焦虑/紧张评分（0—100）	结束时的焦虑/紧张评分（0—100）

我学到了什么（通过练习，我是否更放松了？哪种放松方法最适合我？）：

_____

_____

_____

改变焦虑思维

改变你的焦虑思维是降低焦虑最重要的方法之一，它可以对缓解焦虑情绪产生持久的影响。简单说来，你可以从两个角度让焦虑水平下降，一是降低你对环境危险水平的觉知，二是提升你对自己应对危险能力的信心。本书讲授了许多方法，可以帮助你检验和改变焦虑思维。本章末尾的图 14.6，推荐了一种阅读本书的顺序，帮助你合理学习处理焦虑的各种方法。

方法之一就是用行为实验（见第 11 章）来检验你做恐惧阶梯时产生的种种

焦虑思维。你在本章已经学过，降低焦虑的最快方法就是直面恐惧，这里可以使用恐惧阶梯。在面对每一级阶梯中的内容时，你都可以做一些行为实验，看看自己在该情境下到底是如何应对的。行为实验给你提供了可能性，让你看到自己比想象中更有能力，更能应对那些危险。第 10 章的行动计划表和接纳可以帮助你更好地面对恐惧阶梯中的情境。

第 11 章介绍了有关潜在假设的知识，事实上，焦虑一般都包含某些潜在假设。比如，焦虑人群常见的一种潜在假设是："要是发生了什么糟糕的事，我肯定应付不了。"在第 11 章里，我们会教给你怎样用行为实验来检验这些焦虑假设。

如果你发现做恐惧阶梯练习对你很有帮助，那么在读完本章之后，你可以立刻读一读第 10 章和第 11 章，了解和使用其中讲到的理念。如果你打算先读那两章，那么你可以读完之后再读一读第 5 章至第 9 章。

第 5 章至第 9 章教给你如何建立个人目标，如何知晓你的进步，以及如何检验你的焦虑思维，这样你就可以更快地评估真实的环境到底有多危险，你到底有没有能力应对。当你检验了正反两方面的证据之后，如果发现真实环境并没有你想象的那么恶劣，你的应对能力也比你想象的要好得多，那么焦虑水平自然就下降了。

如果你的焦虑思维是图像

本章前面讲过，焦虑思维不仅仅是一句语言，还可能以图像的形式存在。有时，这些思维图像是静止的图片，比如，你会想到你涨红的脸。但更常见的思维图像会像放电影一样，把一整段的场景演出来。比如，你可能会想象自己说错话之后的一系列情境，你的脸变得通红，大家都在笑话你，一个个摇着头走开了。不过，不管你的焦虑思维是文字性的还是图像性的，它们都是关于对未来的危险（"糟糕的事情就要发生了！""我要尴尬死了！""老板会看扁我，我要被炒鱿鱼了！"）或缺乏应对能力（"我应付不了了。""我很无能。""别人都比我有自信。"）的想象。

通常，这些图像都是歪曲的。比如，假设你觉得你的老板对你很不满意，那么在你的想象当中，老板的身材会比真实生活中更高大，看起来更吓人。另外，焦虑的时候，你想象中的自己看起来会非常不好，远比人们实际看上去的要夸张，这样的歪曲在焦虑图像中非常常见。你可以使用思维记录表来检验你的图像，看看这些图像是否符合你的真实生活经验。你还可以做些实验来验证歪曲的信念。比如，当你在想象中觉得自己的脸涨得通红时，你可以自拍一张照片，比较一下照片中的自己和想象中的自己是不是一样。

如果你发现，你的焦虑图像能够准确地描述你所面临的危险，那么，你就需要找到一些应对危险的策略和方法（第10章）。可见，改变焦虑思维包括两个方面，一是验证你所预言的危险，二是了解自己应对危险的能力，并提升自信。无论你的焦虑思维是文字性的还是图像性的，你都可以使用书中前面介绍过的方法来改变这些思维。

药物治疗

尽管药物可以让焦虑患者得到一定的放松，但长期来看，药物会干扰处理焦虑情绪的进程。研究表明，这可能是因为药物治疗会让患者失去学习、练习、发展应对焦虑的新技能（比如本书中教过的一些方法）的机会。另外，如果服过药，人们再去面对危险并成功应对的时候，就可能会将自己的成绩归功于药物。举个例子，比如你在恐惧阶梯某一级的情境中待了相当长的一段时间，如果你这样做的时候恰巧服过药，你可能会觉得，自己之所以能够待这么长时间，是因为服过药，而不是因为你学到的新技能或做过的应对练习。

克服焦虑的一个重要步骤就是学会忍耐焦虑。如果药物降低了焦虑水平，你就失去了忍耐焦虑的机会，也就没法学着如何去处理这些情绪。只有你真正地去感受焦虑，学习如何降低或忍耐你的焦虑，你才能发展出处理焦虑的技能。如果你服药了，你就没办法彻底领略到正念和接纳、呼吸、渐进式肌肉放松、想象、改变焦虑思维、克服回避行为等方法的良好效果。如果你刚开始的焦虑水平很高，其实也是有好处的，它至少让你有强大的动力去学习和练习应对技能。如果我们非常焦虑，那么去学习处理焦虑的新方法的内驱力就会非常强。

评估任何一种干预方法，包括药物治疗在内，都需要同时考虑即时效果和复发率。复发率指的是，当某种干预方法停止后，患者重新体验到以往症状的概率。那些仅仅依靠服用药物成功治疗焦虑障碍的患者复发率非常高。这就是说，绝大部分仅通过药物治疗的焦虑患者在停药后一年内会再度陷入焦虑障碍。与此相对的是，接受认知行为疗法成功处理焦虑的患者，在治疗结束一年后仍然能够良好地应对焦虑。认知行为疗法所提供的技巧能让人们更持久地处理焦虑，获得情绪提升。换句话说，如果你的焦虑被认知行为疗法治好了，那你基本上可以很好地维持下去，但药物治疗就不一定了。

抗焦虑药物还有一个风险就是成瘾性依赖。一般治疗焦虑的药物是以镇定剂为主。镇定剂本身就有成瘾风险。首先，长期服用镇定剂，会产生耐药性，为了达到和以前相同的放松效果，就需要加大剂量。另外，若长期服用镇定剂，一旦突然停药，许多人会产生戒断反应。戒断反应包括恶心、出汗、神经过敏以及对药物的强烈渴求。戒断反应和耐药性是成瘾的两个主要特征。这就是为什么当你服用这类药物的时候，你的医生会对你进行严格监控。这也是为什么医生有的时候会建议你学一学本书中的方法，而不是简单依靠服药来应对焦虑。

讲这些并不是说在治疗焦虑的时候完全不能使用药物。但是，许多研究表明，如果使用抗焦虑药物，一定要短期服用，最多服用几周，绝不能连续服用几年时间。另外，研究还表明，药物很少能够达到长期的效果。如果你想让情绪得到尽量长期的提升，请一定要配合学习认知行为疗法中那些处理焦虑的技巧。

如何充分使用本书处理焦虑

如果你已经读完了第 1 章至第 4 章（图 14.6 中的第 1 步）并完成了本章的所有练习（图 14.6 中的第 2 步），你就可以开始学习本书中讲授的其他技巧了。本书中介绍的所有技巧都可以帮助你处理焦虑，但为了发挥这些技巧的最大效用，你最好按照一定的顺序来练习。图 14.6 列出了阅读本书某些章节的顺序，可以帮助你尽快从焦虑中解放出来。

1. 阅读第1章至第4章，整体了解本书

2. 阅读第14章，更深入地了解焦虑，并创建你的恐惧阶梯。

3. 阅读第5章，根据个人需求，明确你的目标和情绪提升的标志。

4. 阅读第11章，学习用行为实验的方法来推进你的恐惧阶梯练习。

5. 阅读第10章，学习用行动计划表来解决生活中的问题。如果问题是无法解决的，就学习发展接纳的态度。

6. 如果你同时受抑郁的困扰，请阅读第13章；如果你还有愤怒、内疚、羞耻等情绪问题，请阅读第15章。

7. 当你的焦虑问题得到了一定的缓解，你就可以阅读第6章至第9章以及第11章，来帮助你解决其他情绪或生活问题。

8. 阅读第16章并做计划，将你的努力结果和良好情绪长期保持。

图 14.6 使用本书处理焦虑的阅读顺序

第14章 总　结

➤ 常见的焦虑类型包括恐怖症、社交焦虑、惊恐障碍、创伤后应激障碍、疑病症以及广泛性焦虑障碍。

➤ 焦虑症状包括多方面的生理反应；从神经紧张到惊恐等不同程度的情绪反应；对某些情境或感受的回避行为；对危险本身的担忧，以及对自己无力应对危险的担忧等。

➤ 常见的焦虑行为包括回避和安全行为。这类行为在短期内可以降低焦虑，但长期来看，会让焦虑变得更严重。

➤ 焦虑思维包括高估危险的程度和低估我们应对危险的能力。

➤ 与焦虑相伴的思维通常以"要是……该怎么办"句式开始，最终想到灾难性的后果，即"恐怖的事就要发生了，我应对不了了"。

➤ 我们的焦虑思维常常以图像的形式出现。识别焦虑图像是非常重要的，这让我们能够以合理的方法对这些思维图像做出回应。

➤ 不同类型的焦虑背后是不同的思维，思维内容取决于你预计将要发生的危险是何种类型。

➤ 克服焦虑的一种最有效的方法就是直面恐惧，也就是把自己暴露在让我们感到害怕的情境之中。恐惧阶梯可以帮助我们以合理的节奏一步一步面对恐惧。

➤ 面对恐惧时，许多方法都可以帮助我们处理焦虑，这些方法包括正念和接纳、呼吸、渐进式肌肉放松、想象、改变焦虑思维等。

➤ 药物治疗可能在短期内对部分焦虑患者有帮助，但对于大部分人来说，药物治疗起不到长期降低焦虑的效果。

➤ 改变思维是巩固焦虑治疗效果、长期提升情绪的重要方法。

➤ 根据你的个人需求，本书的各个章节可以有多种阅读顺序和方法，帮助你更好地学习和使用本书中所讲授的技巧。若你希望处理焦虑，图14.6提供了一种合理的阅读顺序供你参考。

15

理解愤怒、内疚和羞耻

你读这一章的目的可能是因为你或你所关心的人正在遭受愤怒、内疚或羞耻等情绪的困扰。其实几乎每个人都曾被这些情绪影响过，但如果你生活中的大部分时间都陷在这样的情绪当中，或者这些情绪让你做出了一些伤人伤己的事情，那就有问题了。

贯穿本书的其中两个人物就有这类情绪问题。维克是一个销售员，他大部分时间都能和同事朋友们友好相处。可是，他有时会突然爆发愤怒，特别是当他感到别人不尊重他，或者至亲的人不在意他时，他会特别愤怒。他在家时有严重的情绪控制问题，这已经显著影响到了他与朱迪的婚姻。玛丽莎是一名在职工作的母亲，有两个十几岁的孩子。尽管她曾成功战胜过生活中的许多困难，但她常常为自己童年时期受过性虐待而感到深深的羞耻。她的羞耻感极大地影响到了她的自尊和人际关系。

通过维克的经历可以看到，愤怒是一种让我们想要攻击和伤害他人的情绪。玛丽莎的经历则表明，当我们体验到内疚或羞耻时，我们可能会攻击和伤害自己。本章主要讲愤怒、内疚和羞耻这几种情绪，并详细介绍一些理解和处理这些情绪的策略。

如果你阅读本书的目标是为了处理愤怒、内疚或羞耻情绪，请定期使用工作

表 15.1 来评估这些情绪。当你感到这些情绪出现的频率降低了，持续时间变短了，或强度变弱了，就表明你正在发生积极的转变。比如，你准备要处理愤怒情绪，当你跟着本书的进程不断练习时，你可能会发现，你愤怒的次数变少了，每次愤怒的时间变短了，或者你感到情绪不那么激烈了。以上任何一种变化都是进步的标志，所以，坚持追踪和测量你的情绪是非常重要的。

练习：测量和追踪我的情绪

你可以使用工作表 15.1 来追踪多种情绪，包括愤怒、内疚、羞耻等，也包括积极情绪，比如快乐。

工作表 15.1　测量和追踪我的情绪

你可以使用本工作表来测量和追踪任何你想提升的情绪，包括该情绪的频率、强度和持续时间。你也可以使用本工作表来测量和追踪积极情绪，比如快乐。

我要评估的情绪：＿＿＿＿＿＿＿＿＿＿＿＿＿＿＿＿

频率

在刚过去的一周里，你体验到这种情绪的次数是多少？在下面的标尺上标出最符合你实际情况的数字：

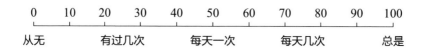

0	10	20	30	40	50	60	70	80	90	100
从无		有过几次			每天一次		每天几次			总是

强度

在刚过去的一周里，你体验到的这种情绪有多强烈？在下面的标尺上标出最符合你实际情况的数字。不管你这周经历了多少次这种情绪，请评价你体验到的最强烈的那一次。0 分表示你本周完全没有体验到这种情绪。100 分表示你一生中经历过的最强烈的这种情绪。如果情绪非常强烈，分值将会在 70 分以上。如果是中等强度，评分应在 30 ~ 70 之间。如果比较平和，则在 1 ~ 30 之间。

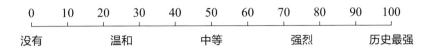

持续时间

　　在下面的标尺上标出最符合你的情绪持续时间的数字。请根据本周中你的情绪最强烈的那次来评价（就是你在上面强度标尺里标记的那次情绪发作）。如果你本周没经历过这种情绪，就标 0。

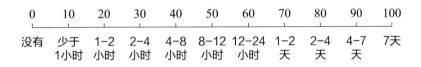

练习：情绪分数

　　你可以将你在工作表 15.1 中对情绪发生频率、强度、持续时间的评分记录在工作表 15.2 里。你可以用字母标记出这三个维度，用 F 表示频率，S 表示强度，D 表示持续时间，你也可以用不同的颜色来区分这三者。在同一张图上追踪情绪的三个维度的变化，你就可以更清楚地看到，本书中介绍的各种技巧是否对你的情绪有影响。如果你想追踪几种不同的情绪，请把每一种情绪单独记录在一张表上。比如，你想评估羞耻情绪，也想评估快乐情绪，那就使用两张工作表 15.2，分别记录它们。

工作表 15.2　情绪分数记录表

我要评估的情绪：

100														
90														
80														
70														
60														
50														
40														
30														
20														
10														
0														
日期														

如果你评估了你的某种情绪发生的频率、强度和持续时间，把它们记录在工作表 15.2 里，并写下今天的日期，就表示你已经准备好要去学习更多有关愤怒、内疚和羞耻情绪的知识，也准备好了要作出努力让这些情绪变得好转起来。

愤怒

里克和约翰是一对情侣，里克要出去买东西，出门前叫约翰帮他把新衬衫拿到洗衣房洗一洗。约翰很乐意帮忙，并且洗完后还把衬衫放到了烘干机里。里克回家后问起衬衫的事，约翰才想起来他把衬衫忘在烘干机里了。当他把衬衫拿出来看时，发现衬衫已经缩水了。里克感到非常愤怒，因为他觉得约翰太不小心了，应该在洗衣服之前读一下衬衫上的说明，看看这件衬衫到底能不能放到机器里烘干。里克冲约翰吼道:"你根本不在乎我的东西!你太粗心大意了,太自私了!"约翰感到很受伤,尽管他也为弄坏了里克的衬衫感到内疚,但他觉得里克冲他发脾气有些过分。于是他也吼道:"明明是你的错!如果你的衬衫需要特殊的洗法,你就应该提前告诉我!我以后再也不会帮你做任何事了!"

你可能曾经像里克和约翰这样表达过愤怒,也可能没有,但当你觉得自己受到特别不公正的对待时,或者被别人伤害或利用时,肯定体验过类似的愤怒感。和其他所有情绪一样,愤怒也会伴随认知、行为、生理等方面的变化,图15.1列出了这些变化。当我们愤怒时,身体就会做出一系列的反应,为防御或攻击做准备。我们的头脑中会充斥着一些有关报复性计划的思维,希望以牙还牙、以眼还眼,也可能满脑子想的都是我们受到了多么不公平的对待。

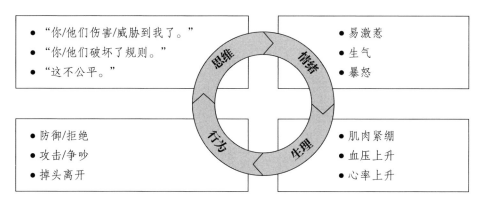

图 15.1　愤怒症状图示

根据强度不同,愤怒有从微愠到暴怒的多种变化。在特定的情境当中,我们如何解释当下的事件,决定了我们会有多愤怒。因为衬衫的事吵架之后,约翰一整天都不说话。如果里克将这个反应解释为约翰感到很受伤,那么他可能就会不那么恼怒,甚至去关心一下约翰。可是如果里克认为,这个沉默表示约翰对自己不在意,或者干脆是对自己的漠视,那他可能就会感到更愤怒。

究竟什么样的事会引发愤怒,这一点因人而异。比如,甲不喜欢排队,只要一排队他就感到很愤怒,可是若别人批评他的工作表现时他会安静地听着;乙对于排队觉得无所谓,可如果有人指出他工作上的错误时,他会立刻反击。至于何种事件会激发愤怒,这通常与我们过去的经历有关,也与我们抱持的信念和规则有关。

比如，假设我们过去经常被严重欺侮，就会对可能发生的攻击充满警惕。如果一个人长期处于虐待或批评当中，他就特别容易把眼前的事解释为对他的诽谤或抨击，会很容易变得愤怒，这愤怒的严重程度甚至可能与当下事件的刺激程度不成比例。

这种频繁迅速爆发愤怒的情绪模式与我们的信念有关，那就是，当我们面对欺侮时，愤怒能够保护我们。而那些被长期虐待却无力反抗、深陷无助的人，他们会怎么样呢？他们不会愤怒了，而是变得顺从或变得抑郁。如果你发现，自己面对欺侮的时候，感到非常无力，那你就不要学习如何控制愤怒了，当别人伤害你的时候，你首先需要做的是学会表达愤怒。综上所述，频繁地、不合时宜地爆发愤怒，或者愤怒时采用毁灭性的表达方式，这都是有问题的，可若完全没有愤怒，也有问题。愤怒本是我们对环境的一种反应方式，它可以是健康的、适应性的，一个人偶尔能够体验到愤怒才是正常的。

练习：理解愤怒

为了理解你在愤怒时到底发生了什么，请回忆你最近一次感到愤怒或被激怒的经历。工作表 15.3 是一份不完整的思维记录表，请你在第一栏中描述你产生情绪的情境。然后用一个词来描述你在这个情景中的情绪（如生气、激愤等）。之后在 0—100 分的标尺上评价你的情绪，100 分表示最狂暴的愤怒，或者说是你有史以来体验到的最愤怒的程度，50 分表示中等程度的愤怒，10 分表示轻微的被激怒，等等。

在你最愤怒的那一时刻，你的脑子里都出现了什么？把你脑海里出现的思维（可能是文字性的，可能是一个图像，也可能是一些回忆）写在第三栏。如果你不知道怎么确定你在该情景下的思维、图像或回忆，可以去翻看第 7 章的内容，学习如何识别自动化思维。

　　如果你想要更好地理解愤怒，你可以想一些其他的愤怒情境，把该练习再重复做上两遍：描述情境；评价情绪强度；写出脑海中的思维，包括图像或回忆等。如果你已经挑出了好几个情境，并做完了工作表 15.3 的练习，你就可以继续阅读本章接下来的两个部分，这些内容会帮助你深刻理解愤怒，并教给你一些处理愤怒的方法，让你能够以建设性的方式来表达愤怒，而非以破坏性的方法来发泄愤怒。

工作表 15.3　理解愤怒、内疚、羞耻

1. 情境	2. 情绪	3. 自动化思维（图像）
何人？ 何事？ 何时？ 何地？	a. 你有什么感觉？ b. 给每种情绪的强烈程度打分（0~100%）。	a. 就在你快要有这种感觉的时候，你在想什么？还有别的思维、图像、回忆吗？ b. 圈出强烈思维。

愤怒思维

愤怒与许多思维紧密相连，比如，当你感觉到自己被威胁、被毁灭、被伤害，或者认为重要的规则被破坏，等等。再比如，当我们觉得没有得到公正的对待时，或者想要达成什么目标却受阻时，我们也会变得愤怒。在上文关于洗坏衬衫的争吵当中，里克的愤怒是因为，他觉得约翰应该把他的衬衫洗好，并且没有任何损坏。约翰的愤怒则是因为，他觉得里克的人身攻击（"你太粗心大意了，太自私了！"）对他来说非常不公平。这严重贬低了他对里克的关心和爱，而且显得他好像是故意要把衬衫洗坏似的。请注意，二人在这里都对于公平、合理、期望等方面进行了强调。我们并不是简简单单因为受到伤害或东西被毁坏而感到愤怒，而是因为事情的走向违反了我们预设的规则和期望而感到愤怒。

假设一个人丢了工作。你觉得他会愤怒吗？这得看情况。如果他觉得丢工作这件事是公平合理的（比如，公司破产导致所有人都失业了），他就不会觉得愤怒。可如果他觉得这件事对他不公平（比如，公司只把特定年龄或特定种族的人解雇了），那他可能就会觉得非常愤怒。

再举个例子，假设你正在乘坐公交车，一个小孩踩了你的脚，踩得你很疼。你会生气吗？这取决于你如何解释这个小孩的行为的合理性，取决于你觉得他是不是故意的。如果你觉得他是故意踩你的脚，你就会立刻感到愤怒。可如果你觉得是因为车子突然转向导致小孩失去平衡而踩了你的脚，你可能会疼得直跳，但你不一定会生气。面对伤害，是否会产生愤怒，取决于你对伤害来源的判断，即，你是否觉得这个伤害是合理的，或者你觉得对方是否是故意的。这就好像，同样是被踩一脚，你在一辆拥挤的公交车上就会比在空荡荡的公交车上更容易忽略踩脚的行为。

如果你能明白，不同的人对于什么是公平合理有着完全不同的标准和解释，那你就很容易理解愤怒发生的规律了。在里克的期待中，即便他的行为让约翰感到受伤，约翰也应该是细心体贴的，应该是支持他的。而约翰则期待，即便里克非常愤怒的时候，也应该对他心平气和地说话。并且，里克和约翰都认为自己的期待才是合理的，对方的期待则是不现实的。

正如里克和约翰的例子所示，愤怒通常容易在比较亲密的关系中出现。如果不是和亲朋好友、爱人之类的关系紧密的人在一起，我们的愤怒很少会爆发得特别厉害。为什么愤怒和亲密程度会有这样大的关系呢？这是因为，我们对于朋友、爱人、同事等人，会有各种各样的期待，但很少对那些偶然遇见的陌生人抱有特别的期待。就好比，我们几乎不会对一个收银员产生特别强烈的愤怒，因为我们对这样关系中的人不会抱太高的期待。一个人和我们的关系越紧密，我们对他的期待就可能越高。更复杂的是，我们很可能不会将自己的期待直接告诉别人，甚至我们自己都意识不到这些期待。这会导致关系恶化，直到破裂。然后我们就会觉得受伤，觉得失望，当然，一般也会感到愤怒。

处理愤怒的策略

检验愤怒思维

愤怒思维能够在我们的生活中起到一定的作用，这决定了我们会对自己的愤怒思维产生什么样的反应。如果我们很少体验到愤怒，那么当面对明显的不公，我们产生愤怒思维时，就会以建设性的方式对环境表达愤怒。但如果我们总是愤怒，特别是当愤怒已经对我们的生活和人际关系造成困扰的时候，我们就需要学习检验自己的愤怒思维，看看是不是还可以从别的角度来看待当下的事情。第 6 章至第 9 章所讲的思维记录表，就是一个很棒的工具，可以帮助你换一个角度思考问题。

愤怒的时候，我们倾向于从消极的方向解释别人的意图，把别人理解为对自己的攻击，这些解释甚至有可能是曲解。我们可能会罔顾事实，认为别人就是故意欺负我们，或者利用我们。比如，你正在一家商店的收银台后面排队等候，前面一个顾客正在结账，你跟那个顾客之间隔着一米的距离。谁知，那个顾客结束后，忽然有个人径直走到收银台前，跟收银员说话。如果你认为那个人明明看见你了，还故意跑到前面来插队，你就会觉得非常生气。可如果你换个角度思考，那个人可能确实没看着你，不小心犯了错误，你可能就没那么生气了。上述两种不同的反应在于，我们是否将插队者的行为和自己联系起来。我们是觉得这个人是有意针对我们，还是觉得他根本没看见我们站在那里？

愤怒的时候，我们特别容易把别人的行为和自己联系起来。思维记录表的一个用处就是可以帮助我们反思这种类型的情境。你可以学着问自己一些问题，想想别人到底是什么意图。思维记录表可以帮助你思考，对于别人的行为，你还能不能做出别的解释？你有没有过因为没看到后面排队的人，而直接插队到别人前面的经历？你并没有故意想要占别人的便宜，你只是犯了一个很常见的错误而已，这种错误谁都有可能犯。学着不过分地把别人的行为和自己扯上关系，学着从比较友好的角度来考虑别人的意图，学着从不同的角度看待当下的情境，这些都是应对愤怒的好方法。

可以说，愤怒思维容易把人禁锢在一个框架里，跳不出来。在前面的例子中，里克对于约翰把衬衫洗坏了感到非常愤怒。里克把约翰形容为"粗心大意的"、"自私的"。这就是里克在给约翰贴标签。和里克一样，在生气的时候，我们也很容易给别人贴标签。标签贴得多了，就可能变成一种思维定式，把我们禁锢其中，让我们很难以灵活的角度看待他人的真实意图。如果里克总是把约翰想成"自私的"，他就会把约翰的很多行为也解释成是自私的结果，这就佐证和加强了"自私"这个标签。比如某天，约翰走进厨房倒了杯咖啡来喝，里克就可能会想："噢，他真自私。他都不知道给我也倒一杯！"而事实上，里克一向每天只喝一杯咖啡，这天早上他已经喝过一杯了。可这时候，他根本就不会想到，约翰是因为了解他的生活习惯所以才没给他倒。约翰的行为表明，他非但不自私，反而很在意里克的生活习惯。事实上，约翰确实认为自己是个既体贴又细心的人，他的行为基本上也能够证明这一点。总是给别人贴标签，总是以一种僵化的思维看待别人，这就会造成许许多多的误会，让我们产生一些不必要的烦恼。

如果你发现，你在生活中总是以同一种态度评价某个人，总给这个人贴标签，那你就要小心了，你可能把这个人圈在了偏见性的框架里。只要你意识到了这一点，你就可以用许多方法来帮助自己打破框架，降低愤怒。首先，你要去寻找一下，你特别容易被什么样的事件刺激到。这类事件就叫做你的"关键按钮"，一按到关键按钮，你就被激怒了。里克发现，当他的感受和需要被忽视的时候，他就会变得特别敏感。当你发现自己的关键按钮被按下了，请你先不要急着愤怒，而是尽量不带评价地观察一下当前的情境，收集更多的信息，这样你就可以检验一下，别人的意图是不是和你假设的一样。

里克想要提升他和约翰的关系。所以，当他对约翰只倒了一杯咖啡这件事感到很不满意时，他没有默默地生气，而是直接问约翰："你为什么不给我也倒一杯咖啡？"这让里克有机会去验证一下自己的假设，看看约翰到底是不是有点自私。约翰回答说："你不是一向每天只喝一杯咖啡么？我看见你今天早上已经喝过一杯了。不过你要是还想喝一杯的话，我很乐意给你倒一杯。我可以给你去煮一壶新的。"约翰的回答给里克提供了一些新的信息，让他明白，约翰的行为其实一点也不"自私"。当我们开始从负面的角度去想别人的时候，收集更多信息有助于我们从新的角度理解他人的行为。

下面还介绍了其他一些帮助你控制情绪的方法，包括对可能造成你愤怒的情境提前做准备、识别愤怒爆发的早期信号、暂停、陈述性表达，以及夫妻或家庭治疗等。

利用想象对预期的愤怒情境做准备

如果你预计在某个情境中你容易发怒，那么提前为之做准备就是很有必要的。在进入该情境之前，请先冷静下来，做好准备，应对可能爆发的愤怒。第14章讲过如何利用想象来降低焦虑，同样地，你也可以用想象的方法来让自己在进入可能的愤怒情境之前尽量放松下来。除了用想象来做放松练习，你还可以在想象中演练情境中可能发生的事情，以及你的应对方式。

若某个情境很有可能让你暴怒，那么你最好在进入之前做想象练习。仔细想象你会说什么，会做什么，会得到别人怎样的反馈，这对你控制愤怒会很有用。为了防止事态的发展和你预想的不同，你最好能够提前想一想可能出现的问题，并考虑应对方式。在想象中预演你面对挑战时的各种反应，会使你变得更有自信，一旦事情发展得不顺利，你也会觉得没那么恐怖。这种自信反过来也会帮助你以更高效、更具适应性的方式来对环境作出反馈，而不会在事情不符合你期待的时候只是一味地暴怒。一方面，想象可以让你预先考虑好问题情境的方方面面，并提前设计好合适的反应。另一方面，当你处在高风险、高压力的环境当中时，想象可以让你相信自己有能力放松下来，作出合理的反应。再有，想象可以让你构建出一种你最认可的应对方式，并指导你在真实的情境中加以应用。

如果你可以找出一个你觉得很有压力，并且极有可能感到愤怒的情境，你就可以去计划、实施、演练你的反应，你最好能够精确地描述，在该场景下，你希望说什么，以及希望以什么样的方式说出这些话。这对你来说将是一个非常有针对性的方案，让你在进入这个情境之前，可以更有信心，相信自己能够按照理想的方式在环境中做出反应。

识别愤怒爆发的早期信号

除了提前想象你可能感到愤怒的情境，你还可以去了解与愤怒相关的信号，让你在愤怒爆发或失去控制之前就将愤怒识别出来。对于大多数人来说，愤怒爆发前会有一系列的早期信号，比如发抖、肌肉紧张、嘴巴紧紧抿着、胸闷、声音变高、攥紧拳头、说些比较夸张的话，等等。愤怒并不总是坏的，但若你发现自己的愤怒正在朝一个破坏性的方向发展时，你就可以停下来提醒自己，处理愤怒有不同的方式。你可以选择继续愤怒，也可以选择让自己冷静下来。如果你不希望继续愤怒了，那么下面讲到的暂停和陈述性表达就可以帮助你达到目的。

暂停

暂停是一种控制愤怒的有效方法。暂停指的是，一旦你发现自己产生了一些愤怒的早期信号，意识到接下来你可能会情绪失控，就赶紧让自己离开当下的情境。暂停一下，你就可以重拾对自己和情境的控制。你就有机会提醒自己，对你来说什么是最重要的，你到底希望达到什么目的。

愤怒会干扰你对情境的掌控，会让你变得具有破坏性，因此，使用暂停方法的要义就是，要及时地识别出愤怒爆发的早期信号。你可以像运动员在比赛中叫暂停时那样做：重新组队、制订计划、休整，或者就是休息一会儿。你可以根据自己的需要，调整暂停期的长度，短至 5 分钟，长至 24 小时，都是可以的。暂停不是为了让你逃避冲突情境，而是希望你再次进入这个情境的时候，能够带着新的视角，重新开始。有时候，仅仅是离开一会儿，你就能够从不同的角度看待问题。在暂停期间，你可以使用第14章所讲的方法进行放松练习，这也是很有帮助的。如果你还能够检验一下你的愤怒思维（本章前面有过介绍），那就更是将暂停时间发挥了最大价值。当一个人怀着新思维重新进入之前的情境时，就可以将愤怒爆发的可能性降到最低。如前文所述，在你重回冲突情境之前，你可以进行想象练习，好好考虑一下你打算怎么说、怎么做。

陈述性表达

学习用陈述性的语言来表达自己，可以有效地降低愤怒爆发的可能性。怎么样算是陈述性的表达呢？一般来讲，你可以把它理解为介于主动攻击和被动挨打之间的一种状态。当我们主动出击时，就是在攻击别人；当我们消极被动时，就是在让别人攻击自己。陈述性表达则是，我们坚定地为自己发声，但并不攻击他人。下面举一个例子，当别人说我们是"蠢货"时，我们可以有三种回应：

攻击地：（大喊）"你居然觉得我是蠢货，你才是白痴！"

陈述地：（平静且坚定地）"你可能觉得我蠢，但是咱们应该回过来看看事实究竟是怎样的。"

消极地：（耷拉着脑袋，什么也不说）

陈述性表达还意味着，将自己的期待和需要直接表达出来。比如，假设你下班回到家，一进家门，孩子们立刻围上来叽叽喳喳地和你说话，要你陪他们玩。如果你很累，却还是坚持去满足孩子们的需求（消极地），你就可能会感到筋疲力尽，忍无可忍的时候就极有可能会爆发愤怒（攻击地）。如果你能够直接表达你的想法，事情就会好很多："我现在很累，我需要休息一会儿才能陪你们玩。"这样，你就有时间重整旗鼓，你会想起你有多爱自己的孩子们，也许你待会儿就可以准备好和他们玩耍，哪怕只玩一会儿。陈述自己的需求，可以减少你被别人利用或被不公正对待的机会，也就降低了你爆发愤怒的可能性，从而更好地掌控自己的生活。

练习陈述性回应的四种方法

1. **以"我"开头做出陈述**。愤怒性的陈述往往是以"你"开头的，通常表达的都是责备（比如，"你总是先想着你自己"）。这样的语言往往会把对方推向一个防御的姿态，这样，对方就很难听进去你要表达的意思了。陈述性的回应通常以"我"开头，表达的是你自己的反馈、需要、希望，等等（比如，"我真的很希望你能听一听我的想法和感受"）。直接表达需求或要求，可以让对方更容易听到你要传达的信息，这样，你们的交谈就是一个非常具有建设性的对话。

2. **若对方对你有任何抱怨，要承认这些抱怨的内容都是真实的，同时坚守自己的权利**。比如，假设有人想叫你做件事，但你拒绝了。那个人可能会说："可是我真的很需要你帮助我，你能帮却不帮我，是不是有点自私？"你可以这样回答："我明白这令你感到失望，可我还是不能帮你，因为我现在真的很累。这不是自私，而是照顾一下我自己的状态。"

3. **清楚简练地陈述自己的期待和需求，不要指望别人有"读心术"，能猜到你到底要什么**。陈述性的表达意味着，直接寻求帮助，告诉别人你需要什么，明确你的期待。比如，你可以告诉你的配偶："我的脚特别疼。你能帮我揉揉吗？"一个妈妈可以告诉自己的孩子："请把你们的玩具都捡起来收好。我回来的时候，要看到家里是干净的。"一个经理可以这样说："我需要你今天下午 3 点之前把这份报告做好。如果你遇到任何困难，请及时和我联系。"

4. **关注陈述的过程而非结果**。陈述性的表达并不意味着你总能得到你想要的。陈述性表达的目的是为了让沟通变得更清晰。你的每一次陈述性表达，不是必然能有一个符合期待的结果。但是长期坚持这样的沟通，你会发现，你的人际关系会变得更积极。

影响陈述性表达的思维和假设

"如果他 / 她真的爱我，就应该知道我要什么。"

"如果我拒绝别人，人家就会不喜欢我了。"

"何必这么麻烦？反正我也得不到我想要的。"

"这会引发新的争论，我觉得根本没必要。"

"我现在这样就挺好。"

"如果别人跟我说话不客气，我也不需要对他客气。"

以上这些假设都会破坏关系。生活中，那些真正关心和在意我们的人，往往不知道我们真正想要的是什么。上面的第一条假设说，即便我们不说，别人也应该知道我们在想什么，这个假设往往导致频繁的伤害和愤怒。清楚简练地陈述你的期待和需求，是维系良好关系的重要技巧，它可以有效降低关系中的互相伤害，并减少激起愤怒的机会。

如果以上这些思维影响到了你进行陈述性表达，你就可以使用第 6 章至第 9 章中所讲的方法来检验你的思维。你还可以用第 11 章中所讲的行为实验来验证陈述性表达是否真的有用。

原谅他人

如果有人反复地、严重地伤害我们，我们对他的愤怒就会持续很长时间。长期的愤怒会侵害我们的精神状态，使我们无法体验到生活中的美好与快乐。这时候，我们就需要想办法排解愤怒。原谅那些伤害我们的人可以有效地排解愤怒和痛苦。如果伤害过我们的人表现出懊恼和歉意，那么原谅他们就会相对容易一点。可是，若这个人对他的所作所为毫无歉意，想要原谅他们就困难得多。请一定记住，原谅他人是为了把我们自己从愤怒的重压下解脱出来。这并不意味着忽略我们曾经受过的伤害，而是以不同的方式来看待这些伤害。比如，我们可以试着接受这样的事实，即那些伤害我们的人，他们自己也有解决不了的问题。

有时候，我们真的没法原谅某些人，比如那些曾经长期虐待我们或虐待我们至亲的人。在这种情况下，排遣愤怒的唯一方法就是，承认这些人就是喜好施虐的坏人，时刻提醒自己，我们受到虐待不是因为我们不好，无须自责，而要找出自我保护的方法，防止以后再次受到虐待。你可以使用第 10 章讲到的行动计划表，来设计出一系列有效的行动和反应，使自己在今后免遭虐待。其中最有效的行动之一就是，让自己和那些施虐者保持距离。

如果你决定要原谅某人，下面给出两种有用的方法。请一定记住，原谅的过程完全是为了自己好，不是做给其他任何人看的。你甚至不必把你的原谅之情传递给当事人。如你所见，下面列出的第二种方法是写一份原谅信，你会发现，即便你早就联系不上曾经伤害过你的那个人，写原谅信的过程本身也会对你大有帮助。

1. **直接告诉对方，他们怎么伤害你了，这是为了让他们明白为什么你如此愤怒。**前面讲陈述性的表达时已经提到，你若能以"我"开头来表述自己的感受，对方就更有可能了解到你的立场和反应。比如，你可以这样对配偶或好朋友说："每次你不把我介绍给你的熟人时，我就觉得自己像个局外人。这件事我跟你说过很多次了，可你总是这样做。我觉得，你并不在乎我的感受。"如果对方向你道歉了，你就可以决定要不要原谅他，或者对他提出要求，希望他未来怎样做你才会原谅他。比如你可以这样说："我想要相信你，也想要原谅你。如果这个月里你能把我介绍给你的一些朋友，那就证明你真的在意我，我也就不会那么伤心和愤怒了。"

2. **写一封原谅信，信中详细说明你遭受到的伤害是怎样的。**这封信你不必寄出。写信的时候，请不要总是审视或批判自己的思维，也不要去想对方收到信之后会有怎样的反应。这封原谅信是写给你自己的，不是写给那个你打算去原谅的人的。因此，你可以畅所欲言，完全自由地写这封信，反正那个伤害过你的人永远也不会知道你写了些什么。

练习：写原谅信

工作表 15.4 可以指导你写原谅信。想要原谅那些曾经欺侮过我们的人并不容易，但原谅他人可以帮助我们治愈深层的创伤，从而排遣愤怒。如果你此刻还没有准备好要写一封原谅信，也没关系。把这个练习跳过就是了。未来有一天，如果你准备好想要写原谅信了，就可以随时翻回这页。

工作表 15.4　写原谅信

1. 这就是你对我做的事情：

2. 这就是你的所作所为给我生活造成的影响：

3. 你的所作所为还在这些方面持续影响着我：

4. 在我的想象中，如果我原谅了你，我的生活会在这些方面变好：

5. （一般来讲，如果你能深刻理解这个伤害过你的人，原谅就开始了。请写出一些你了解到的这个人的人生经历，可能是什么经历让他对你造成了那些伤害？）我猜测，你为什么会做出这样的事：

6. （每个人都可能伤害过别人。当你伤害了别人的时候，你希望那个人怎么看待你？）如果我伤害了别人，我希望别人这样看待我：

7. （原谅并不意味着你要赞同、忘记或否认对方的所作所为和你经历过的痛苦。原谅意味着让愤怒消散，意味着从不同的角度来理解当初的事件。）我打算以这样的方式原谅你的所作所为：

8. 我拥有这些资源和特质，让我得以继续前行：

练习：评估处理愤怒的方法

　　现在，你已经学习了检验愤怒思维、利用想象对预期的愤怒情境做准备、识别愤怒爆发的早期信号、暂停、陈述性表达、原谅等六种处理愤怒的方法。请你试试这些方法，看看哪一种对你最有用。使用每种方法前后，都请在工作表 15.5 中评估一下自己的愤怒水平，在 0—100 范围内打分。确定了适合你的方法之后，请定期使用它们。你练习得越多，等你需要的时候就可以更有效地使用这些处理愤怒的方法。

工作表 15.5　评估我的处理愤怒的方法

　　在"处理愤怒的方法"栏下面，写上"检验思维"、"想象准备"、"识别早期信号"、"暂停"、"陈述性表达"、"原谅"等这些方法的名字。做每个练习之前和之后，请你评估你的愤怒水平，0 分表示一点也不愤怒，100 分表示有史以来最愤怒的状态，将分数写在后两栏。你最好能把每种处理愤怒的方法都多练几次。在工作表最底下，写一写你在练习过程中都学到了什么。看一看，通过练习，你处理愤怒的能力是否提高了？你还可以比较各个方法的异同，看一看哪种最适合你。

处理愤怒的方法	开始时的愤怒评分（0—100）	结束时的愤怒评分（0—100）

处理愤怒的方法	开始时的愤怒评分（0—100）	结束时的愤怒评分（0—100）

我学到了什么（通过练习，我处理愤怒的能力是否提高了？哪种处理愤怒的方法最适合我？）：

_____

_____

_____

_____

夫妻或家庭治疗

对一部分人来说，愤怒往往爆发于家庭成员之间。如果上面讲到的那些处理愤怒的方法，没办法让你处理最亲密的关系中的愤怒，那么夫妻或家庭治疗就可以帮到你。你对配偶、子女或其他家庭成员会有许多观念、态度、信念、思维，等等，这些都能促成你的愤怒。夫妻或家庭治疗可以教给你如何更好地沟通，帮你增加家庭关系中的积极互动，并发展家庭协商技巧。夫妻或家庭治疗还可以帮助你明确和调整各方的期待和家庭规则。这都可以让你降低愤怒，提升家庭关系质量。

内疚和羞耻

内疚和羞耻是一组联系非常紧密的情绪。当我们认为自己违反了心中的重要规则时，或觉得没能按照我们自己设立的标准行事时，就会感到内疚。当我们觉得自己做错了事情时，也会感到内疚。当我们觉得自己本应该有不同的做法，或认为自己应该做得更好时，同样会感到内疚。

羞耻也是一种做错事时会产生的感觉。不过，羞耻比内疚更严重些，如果我们觉得做错了事就意味着自己是"有缺陷的"、"不好的"、"无能的"、"道德败坏的"、"糟糕的"、"坏透了"的时候，就会感到非常羞耻。羞耻通常与强烈的负面自我评价相联系。一般来说，我们刻意隐瞒的事往往是令我们感到羞耻的。我们可能会想："如果别人知道了这个秘密，肯定会觉得我特别恶心，会看不起我。"正因如此，羞耻的源头很少直接显露出来，常常深埋我们心中，腐烂发酵。有时候，羞耻还伴随着家族的秘密，可能牵扯到家庭中的其他成员，比如酗酒、性虐待、堕胎、破产，或者其他在社会看来不光彩的事情。

玛丽莎就对自己曾遭受性虐待感到羞耻。尽管她早在 6 岁的时候就已经开始遭受折磨了，她却始终把这个秘密藏在心里。直到 26 岁时，她才试着告诉母亲，自己小时候曾经遭受过性虐待。可是母亲却严厉地指责她，还骂她撒谎。无论何时，只要玛丽莎一想起自己受到性虐待的经历，整个人就会被羞耻的感觉吞没。在接受治疗时，玛丽莎填写了工作表 15.3，表中清晰地展示出了她的思维和羞耻感之间的关系（图 15.2）。这个例子充分证明了羞耻感的隐匿性（"我决不能把这件事告诉朱莉……"），也体现了羞耻感是如何与玛丽莎的自我思维（"糟糕的"、"下贱的"）相联系的。

战胜内疚和羞耻

战胜内疚和羞耻不是非要你彻底摆脱你认为自己做错的事情。它意味着你可以在这件事上承担合理的责任，并接纳造成你产生这种感觉的任何因素。战胜内疚和羞耻可以分为五个方面：评估你行为的严重程度，衡量你在其中需要承担的责任，尽力弥补你所造成的伤害，打破与羞耻相伴的沉默，自我宽恕。一般来讲，要战胜内疚，只需要做到其中的一两个方面就可以了。若要战胜羞耻，则可能需要把五个方面都做到。

1. 情境	2. 情绪	3. 自动化思维（图像）
何人？ 何事？ 何时？ 何地？	a. 你有什么感觉？ b. 给每种情绪的强烈程度打分（0~100%）。	a. 就在你快要有这种感觉的时候，你在想什么？还有别的思维、图像、回忆吗？ b. 圈出强烈思维。
和朱莉在餐馆吃完饭后开车回家。她谈到，最近她爸爸来过。	羞耻 100%	想起了爸爸爬进我被窝里的画面。我努力装睡，可这并没有阻止他。大量有关性虐待的记忆都出现了，有视觉的，也有生理的。 我肯定是个特别糟糕的人，所以这样的事才会发生在我身上。 我是个下贱的人。 我绝不能把这件事告诉朱莉。如果她知道了这些，就会知道我是个多么烂的人，就再也不会和我在一起了。

图 15.2　为理解自己的羞耻，玛丽莎填写了工作表 15.3

评估你行为的严重程度

行为有大有小，什么样的行为都可能引发我们的内疚或羞耻感。下面是与托比有关的三个行为，请你比较一下她所作所为的严重程度。

1. 一天下来，托比很累了。这时她的电话响了，可她不想接，因为她现在不想跟任何人说话。结果她听到答录机响起了母亲的声音："托比，你在吗？我想给你讲讲我这次的旅行！"托比最终还是没接电话。
2. 托比的母亲留完言之后，电话又响起来了。托比最好的朋友的声音从答录机里传出来，于是她立刻拿起了电话，和朋友聊了 10 分钟。
3. 第二天，托比告诉母亲，自己昨天不在家，所以没接到电话。

上面有关托比的这三件事其实是非常微小的生活事件。不同的人对此有不同的评价。如果是你，你觉得哪件事会让你觉得最内疚？为什么？

你怎么评估这些行为或想法的严重程度，取决于你自己的规则和价值。许多人认为，和母亲撒谎（例 3）比不接母亲的电话（例 1）更让他们感到内疚。可有的人就觉得，上面三个例子让他们感到内疚的程度都差不多。

如果你总是感到内疚和羞耻，要么是你目前的生活状态偏离了你的价值观（比如，你信仰一夫一妻制婚姻，可是现在却陷在一段婚外情中），要么就是你把自己许多微小的行为看得太严重了。你可以通过回答下面"小帮手"中的问题，来评估那些让你感到内疚羞耻的行为的严重程度。这些问题可以鼓励你从不同的角度来看待自己的问题。如果你发现，你特别容易感到内疚和羞耻，而那些与你持有相同价值观的人遇到了类似的事就不会有你这样的感觉，那"小帮手"里的问题就会对你特别有用。转换角度问出的问题，有助于评估行为的真实严重程度。比如，问问自己："五年以后再看，这件事到底有多严重？"显然，对于信仰忠贞于婚姻的人来说，五年以后再看，出轨仍是一件非常严重的事情。而连续三个晚上回家太晚没赶上吃饭，对于目前的你或配偶来说可能是件非常令人郁闷的事，但五年以后再看就是微不足道的事了。因此，你一直为出轨感到内疚就比一直为回家太晚感到内疚有意义得多。

小帮手 15.1

评估我的行为严重程度的问题

- 别人是不是也像我一样把这件事看得这么重？为什么？
- 有没有人觉得这件事没那么严重？为什么？
- 如果不是我，而是我的好朋友做了这件事，我会觉得有多严重？
- 一个月以后再回头看，这件事到底有多严重？一年以后呢？五年以后呢？
- 如果是别人对我做了这件事，我会觉得这件事有多严重？
- 做这件事，或者有这个想法以前，我是否对这件事的意义或造成的后果有预估？基于我当时的状态，我现在对自己的判断是否合理？
- 我是否造成了什么损害？如果造成了，还能补救吗？如果能补救，需要多长时间？
- 我是否考虑过更坏的行为，但最终没有做？（比如，我本打算撒谎的，但最终只是故意不接电话。）

练习：评估我行为的严重程度

以"小帮手"中的问题作为指导，请在工作表 15.6 的标尺上评估你认为你的行为的严重程度。每个人对于什么是对的、什么是错的都有自己的一套价值和信念，你只考虑自己的想法就行。在工作表最上方的标尺，最右边数字 100 的那个点上，请写出一件你能想象到的一个人能做出的最坏的事。比如，折磨或杀害别人。0 表示什么事也没有，10 可以表示很小的事，比如商店多找了你一点钱，你没还回去。

在工作表 15.6 最上面的标尺上做几个标记，写出几个关键事件，这样你就能清楚地看出，那些让你感到内疚或羞耻的行为，在严重程度上是不同的，可以有轻微、中等、严重的区别。接下来，想一想你一生中曾做过的最坏的事。如果这件事没有虐待、杀人之类的那样严重，就把它标记在标尺合理的位置上。

创建了你的个人标尺之后，你就可以去评估那些激发你内疚和羞耻情绪的行为了。

工作表 15.6　评估我行为的严重程度

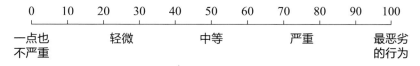

我自己的经历：

最轻微的事情：＿＿＿＿＿＿＿＿＿＿　　　我给这件事的评分：＿＿＿＿＿

最严重的事情：＿＿＿＿＿＿＿＿＿＿　　　我给这件事的评分：＿＿＿＿＿

我要评估的行为：＿＿＿＿＿＿＿＿＿＿＿＿＿＿＿＿＿＿＿＿

我给这件事的评分：

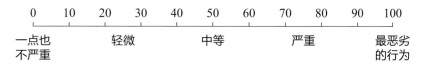

我要评估的行为： _____

我给这件事的评分：

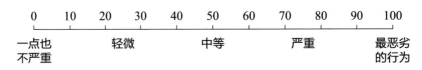

我要评估的行为： _____

我给这件事的评分：

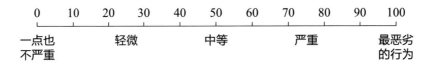

衡量你应承担的责任

当你评估完行为的严重程度之后，你就可以衡量一下，这个在你看来不好的行为当中，你所应承担的责任到底占多少。玛丽莎在童年时期曾被严重骚扰，她为此感到深深的羞耻。显然，这种骚扰在玛丽莎的生活当中是一个非常严重的事件，但是，她本人对此应负多少责任呢？某天晚上，维克的妻子朱迪抱怨说家里超支太厉害，维克一下子爆发了愤怒，但过后又很内疚。维克在多大程度上要为自己的愤怒反应负责呢？

你可以创建一个"责任饼图"来帮助自己衡量你在某件事中应负的责任。首先，你需要列出所有与某件事情有关的人或因素，包括你自己在内。然后，画一个圈，点上圆点，把圆分成一个个扇形，每个扇形代表一种因素，扇形面积的大小代表该因素在事件中所占的比重。请注意，一定要在最后再画代表你自己的扇形，这可以防止你在没想清楚之前就匆忙地给自己分配了过多的责任。

图15.3是玛丽莎为自己画出的第一个责任饼图，图中显示了她认为应对她受虐经历负责的各个因素。尽管玛丽莎此前一直认为，自己要为被欺侮的事负很大责任，可当她把整个饼图画完时，才发现自己的责任只占很小的一部分。她觉得，自己只是没有直接对父亲说不，她仅仅负有这一点责任。这件事最大的责任

在她的父亲，从图上看来，甚至她的母亲、祖父，乃至酒精应负的责任都比她多。

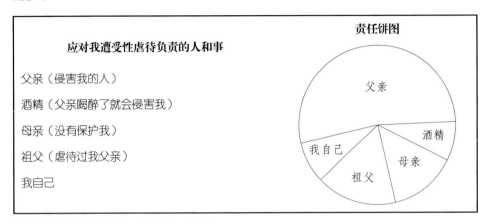

应对我遭受性虐待负责的人和事

父亲（侵害我的人）

酒精（父亲喝醉了就会侵害我）

母亲（没有保护我）

祖父（虐待过我父亲）

我自己

责任饼图

图 15.3　玛丽莎的责任饼图

玛丽莎把自己的责任饼图给治疗师看了，他们继续就这件事的"责任"问题进行了深入探讨。几个疗程之后，玛丽莎开始明白，她根本不应该为自己被虐待的事情负责，她也渐渐相信了这一点。她明白了，虐待这件事完完全全就应该是大人的责任；她作为一个 6 岁的孩子，或者即便是长到了 13 岁，也仍是个孩子，她和大多数的孩子一样，根本就不懂得发生了什么，也不懂得保护自己，更不知道要说不。当她长到 14 岁，第一次说了"不"之后，父亲就停止了对她的虐待。但是，这并不意味着她完全有能力独自阻止这件事。很可能是因为她父亲不想冒险和一个她这么大的孩子直接对抗。毕竟，她更小的时候，父亲可以以压倒性的优势欺侮她。所以，即便她在更小的时候对父亲说不，也不一定能阻止事情的发生。要知道，在性虐待中，哪怕是更大的孩子或者是成年人，大声说不也很有可能被侵犯者无视。这份责任饼图让玛丽莎从内疚中解脱出来。

朱迪向维克抱怨，信用卡的账单太多，都快还不上了，结果维克忍不住对朱迪大吼大叫，可是事后维克又感到内疚，于是他画了一个责任饼图（图 15.4）。他曾承诺朱迪，绝不会再愤怒地攻击她。然而这次的行为显然严重违反了维克之前的承诺。尽管他没有直接动手殴打或推搡朱迪，但他紧贴着站在朱迪面前冲着她大吼大叫，这确实给朱迪造成了压迫性的恐惧感。

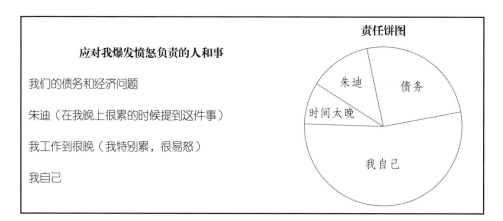

责任饼图

应对我爆发愤怒负责的人和事

我们的债务和经济问题

朱迪（在我晚上很累的时候提到这件事）

我工作到很晚（我特别累，很易怒）

我自己

（饼图部分：朱迪、债务、时间太晚、我自己）

图 15.4 维克的责任饼图

从图中可以看到，维克认为他对这次愤怒的爆发负有主要责任。虽然还有其他的因素，比如朱迪、他们的债务、下班太晚，等等，也激化了他的愤怒，但他还是觉得，自己本可以控制住情绪，不致发展到这样一个具有威胁性的冲突。因此，维克决定做点什么来弥补对朱迪造成的伤害。这次的情绪爆发也让维克更加确定，他确实需要改变这种愤怒的回应方式。

玛丽莎和维克的例子表明，责任饼图可以让你很好地衡量各个因素在某个特定事件中所应承担的责任。构建责任饼图的目的并不总是为了降低你的内疚感。有时，能够对自己的所作所为感到内疚，是一种健康的做法。这时，我们就可以修正自己的行为，为曾经伤害过的人和事做出补偿。我们还可以根据自己的内在价值观调整自己的行为。对于那些总是为小事感到内疚的人，只要画一个责任饼图就可以看到，他们并不需要对糟糕的事情负 100% 的责任。如果你因为伤害了他人而感到内疚，画个责任饼图，你就可以更清楚地认识到，你对别人到底造成了多大的伤害，以及你应该如何弥补。

练习：为内疚或羞耻情绪创建责任饼图

（1）请回想一个让你感到内疚或羞耻的事件或情境。在工作表 15.7 的第一个条目中写出这个事件或情境。（2）在工作表 15.7 的第二个条目中，列出所有导致此事件或情境的人或其他因素。把你自己列在所有因素的最底下，这样能够确保你是在最后评估自己所负的责任。(3) 把第三个条目中的饼图分成一个个扇形，在每个扇形上写上你刚才列出的各个因素。一个因素所负的责任越大，它所属的饼图分块就越大。(4) 完成以后，回答第四个条目中的问题，考虑一下你应在其中负多少责任。

工作表 15.7　为内疚或羞耻情绪创建责任饼图

1. 导致你内疚或羞耻的事件或情境：＿＿＿＿＿＿＿＿＿＿＿＿＿＿＿

2. 导致此不良结果的人或其他环境因素：

＿＿＿＿＿＿＿＿＿＿＿＿＿＿＿＿＿＿＿＿＿＿＿＿＿＿＿＿＿＿＿

＿＿＿＿＿＿＿＿＿＿＿＿＿＿＿＿＿＿＿＿＿＿＿＿＿＿＿＿＿＿＿

＿＿＿＿＿＿＿＿＿＿＿＿＿＿＿＿＿＿＿＿＿＿＿＿＿＿＿＿＿＿＿

＿＿＿＿＿＿＿＿＿＿＿＿＿＿＿＿＿＿＿＿＿＿＿＿＿＿＿＿＿＿＿

＿＿＿＿＿＿＿＿＿＿＿＿＿＿＿＿＿＿＿＿＿＿＿＿＿＿＿＿＿＿＿

＿＿＿＿＿＿＿＿＿＿＿＿＿＿＿＿＿＿＿＿＿＿＿＿＿＿＿＿＿＿＿

＿＿＿＿＿＿＿＿＿＿＿＿＿＿＿＿＿＿＿＿＿＿＿＿＿＿＿＿＿＿＿

＿＿＿＿＿＿＿＿＿＿＿＿＿＿＿＿＿＿＿＿＿＿＿＿＿＿＿＿＿＿＿

3.

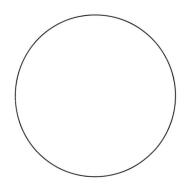

4. 这件事 100% 是你的责任吗？这个责任饼图对你的内疚和羞耻情绪产生了怎样的影响？针对你应负的那部分责任，你觉得可以做些什么事来补偿？

_____

_____

_____

做出补偿

如果你伤害到了别人，最好能够为你的行为做出补救措施。尽力弥补你造成的损害，是治愈自我和修复关系的重要组成部分。补救的过程包括：清楚地认识到你的所作所为，勇敢地直面你伤害过的人，寻求对方谅解，最终确定你应该做些什么来弥补你造成的伤害。

练习：补偿你伤害过的人

工作表 15.8 可以帮助你做出个人计划，看看如何能够补偿那些你伤害过的人。

工作表 15.8　补偿你伤害过的人

我伤害过的人：

我做过的伤害他 / 她的事：

为什么我的所作所为是错的（我违反了自己什么样的价值观）：

我可以做出的补偿：

我可以对我伤害过的这个人说：

我明白，我做了（描述我所做的事）_____

_____,

这伤害到了你。这件事我真的做错了，因为 _____

_____,

做出这样的事，我真的很抱歉。我希望为你做 _____

_____,

让你知道我真的觉得自己很对不起你，我希望有一天你能原谅我。

注意，工作表 15.8 关注的是你应该如何做出补偿，而不是别人是否原谅你。你可以请求别人"有一天"能原谅你，但原不原谅你就是人家的决定了，特别是如果你将这个人伤得特别深，或者曾经反复地伤害人家，那就不能保证人家是不是一定要原谅你。不过，如果你在内心真的怀有深深的歉意，希望做些什么让自己变成一个更好的人，并且对你伤害过的人做出弥补，那么，你的补偿行为本身就能够让你感觉好很多。你试图变成一个更好的人，这当然能够让你对自己满意很多。

打破与羞耻相伴的沉默

如果令人羞耻的事件一直被秘密地埋藏着，那么，找一个值得信任的人说出事情的真相，可能会是一个重要的改变。你认为应该对羞耻的事保持沉默，可能是因为你觉得，一旦把你的秘密说出来，你就会受到来自外界的谴责、批评或排挤。其实，有许多人把保持了一生的秘密说出来后，发现竟然得到了别人的接纳和理解，会感到非常的惊讶，这种现象很常见。如果别人没有像你预期的那样排挤你，而是给予了接纳，这就会使你重新评估"秘密"的真正意义。

虽然你可能找不到任何一个你百分之百信任的人，但是，能向你最信任的人吐露秘密是非常重要的。你可以告诉对方，你对于吐露这个秘密感到有多焦虑，这样做对你来说有多困难。在跟这个人倾吐的时候，一定要确保是在一个安全的场所，有足够的时间让你把想说的话说清楚，并能够讨论这个人听完秘密后给你的反馈。

佩德拉是一名优秀的行政助理，在一家大公司工作，可她一直隐瞒着一个事实，那就是，她上大一的时候因为成绩太差，被劝退了。那时候她还年轻，退学后度过了一段相当颓废的时光，她常常和一群狐朋狗友鬼混，还吸过大麻。目前，她是一名受人尊敬的职业女性，她总是告诉别人，自己当年是因为经济困难，所以没上大学。可是在内心深处，她一直为自己年轻时的不羁行为感到羞耻，被大学劝退的事情更是令她羞愧不堪。她很担心，一旦别人知道了她的过去，就会瞧不起她。这些事就像沉重的石头压在她心上，尤其是当同事们聊到毒品的话题，或者谈到自己孩子们的大学毕业典礼时，她更是如坐针毡。

一天晚上，佩德拉和闺蜜莫妮卡一起出去吃饭。她们聊起了各自年轻时犯过的错误。莫妮卡谈起了年轻时相处过的一个男朋友，那个男人一喝醉酒就耍酒疯。莫妮卡告诉佩德拉，她花了很久才接受这个事实，那就是她真是脑子进水了，居然忍受这个渣男这么久的时间。佩德拉憋了很久，最终还是决定冒险把自己的事讲出来。她先小心翼翼地告诉闺蜜，自己年轻的时候吸食过大麻。令她惊讶的是，莫妮卡一点也没觉得这有什么问题，而是轻描淡写地说："像咱们这么大的人，好多人以前都尝试过大麻。"这样的回答极大地鼓励了佩德拉，她开始讲起有关那段生活的更多细节。聊了一个多小时之后，她终于说出了那个最令她羞愧不已的秘密，那就是她曾经因成绩太差被大学开除。佩德拉吃惊地发现，莫妮卡对她的经历表示了完全的理解和深切的同情。莫妮卡没有任何批评，反而说，没想到佩德拉在经历了这样的打击之后，仍然能取得今天的成就，她真的很佩服佩德拉。经过这个晚上，佩德拉感到，她和莫妮卡的关系更亲密了。回过头再看年轻时的种种失败经历，她也感到没有那么羞耻了。

自我宽恕

做一个好人并不意味着你从来没有做过坏事。人总是会犯错误的。如果你在仔细地评估之后，觉得自己确实做了一些不好的事，那么，自我宽恕也许可以帮你减轻内疚或羞耻之情。

没有人是完美的。每个人在特定的时候，都有可能做出一些违反我们价值观或规则的事。我们觉得内疚或羞耻，是因为我们觉得，做了不好的事就意味着我们是坏人。然而，违反规则并不一定意味着我们就是坏人。就像上面佩德拉的例子，我们的许多行为可能是与特定的情境相联系的，也可能是恰好处于人生中的特殊时期。

自我宽恕可以让我们重新解释我们曾违反的规则或犯下的错误。关于自己做错事的理解，可以由"我犯错了，因为我就是个坏人"变为"我曾经犯下了一个错误，那是在我人生中非常糟糕的一个时期，那时候我根本不觉得这样做有什么不妥"。

在这一点上，自我宽恕的目的和你在工作表15.4中写的原谅信类似，不是说你要同意、忘记或者否认你曾对他人造成的痛苦。自我宽恕是希望你认识到，你是不完美的，你也曾犯过错误，你要接受你有这样的缺点。如果你能看到，你的生活并不是一个接一个不停地犯错误，那就最好了。自我宽恕指的是，认识到你既有好的方面也有坏的方面，既有强项也有弱点。

练习：宽恕自己

　　有些人很难宽恕自己；他们内心深处总有一个严厉批判自我的声音。如果你发现，你能够原谅别人的错误，却很难原谅自己的错误，你就应该学着练习自我宽恕。这个练习需要你能够以相同的眼光看待他人和自己，如果你对别人能够充满仁慈和同情，你就应学着以相同的标准对待自己。工作表15.9可以指导你完成这个过程。

工作表15.9　宽恕自己

1. 在这件事上，我需要宽恕自己：

2. 我的所作所为对我和我生命中的其他人产生了这样的影响：

3. 这件事还在持续地对我和其他人产生这样的影响：

4. 在我的想象中，如果我宽恕了自己，我的生活将会发生这样的好转：

5. 宽恕通常始于理解。可能是什么样的生活经历让我做了这样的事呢？

6. 如果是别人做了这样的事，我会怎么看待他们？

7. 当我陷入内疚或羞耻情绪当中时，我忽略了自己哪些好的方面？忽略了我生活中哪些美好的事物？

8. 宽恕并不意味着你要容忍、忘记或否认你做过的事和经历过的痛苦。宽恕意味着为你的内疚和羞耻找到一条通路，将它们释放出去，意味着从不同的角度理解你曾经的行为。请想象一个仁慈而充满同情的声音，它会指导你如何宽恕自己曾经的过失。请写下这个声音所说的内容：

9. 我具备这样的品质，让我可以继续前行：

如果你已完成了本章

　　如果你已经读完了这一章，请翻回第 5 章，为自己设立一个目标，并找出一些对你来说有意义的提升标识。你还可以从第 6 章至第 12 章中学到更多帮助你处理愤怒、内疚和羞耻的技巧。

> **第15章　总　结**
>
> ➤ 在你练习本书中的各种技巧时，工作表 15.1 和 15.2 可以帮助你从频率、强度和持续时间三个方面评估和追踪你情绪的变化过程。
> ➤ 愤怒的特征包括肌肉紧绷、心跳加快、血压升高、防御或攻击行为等。

> ➤ 愤怒时，我们的关注点集中在别人如何伤害、威胁我们，如何破坏规则，如何不公平地对待我们。

> ➤ 愤怒的程度可以从微愠到暴怒。我们具体能有多愤怒，取决于我们对当前事件的解释、对他人的期待，以及我们觉得他人的行为是不是故意的。

> ➤ 控制愤怒的有效方法包括，检验愤怒思维、利用想象对预期的愤怒情境做准备、识别愤怒爆发的早期信号、暂停、陈述性表达、原谅、夫妻或家庭治疗等。

> ➤ 当我们觉得自己做错了事，或者违反了我们认可的生活规则时，就会感到内疚。

> ➤ 内疚通常伴随着一些包含"应该"、"本应"之类词汇的思维。

> ➤ 当我们觉得自己犯了错误，并且需要把它作为秘密深深埋藏起来的时候，我们是感到羞耻的。我们通常会觉得，做了这样的事意味着我们是坏人。

> ➤ 减轻或消除内疚和羞耻情绪的步骤包括：评估你的行为的严重程度，衡量你在其中需要承担的责任，尽力弥补你所造成的伤害，打破与羞耻相伴的沉默，自我宽恕。

16

巩固你的收获，体验更多快乐

一个渔夫正在钓鱼，他刚刚从鱼钩上取下一条鱼，就看到一个女人朝他走来。这个女人已经几天没吃东西了，饥肠辘辘。她盯着鱼篓里满满的鱼，哀求说能不能给她几条，让她果腹。渔夫想了想，回答说："我一条鱼也不会送给你。但如果你肯坐下来，拿起一根鱼竿，我可以教你怎么钓鱼。这样，你不光今天有的吃了，以后任何时候，你都不会再饿着自己。"女人听从了渔夫的建议，学会了钓鱼，从此，她再也没有挨过饿。

就像这个故事中所讲的学钓鱼，你在本书中所学到的技能，不仅仅对今天的你有用，还能惠及你的一生。在本书的最后一个章节中，我们会帮助你回顾你所学到的各种技能，并告诉你今后如何使用这些技能继续提升你的生活质量。

如果你已经完整地读完了本书前面的部分，进行到了这里，那么你的情绪应该已经获得了一定的提升。你大概已经能够熟练使用本书中的许多技能了。通常来讲，本书的读者在学习情绪管理技能时会经历三个阶段。在第一阶段，你会刻意努力地按照书中的要求去使用技能（比如，填写思维记录表，填写每周活动安排表，规划行为实验，等等）。在第二阶段，你就不用非得使用书中的工作表，而是直接在头脑中就可以使用许多技能，当然，可能你还是需要刻意努力地去使用。当进入最后一个阶段后，你已经将这些技能反复练习过许多次了，它们已经能够在你需要的时候自动反映在你的头脑中了，这时候，你无须刻意，这些技能自然而然地就会浮现。比如，你可能忽然出现了一个自动化思维："我好失败啊！"接着你马上就会想："等一下，我只是把这件事搞砸了，但我并不失败啊。"那么下一次，再出现类似的情境时，你可能就会直接这样想："哎呀，我把这事搞砸了。"而不会觉得自己整个人都失败了。这样，新的思维和行为就会慢慢扎根、生长，最终成为你的自动反应。

小帮手 16.1   对于许多人来说，一旦努力取得了一些成效，感觉开始好转，就容易不再继续使用那些曾有助于我们的技能。这样做是不太好的。我们建议你能够坚持下去，继续使用这些技能，直到它们成为你自动化反应的一部分。

即便有一天，你已经能够自动化地反应出本书讲到的种种技能，你仍然可能时不时地体会到与你现在相似的情绪困扰。情绪是人生的一部分，情绪是有价值的，不断地体验到各种各样或强或弱的情绪是再正常不过的了。当然，你也要有所警觉，注意防止正常的情绪波动转化为严重情绪的复发。"复发"一词的含义是，你的某种情绪变得非常严重，持续时间过长，发生频率太高，或者该情绪已经系统性地影响到了你的生活和人际关系。

大部分的情绪问题都有很好的治疗方法。如果你已经做过了本书中的练习，可是发现情绪还是没有提升，或者复发的次数非常频繁，请你千万不要对自己失去信心。也许换一种方式你就会有所好转。比如，你可以去专业的心理健康机构接受咨询或寻求其他指导。如果你的情绪问题非常严重，让你没办法集中注意力阅读本书，或者读完了就忘，我们也强烈建议你去求助专业心理机构。

如果你使用本书成功地提升了自己的情绪，但是现在又复发了，那么我们建议你尽快了解一下你复发的原因。复发其实也是一个好机会，它提醒你，应该继续使用和强化本书中所讲到的技能。当你遇到困难时，越早使用本书，就能越快地恢复过来。如果你的情绪开始变糟，就请你回到第一阶段，按部就班使用本书，努力地将那些技能应用到你的生活当中。你可能会发现，当你重新努力使用这些技能的时候，你会比第一次接触它们时得到更大、更快的帮助。这是因为，你并不是完全重新学习新东西，而是复习了你已知晓的。这就好像，你已经学会了骑自行车，一段时间不骑之后，再骑时，只要经过短暂的适应，就能快速地回忆起到底应该怎么骑。

练习：回顾和评估本书中的技巧

本章的主要目的是引导你回顾在本书中学到的各种技巧，并继续使用这些技巧，获得更大收益，防止复发。工作表 16.1 给你提供了一个总表，你可以借此进行回顾和评估。这张工作表详细列出了本书中所有的情绪处理技巧。工作表最上方标注了 0—3 评分的标准，请你以此评估你使用各项技能的情况：你在学习过程中使用该技能的频率、使用该技能时有效的次数、你现在仍在使用该技能的频率、你未来有可能使用该技能的频率。如果你发现，你没能掌握所有的技能，也不用心急。有可能你曾练习过某些技能，但后来忘记了。也有可能你在阅读本书的过程中直接跳过了某些技能，甚至有可能某些技能你已经太熟练地经常使用，以致你忘了你曾学过它们。这份技能清单能够提醒你，当你想要处理自己的情绪时，有这么多种办法都可以帮到你。

工作表 16.1　理智胜过情感技能清单

对于下面列出的各项技能，请从四个维度给它们打分：曾用 = 你用过这项技能吗？有用 = 这项技能对你管用吗？现用 = 你现在正在使用这项技能吗？将用 = 你以后还会使用这项技能吗？

对于上面的四个维度，分别用下面的数字打分：

0= 从不使用或从不管用；1= 有时使用或有时管用；2= 经常使用或经常管用；3= 总是使用或总是管用

章节	核心技能	曾用?	有用?	现用?	将用?
2	注意思维、情绪、行为、生理反应和环境之间的交互关系				
4	识别情绪				
4	评估情绪强度				
5	设立目标				
5	考虑做出改变的好处与坏处				
6–7	识别自动化思维和图像				
6–7	完成思维记录表的前三栏				
7	识别强烈思维				
8	寻找支持和不支持强烈思维的证据				
9	根据收集到的证据构建替代或平衡思维				
6–9	填写完整的七栏思维记录表				
10	收集更多证据，强化新思维				
10	若思维记录表上的证据支持强烈思维，做一份行动计划表来解决问题				
10	使用行动计划表来改变生活或达成目标				
10	学会接纳生活事件、思维和情绪				
11	识别"如果……那么（就）……"形式的潜在假设				
11	用行为实验来检验潜在假设				
11	发展符合你生活实际的替代性假设				
12	识别核心信念				
12	明确新的核心信念				
12	寻找证据，支持和强化新的核心信念				
12	评估你对新信念的相信程度				
12	用标尺来评估行为的积极变化				
12	用行为实验来强化新的核心信念				
12	用感恩周记来练习感恩				
12	对他人表达感恩				
12	善行				

章节	克服抑郁的技能	曾用?	有用?	现用?	将用?
13	评估抑郁症状				
13	用活动记录表来寻找活动和情绪之间的联系				
13	用活动安排表来安排一些能带给你乐趣和成就感、让你直面而非逃避生活中的挑战，或与你珍视的东西密切相关的活动				
13	即便某个活动你不喜欢，也要坚持做				
13	注意并享受那些微小的积极体验				
6—13	检验抑郁思维和图像				
章节	克服焦虑的技能	曾用?	有用?	现用?	将用?
14	评估焦虑症状				
14	找出你在焦虑的时候会回避什么				
14	识别你的安全行为				
14	创建恐惧阶梯				
14	使用恐惧阶梯来直面你的恐惧，并克服你回避的场景				
14	用正念和接纳来处理焦虑				
14	练习用呼吸来处理焦虑				
14	练习用渐进式肌肉放松来处理焦虑				
14	用想象来处理焦虑				
6—9, 11,14	检验焦虑思维和图像				
章节	克服愤怒的技能	曾用?	有用?	现用?	将用?
15	用想象对可能造成愤怒的情境提前做准备				
15	识别愤怒爆发的早期信号				
15	使用暂停技术				
15	使用陈述性表达进行交流				
15	学会原谅				
6—11, 15	检验愤怒思维和图像				

章节	克服内疚和羞耻的技能	曾用？	有用？	现用？	将用？
15	评估你的行为的严重程度				
15	绘制责任饼图				
15	做出补偿				
15	打破沉默				
15	学会自我宽恕				

请在工作表 16.1 中把所有你已经形成自动化反应的技能标记出来——也就是那些你无须努力计划，自然而然就能使用的技能。也许有一些技能对你来说很有帮助，但你还没有形成自动化反应，那就继续练习它们。一般来说，要让一项技能形成自动化反应，需要花上几个月的时间。

小帮手 16.2

工作表 16.1 的一个重要功能就是，帮你把本书中学过的所有技能都再次强调一遍。你的情绪能够获得提升，与你学到的新技能密不可分，当然，也得益于你的坚持努力。这些技能就是你的财富，一旦学会了，谁都拿不走，它们可以帮助你满怀信心地勇往直前。其实，在不同时间、不同情境下，你可以反复练习使用这些技能。如果你能坚持这样做，在今后的日子里，你就不太容易遭受严重的情绪困扰，可以体会到生活中更多的快乐，找到积极的人生目标，领略生命的意义。

降低复发的可能性

有时候，我们一发现自己情绪好转，就会不再使用这些技能了。还有的时候，即便我们很努力地克服，原有的思维和行为模式还是会卷土重来，这时我们就会体验到更频繁、更严重、更持久、更具破坏力的负面情绪。但是，这些糟糕的感受也并非全无是处，它们至少提供了一个机会，让我们继续发展所学的技能，最终将这些技能内化为我们的一部分。正如本章前面所提到的，如果我们能尽早发现复发的苗头并及时干预，就有机会尽快修复我们的情绪。

下面介绍降低复发可能性的三个步骤：

1. **识别高危情境**。在你做本书中的练习时，你可能会注意到，在某些特定的情境中，你更容易陷入问题情绪的困扰。琳达在坐飞机或心跳加速的时候，都特别容易感到焦虑。本在孩子们表现得不太需要他的时候，会比较容易抑郁。维克在感到别人不支持他的时候，就特别容易愤怒。玛丽莎在感到别人不在意她或者利用她的时候，会格外抑郁。在工作表 16.2 中，请列出一些容易激发你目标情绪的高危情境。

2. **识别早期信号**。不管你是不是正处于高危情境之中，你都应该知道，大部分人在陷入更深、更严重的情绪状态之前，都会有一些早期的警示信号。比如说，本注意到，当他的抑郁情绪好转时，就比较愿意和家人朋友一起参加活动。可是，一旦情绪连续低落几天，他就开始不愿意接电话，并想方设法避免和家人朋友待在一块，这些行为就是早期信号。这样，每当本发现自己开始不接电话，并且找理由不去见人时，他就知道，自己的抑郁可能又回来了。

早期警示信号包含多个方面，可能是你开始做出或不再做出一些行为（比如，长时间赖在床上，比以往更加拖延，回避一些场合或不愿见人，等等），可能是出现某些思维（消极的、焦虑的、自我批评的，等等），可能是情绪变化（**理智胜过情感抑郁量表或理智胜过情感焦虑量表**的分数上升，易激惹，等等），还可能是某些生理变化（入睡困难、眩晕、肌肉紧张、食欲改变，等等）。回顾以往的经历，哪些表现可能是你情绪问题的早期警示信号呢？如果你自己难以发现任何信号，就问问你的家人和朋友，看看他们能不能给你一些反馈。请在工作表 16.2 中写下你找到的早期警示信号。

对于大多数人来讲，要想识别早期警示信号，我们需要定期测量自己的情绪，即便在情绪有所好转之后，仍应坚持测量。如果你以前有过抑郁或焦虑的情绪，请坚持每月一次填写**理智胜过情感抑郁量表**或**理智胜过情感焦虑量表**，这可以帮助你发现自己的早期警示信号。对于其他一些类型的情绪，你可以使用第 15 章的工作表 15.1，在 0—100 分的标尺上定期评估情绪发生的频率、强度和持续时间。下文将指导你为降低自己的复发风险做一个行动计划，当你的情绪分数在频率、强度、持续时间这三者的任意维度上开始上升时，你就应该将该行动计划付诸实践了。

3. 准备行动计划。学习情绪处理技巧有诸多好处，其中一个好处就是，当你处在困难时期时，这些技能可以帮助你理解、忍耐和降低你的沮丧与慌张。在工作表 16.2 的第三部分中，请你考虑一下，当你识别到了一些早期警示信号，知道你的某种问题情绪又要卷土重来时，你所拥有的哪些技能、价值观或信念可以帮助你渡过这个困难的时期。想一想，你从本书中学到的哪些东西可以让你感觉舒服一点。你已经在工作表 16.1 中标出了你掌握的所有方法，请回顾此表，当你想要做一个计划来防止复发，或者从复发中尽快恢复过来时，这些方法你会用得到。

当你面临着高危情境，或者发现情绪恶化的早期信号时，你可能需要做些什么来帮助自己。请在工作表 16.2 中写出你可以使用的技能和即将采取的步骤。比如，当本发现自己开始刻意疏远家人和朋友时（本抑郁的早期信号），他就回顾了工作表 16.1，发现活动安排表（工作表 13.6）曾经让他获益匪浅。因此，他就在降低复发风险计划表上写下，他应该多做些活动，多走出家门，尽量多和别人待在一起。通过回顾工作表 16.1，本还发现了另外一个令他情绪提升的重要方法，那就是改变焦虑思维，学会从不同的角度思考问题。这一发现是他从做思维记录表和感恩周记的体验中得出的。

本当初练习思维记录表的时候坚持了好几个月，他已经熟练掌握了这种方法。现在，当他面对负性思维时，已经不需要刻意思考或者写出什么东西，而是能够自动形成更平衡的思维。不过本觉得，如果抑郁复发，他可能就不能自动对负性思维做出反应。所以，在他的计划中，只要他的**理智胜过情感抑郁量表**得分超过 15 分，他就必须在纸上手动填写思维记录表，直到得分低于 10 分。

做感恩周记的时候，本意识到了家人朋友对他的重要性。当他明白，生命中能拥有这么多在意他的人是多么幸运，他就感到开心一些了，各种各样的活动对他来说也就更有意义了。因此，本决定把感恩周记加入到处理复发计划中的一部分，他打算每周都填写和回顾一下感恩周记。他还打算每周至少要向一个人直接表达感谢。

练习：降低复发风险

工作表 16.2 可以帮助你降低复发风险，具体方法如下：

1. 识别你的高危情境。

2. 识别你陷入更深、更严重的情绪的早期警示信号，这些情绪包括抑郁、焦虑、愤怒、内疚或羞耻等。

3. 准备一份行动计划，用以帮助你面对挑战，渡过困难时期。

工作表16.2 降低复发风险计划表

1. 我的高危情境：

_____

_____

_____

_____

2. 我的早期信号：

_____

_____

_____

_____

定期（比如，每月一次）评估我的情绪。我的警戒分数是_____

3. 我的活动计划（查看工作表16.1以作参考）：

_____

_____

_____

_____

_____

练习：在想象中练习应对计划

如果有一天，当你真正用到工作表 16.2 中的计划时，你一定希望该计划是有效的，所以，你最好能够提前练习一下。首先，请你想象一个你未来可能遇到的高危情境。请尽可能详细地想象该情境中的所有细节。情境中发生了什么？你看到或听到了什么？等等。然后，想象你出现了部分或全部早期警示信号。当时你有什么感觉？你想到了什么？你正在做什么？接着，想象你将行动计划付诸实践。把计划的每一步都仔细想象几分钟，要想象细节。当你在想象中实施计划的每一步时，都请注意，你做了什么，想了什么，感觉到了什么，等等。这个计划对你的情绪、思维、行为、生理反应产生了怎样的影响？

做完这个想象练习之后，请评估你在工作表 16.2 第三部分中写出的计划，你在多大程度上相信（低、中、高），该计划能够让你在情绪复发的时候感觉好起来？如果你的信心非常高，说明你的计划应该还不错。如果你的信心比较低，那么你就可以再想想，还能再添加些什么内容，来提升你处理未来挑战的可能性。如果你觉得这个计划很不错，但你对自己能否熟练使用某些技能存疑，那你就应该继续练习你认为有用的技能，即便在你情绪良好的时候也要坚持练习。最理想的状态是，当你情绪正常的时候，你应该能自动使用大部分你计划中提到的技能，这样你才能指望它们在你状态不好的时候派上用场。

把《理智胜过情感》放在案头枕边

到目前为止，你可能已经在定期练习本书讲授的各种技巧了。不过，若你现在的感觉比之前有所好转，尤其是，你现在应该已经基本上把全书读完一遍了，你可能就会将这本书搁一旁。其实，就算你不再坚持定期使用本书，最好也能在今后的日子里时时翻阅。比如，假设你曾经每天都要使用本书，现在你就可以把它放在你触手可及的地方，这样你就能够时不时地拿出书来回顾所学（可以一周看一次，坚持几个月）。假如你曾经每周读一次，现在你可能就需要隔几周读一次或者一个月读一次，坚持几个月。研究表明，通读本书后，仍能坚持回顾并做练习的读者，较之将本书弃置不用的读者，复发率更低。

用《理智胜过情感》提升生活质量，体验更多快乐

大多数人最初使用本书的目的，都是希望处理某种困扰自己的情绪，比如抑郁、焦虑、愤怒、内疚、羞耻，等等。其实，本书中讲过的各种技巧还能够帮助你发展出更多的快乐和幸福感。《理智胜过情感》这本书就像一部电梯，可以将你从地下室带出来，但它不仅仅能把你带到一楼，还能继续带你升到顶楼！

比如，在第12章里你学习了感恩周记、向他人表达感谢、善行等技巧。这些练习能够让你更快乐。第14章讲授了如何利用积极想象来处理焦虑。你还可以利用积极想象来展望你所期待的生活形态。越积极地想象新行为，你就越有可能将新行为付诸实践。积极想象可以为你的生活创造出积极的改变。

如果你打算做出积极的改变，你可以通过行动计划表（第10章）或行为实验（第11章）来尝试各种各样的新方法，看看哪些做法最适合你。接纳（第10章）和正念（第14章）可以帮助你获得更大的幸福感。本书曾推荐过一种降低抑郁的好方法，就是注意和享受那些微小的积极体验（第13章）。若你在不抑郁的时候也能细细品味生活中的积极体验，你对生活的满意度就会大大提升。你还学过，抑郁的时候要多参与各种类型的活动（能带给你乐趣和成就感，让你直面而非逃避生活中的挑战，或与你珍视的东西密切相关的活动），这至关重要。当你感觉良好的时候，同样是做这些类型的活动，你就能让生活变得充实而满足。就算你现在的感觉正在变好，已经不再遭受抑郁、焦虑、愤怒的折磨，你还是要好好计划一下，未来应该如何继续使用这本《理智胜过情感》。请记得，它是一部电梯，可以带你更上一层楼。

如果你觉得本书对你很有帮助，那么许多治疗师都可以在治疗中帮助你一起使用这本书。如果你在接受治疗的同时，也在使用这本书，却发现自己没有获得什么提升，那么请和你的治疗师讨论这个问题，看看可以做些什么改变让治疗变得更有效。请坚信，世上没有解决不了的问题，总有一种方法适合你。在你获

得好转之前，永远不要放弃希望。

第16章 总 结

➤ 学习掌握本书各项技能的过程分为三个阶段：按照书本要求，有意识地努力练习；抛开书本，在头脑中有意识地练习；无须刻意努力，自动做出新的行为反应和思考过程。

➤ 一旦情绪有所提升，人们就容易不再练习所学到的情绪处理技能。但是，你最好能够在情绪好转之后继续坚持练习，直到这些技能成为你自动化反应的一部分。

➤ 情绪的波动是正常现象，你应该有所预计。但你一定要警觉，你的问题情绪是否有了"复发"的苗头——即情绪变得过于严重、持续时间过长、发作过于频繁，或者已经对你的生活和人际产生了不良影响。

➤ 理智胜过情感技能清单（工作表16.1）可以帮助你回顾所学的各种技能，并标记出：你是否使用过这项技能，该技能对你是否有用，你是否仍在使用这项技能，你今后是否打算继续使用这项技能。

➤ 理智胜过情感技能清单还可以让你明白，你的情绪能够获得提升，与你学到的新技能密不可分，也得益于你的坚持和努力。

➤ 为了降低复发风险，你需要识别引发你情绪的高危情境，认识你情绪转差的早期预警信号，并基于你已掌握的技能，做出应对复发的行动计划。

➤ 你最好能在状态良好的时候，利用想象来练习你为降低复发风险所做的计划内容。这样就可以检测，你在多大程度上相信这份计划能在你需要的时候帮到你。

➤ 读完本书之后，请把本书放在枕边案头，这样你就可以随时翻阅回顾，看看你曾学到了什么，并继续练习曾让你获益的各项技能。

➤ 你学习到的各种活动和技能，不光可以带你脱离抑郁、焦虑、愤怒、内疚和羞耻的泥潭，还能帮助你在情绪好转后继续提升幸福感，获得更大的快乐。

尾 声

你在本书中读到了许多人物的故事，不过贯穿始终的还是这四位主人公：本、琳达、玛丽莎和维克。你了解了他们生活的各种细节，陪伴了他们接受认知行为治疗的进程和情绪的变化。你可能会好奇，在治疗结束之后，他们的生活发生了怎样的改变。在尾声部分，我们介绍了这四位主人公后续的生活。

本：老而弥坚。

本利用思维记录表检验思维，通过做行为实验来学习与儿孙们交流的新方法，最终，他战胜了抑郁。在此过程中他还发现，活动安排表和感恩日记对他非常有帮助。治疗结束时，他的情绪已经好多了。他重新开始见朋友，修补了车库里烂尾的一些活，并且和妻子希尔薇一起做了很多活动。另外，本还和希尔薇讨论了一个问题，若他们中的一人先行故去，另一人应当如何生活。本还是希望希尔薇能和他活得一样长，不过，他现在更确定，若希尔薇先去世，他也依旧会努力学着享受生活。

这样巨大的情绪提升让本很开心，也很惊讶。在最后一次治疗时，他激动地从椅子上跳起来，和治疗师使劲地握手："医生，谢谢你。你真的帮了我大忙了，要知道我之前根本就不相信心理治疗的。"本的治疗师笑着告诉他："嗯，你值得拥有这样的结果，这是对你努力练习的回馈。"

本在治疗过程中真的非常努力。他几乎每天都会尝试做点什么来让自己情绪好一点。有时候，他会去识别自己的情绪和思维；有时候，他会增加活动或者尝试新的行为实验。正如第13章所述，本特意增加了一些能带给他乐趣和成就感、让他直面而非逃避生活中的挑战的活动。他还特别注意了一下，什么对他来说是最重要的（家人和朋友），然后尽量保证所安排的活动能让他多和家人及朋友相联系。尽管本一直坚持努力，但过程中还是有反复，他的情绪状况每周都有变化。图 E.1 展示了本的**理智胜过情感抑郁量表**（工作表 13.1）分数随着治疗进程不断变化的情况。

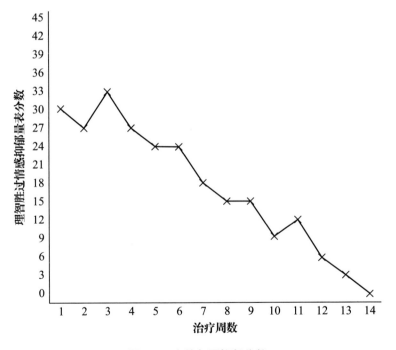

图 E.1　本的每周抑郁分数

一般来说，抑郁分数的变化趋势是一条折线，也就是说不能保证每一周都比上一周好。你可以看到，本的抑郁分数在第三周的时候甚至比最开始的时候还高，他可能会觉得自己没有任何进步。不过随着时间的流逝，本的抑郁在减轻，特别是在第六周，当他学习了思维记录表之后，下降的趋势非常明显。尽管本的抑郁分数有时上升，有时不变，但总体来讲，他现在感觉越来越好了。

玛丽莎：我的生活好像值得过下去。

从玛丽莎的抑郁分数图（图 E.2）上可以看到，她的情绪提升模式和本的完全不同。在治疗过程中，玛丽莎的抑郁分数大起大落，波动得很厉害。在某些特别艰难的时期（比如，当她在工作中遭到批评时，当她和治疗师谈起童年时遭受的虐待时，当她开始失去信心，不愿再做思维记录表时，等等），她的抑郁分数就会非常高（更抑郁）。当玛丽莎提升了自己解决问题的能力，能够使用思维记录表，开始做行为实验时，她的抑郁分数就会变低一些（不那么抑郁）。

有时，玛丽莎的抑郁分数会回升到和开始接受治疗前一样的水平，但你也可以看到，在治疗的最后几周，她的分数基本上还是比较低的。在前十周里，玛丽莎的抑郁分数有七周都超过了 30 分。接下来的十周，超过 30 分的时间只占了四周。再之后的十周，她只有一次分数超过了 30 分。可见，尽管玛丽莎在抑郁中挣扎了长达几个月的时间，折线图还是明显地显示出，随着她开始练习使用思维记录表和学习其他技能，她的抑郁情绪有所好转了。玛丽莎发现，她感到抑郁的时候越来越少了，即便有时体验到不良情绪，该情绪和以往相比，严重程度和持续时间也都有所减轻。许多使用过本书的读者都会有和玛丽莎类似的经历和体验。

后来，玛丽莎一直坚持使用《理智胜过情感》中的策略和技巧，至今已有三个年头了。她基本上是依靠自助练习，当然，偶尔遇到困难时，她还是会回去找治疗师寻求帮助。在过去的三年里，玛丽莎再也没有过任何自杀行为。她不再为自己童年受虐的经历感到内疚和羞耻了。她在工作中表现出色，得到了上司的积极评价。她家里的老二上大学了，这样一来，两个孩子就都离开家了。于是她换了一处房子，面积比以前小，但是带一个小花园。这是玛丽莎有生以来第一次完完全全地独自享受自己的生活，她交了新朋友，觉得未来更有希望了。

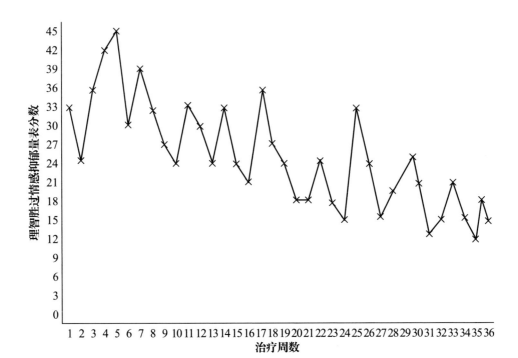

图 E.2　玛丽莎的每周抑郁分数

琳达：空中飞人。

　　第 11 章提到，琳达已经成功地克服了她的惊恐发作和对飞行的恐惧。她的成功是靠以下三个关键步骤达成的：

　　1. 琳达识别出了令她感到恐惧的生理反应（比如，心跳加快），并找出与生理反应相联系的灾难性思维（比如，"我要犯心脏病了"）。

　　2. 在治疗师的帮助下，琳达为这些生理反应构建了替代性的解释（别的因素也可以引起心跳加快，比如焦虑、兴奋、咖啡等）。

　　3. 琳达做了一系列行为实验，来检验她的灾难化信念和替代性解释，看看哪一种更符合她的实际生活经验。这些行为实验有些是在治疗室里做的，有些是在想象中，有些是在家做的，还有些是在飞机上。

　　随着时间的流逝，琳达越来越确信，这些生理反应是由焦虑引起的，并非是身体疾病。她学习并练习了多种降低焦虑的方法。在接受治疗几个月后，她已经能够相对舒适地乘坐飞机出行了。

琳达的职位持续上升，现在，她已经成为公司的区域主管了。她从《理智胜过情感》中学到了许多改变自己的思维与感受的方法，在面对新工作的种种压力时，这些方法可以帮助她充满自信，继续前行。

维克：最完美的方法就是接受自己的不完美。

维克最开始来寻求心理治疗时，希望达到这样几个目标：变得更自信，提升自我满意度，处理愤怒，维持戒酒成果等。随着治疗进行，他最初的治疗目标发生了一些改变。对于戒酒这个目标，他一直很坚定。不过，他还发现了一些新的问题，他意识到，自己的愤怒、抑郁、焦虑等不良情绪，正在严重威胁着他的婚姻。

维克依次处理了这些问题。他的治疗过程既包括艰苦的努力、不懈的坚持、稳定的提升等好的方面，也包括两次狂饮烂醉和自我放纵等曲折反复。在做完了35张思维记录表之后，维克取得了巨大的进步，他可以敏锐地捕捉到那些与他不良情绪、低自尊、放纵饮酒等相关的思维，并加以检验。维克找出了自己可能爆发愤怒的情境，并用想象加以练习，这些做法有效地控制了他的饮酒冲动，并降低了他爆发愤怒的次数。

维克还为自己的新信念寻找支持证据，证明他是有能力的，他把证据记录在了核心信念记录表（工作表12.6）中（图E.3）。

在第二次烂醉之后，维克成功地控制住了自己的饮酒冲动，时刻保持清醒。他认为这得益于他学会了用更健康的方式处理情绪。其中一种方式就是，学会识别那些能够激发他负面情绪和饮酒冲动的思维，并用新的思维和信念替换之。

另外，维克和朱迪觉得夫妻治疗对他们很有帮助。夫妻治疗帮助他们提升交流质量，更清楚地表达各自的感受，并帮助他们检验彼此对对方的一些看法是否真实准确。多年以来，维克和朱迪的婚姻充斥着愤怒和酒精，让他们的关系摇摇欲坠，夫妻治疗帮助他们重拾信任，得以弥补婚姻中的裂痕，这对他们来说是最重要的。

治疗接近尾声，维克明白，他未来的生活中还将面对各种各样的挑战。所以，在防止复发计划当中，维克把思维记录表作为重要的一部分，一旦他发现自己没办法在头脑里直接形成替代思维时，就要拿起笔来填写一份思维记录表。他不再执着于变得完美，而是努力学会接纳自己的不完美。他还要在核心思维记录表上继续收集证据，帮助他渐渐明白，他在许多方面都是非常有能力的。维克保持了戒酒成果、改善了婚姻、提升了幸福感，他认为，他所学到的种种策略和方法，都对取得这些成绩做出了巨大贡献。

新的核心信念： 我是有能力的。

支持我新信念的证据或体验：

1. 我带着女儿去参观她心仪的大学。我帮她熟悉环境，咨询问题。她说她很感谢我的帮助。

2. 儿子在做一个理科的小工程作业，我来帮忙。我没有直接帮他做出结果，而是引导他自己思考，最终他靠自己解决了问题。

3. 朱迪对我能够保持戒酒的状态大加赞扬。

4. 上个月，我又发展了四个新的客户，把产品卖给了他们。

5. 我们教堂的牧师请我帮忙组织一次新成员的聚会。

6. 我周二晚上特别想喝酒，于是就去参加了一次匿名戒酒会。

7. 我按时上交了我的本月工作报告。

8. 朱迪和我讨论家里账务的时候，我一直比较平静。

图 E.3　维克的新核心信念记录表

改变思维方法，就能改变情绪

本书的第 1 章曾提到过，一只牡蛎是如何在沙粒的刺激下造出美丽的珍珠的。我们希望，《理智胜过情感》能够帮助你将生活中的磨难转变为契机，学习新技能，获得战胜痛苦的本领和力量。现在，你已经学会了如何评估思维、处理情绪、改变生活，你比以前变得更有能力了。我们希望，当初驱使你来阅读本书的问题已经得到了解决；我们期待，你获得的不仅仅是技巧和方法，还有更深的洞察力和理解力；我们祝愿，你的所得能够帮助你，将未来的艰难困苦也都磨砺成晶莹璀璨的珍珠！

附　录

本书重点工作表副本

工作表 9.2　思维记录表

思维记录表

1. 情境	2. 情绪	3. 自动化思维（图像）	4. 支持强烈思维的证据	5. 不支持强烈思维的证据	6. 替代/平衡思维	7. 重评情绪
你和谁在一起？ 你在做什么？ 这是什么时候的事？ 你在哪？	写出所有情绪，每种情绪用一个词来描述。 评价情绪强度（0~100%）。 圈出你想要调查的情绪。	先回答前两个通用问题。再针对你在第二栏中圈出的情绪回答其余的问题。 在你马上要有这种感觉之前，你在想什么？（通用） 在这种情境下，你脑海里浮现了什么画面，或者唤起了什么记忆？（通用） 这对我意味着什么？对我的生活、我的未来又意味着什么？（抑郁） 我担心什么事会发生？最坏的后果是什么？（焦虑） 别人如何看待我，对我来说意味着什么？（愤怒、羞耻） 这对别人来说意味着什么？（愤怒） 我是否破坏了规则，伤害了他人，或者未尽到应尽的责任？我如何看待这样的自己？（内疚、羞耻）	在第三栏圈出你将要寻找证据的强烈思维。 写出事实证据来佐证你的结论。（尽可能地写事实，而非解释。参见作表8.1中所做的练习。）	利用"小帮手8.1"中的问题，帮助自己寻找不支持强烈思维的证据。	利用"小帮手9.1"中的问题，帮助自己构建替代或平衡思维。 写出一条替代或平衡思维。 给每条替代/平衡思维打分，评估你在多大程度上相信该思维（0~100%）。	抄下第二栏中的所有情绪。重新评价每种情绪的强度。如果有新出现了新的情绪，也一并打分。（0~100%）

练习：制作行动计划表

　　找出一个生活中你想改变或解决的问题，在工作表 10.2 顶端的横线上写下你的目标。完成行动计划表，注意，计划写得越详细越好。请你设定计划开始的时间，列出可能干扰你完成计划的困难，并找出应对困难的策略。请坚持记录你完成该计划的进度。如果还有其他想改变的问题，可以使用额外的行动计划表。

工作表 10.2　行动计划表

目标：_____

行动	开始时间	可能的困难	克服困难的策略	进度

工作表 11.2　检验潜在假设的实验表

待检验的假设					
实验	预测	可能的困难	克服困难的策略	实验结果	这次实验让我学到了什么
				发生了什么（和你的预测相比）？ 这个结果和你的预测一致吗？ 有没有发生什么意想不到的事？ 如果事情的走向和你预想的不一致，你应对得怎么样？	
符合实验结果的替代假设					

工作表 12.6　核心信念记录表：记录支持新信念的证据

新的核心信念：_____

支持我新信念的证据或体验：

1. _____
2. _____
3. _____
4. _____
5. _____
6. _____
7. _____
8. _____
9. _____
10. _____
11. _____
12. _____
13. _____
14. _____
15. _____
16. _____
17. _____
18. _____
19. _____
20. _____
21. _____
22. _____
23. _____
24. _____
25. _____

练习：持续评估你对新信念的相信程度

在工作表 12.7 的第一行，写下你在工作表 12.6 中明确出来并进行强化的新的核心信念。然后，写上日期，并根据你此时此刻对新信念的相信程度在标尺的相应位置打个 ×。如果你一点也不相信你的新信念，那就在 0% 的位置打个 ×。如果你完全相信你的新信念，那就在 100% 的位置打个 ×。请你每隔几周就评估一下自己对新信念的相信程度，以检验强化新信念的进程。

工作表 12.7　评估我对新信念的相信程度

新的核心信念：_____

我对新信念相信程度的评分：

日期：

| 0% | 25% | 50% | 75% | 100% |

日期：

| 0% | 25% | 50% | 75% | 100% |

日期：

| 0% | 25% | 50% | 75% | 100% |

日期：

| 0% | 25% | 50% | 75% | 100% |

日期：

| 0% | 25% | 50% | 75% | 100% |

日期：

| 0% | 25% | 50% | 75% | 100% |

日期：

| 0% | 25% | 50% | 75% | 100% |

练习：在标尺上评价行为，摒弃"全或无"的思想

　　在工作表 12.8 中，找出一个与你新的核心信念相关的行为。比如，你想要发展的新信念是你很可爱，你就可以给你的社交行为或者其他能体现你可爱的行为打分。如果你要发展的新信念是"我是个有价值的人"，那你就可以关注那些能体现你的价值的行为。请选择那些你倾向于以"全或无"的方式评价的行为。使用下面的评价标尺时，请你描述出具体的情境，并写出你要评估的行为。看一看，使用评价标尺和使用"全或无"的理念，会不会让你有不同的感受。练习使用几个评价标尺之后，请你在工作表 12.8 的底部总结一下你的收获。

工作表 12.8　在标尺上评价行为

情境：　　　　　　　　　　　　　　　　　我要评价的行为：

| 0% | 25% | 50% | 75% | 100% |

情境：　　　　　　　　　　　　　　　　　我要评价的行为：

| 0% | 25% | 50% | 75% | 100% |

情境：　　　　　　　　　　　　　　　　　我要评价的行为：

| 0% | 25% | 50% | 75% | 100% |

情境：　　　　　　　　　　　　　　　　　我要评价的行为：

| 0% | 25% | 50% | 75% | 100% |

情境：　　　　　　　　　　　　　　　　　我要评价的行为：

| 0% | 25% | 50% | 75% | 100% |

情境：　　　　　　　　　　　　　　　　　我要评价的行为：

| 0% | 25% | 50% | 75% | 100% |

总结：＿＿＿

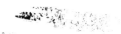

工作表 12.9　强化新信念的行为实验

写出你想要强化的核心信念：_____

假设你完全相信你的新信念，你就会去做某些行为，这些就是与新信念相关的行为，请写出 2～3 个这种行为。这些行为你现在可能不太愿意做，但它们有助于强化你的新信念：_____

_____

基于原有的核心信念和新的核心信念，请你分别对行为的结果做预测。

原有核心信念所做的预测：

_____

_____

新的核心信念所做的预测：

_____

_____

对陌生人做行为实验后的结果（写出你做了什么，对谁做的，最后发生了什么）：

对熟人做行为实验后的结果（写出你做了什么，对谁做的，最后发生了什么）：

我从中学到了什么（实验结果是否支持我的新信念？哪怕只是部分支持？）：

接下来我还可以做什么样的行为实验：

工作表 13.1 理智胜过情感抑郁量表

对于每一个条目中所描述的症状，请根据你最近一周的表现，圈出最符合实际情况的一个数字。

	从无	有时	经常	总是
1. 悲伤或抑郁情绪	0	1	2	3
2. 感到自责或内疚	0	1	2	3
3. 易怒	0	1	2	3
4. 对日常活动的兴趣减少	0	1	2	3
5. 回避与人接触	0	1	2	3
6. 感觉做事比以前困难	0	1	2	3
7. 觉得自己毫无价值	0	1	2	3
8. 无法集中精力	0	1	2	3
9. 很难做决定	0	1	2	3
10. 有自杀的念头	0	1	2	3
11. 反复想到死亡	0	1	2	3
12. 花时间考虑自杀的具体计划	0	1	2	3
13. 低自尊	0	1	2	3
14. 觉得未来毫无希望	0	1	2	3
15. 有自我批评的想法	0	1	2	3
16. 感觉很累，失去活力	0	1	2	3
17. 明显的体重减轻或食欲不振（不包括节食计划造成的体重减轻）	0	1	2	3
18. 睡眠模式改变——入睡困难、睡得比平时多或比平时少	0	1	2	3
19. 性欲衰退	0	1	2	3
总分（各项相加）				

工作表 13.2   理智胜过情感抑郁量表分数记录表

分数															
57															
54															
51															
48															
45															
42															
39															
36															
33															
30															
27															
24															
21															
18															
15															
12															
9															
6															
3															
0															
日期															

练习：安排活动

　　在正式填写工作表 13.6 之前，请先写出几种你打算做的活动。你可以回顾工作表 13.5，参考你在问题 3、6、8 中做出的回答，来帮助你选出适合你的活动。建议你最好能在下面每一个分类中都写出一些活动，然后把这些活动分散安排在你的一周时间里。

能让我愉快的活动：＿＿＿＿＿＿＿＿＿＿＿＿＿＿＿＿＿＿＿
＿＿＿＿＿＿＿＿＿＿＿＿＿＿＿＿＿＿＿＿＿＿＿＿＿＿＿＿＿＿＿
＿＿＿＿＿＿＿＿＿＿＿＿＿＿＿＿＿＿＿＿＿＿＿＿＿＿＿＿＿＿＿
＿＿＿＿＿＿＿＿＿＿＿＿＿＿＿＿＿＿＿＿＿＿＿＿＿＿＿＿＿＿＿

能获得成就感的活动：＿＿＿＿＿＿＿＿＿＿＿＿＿＿＿＿＿＿＿
＿＿＿＿＿＿＿＿＿＿＿＿＿＿＿＿＿＿＿＿＿＿＿＿＿＿＿＿＿＿＿
＿＿＿＿＿＿＿＿＿＿＿＿＿＿＿＿＿＿＿＿＿＿＿＿＿＿＿＿＿＿＿
＿＿＿＿＿＿＿＿＿＿＿＿＿＿＿＿＿＿＿＿＿＿＿＿＿＿＿＿＿＿＿

怎样开始去做那些我回避的事：＿＿＿＿＿＿＿＿＿＿＿＿＿＿
＿＿＿＿＿＿＿＿＿＿＿＿＿＿＿＿＿＿＿＿＿＿＿＿＿＿＿＿＿＿＿
＿＿＿＿＿＿＿＿＿＿＿＿＿＿＿＿＿＿＿＿＿＿＿＿＿＿＿＿＿＿＿
＿＿＿＿＿＿＿＿＿＿＿＿＿＿＿＿＿＿＿＿＿＿＿＿＿＿＿＿＿＿＿

与我珍视的事物相关的活动：＿＿＿＿＿＿＿＿＿＿＿＿＿＿＿
＿＿＿＿＿＿＿＿＿＿＿＿＿＿＿＿＿＿＿＿＿＿＿＿＿＿＿＿＿＿＿
＿＿＿＿＿＿＿＿＿＿＿＿＿＿＿＿＿＿＿＿＿＿＿＿＿＿＿＿＿＿＿
＿＿＿＿＿＿＿＿＿＿＿＿＿＿＿＿＿＿＿＿＿＿＿＿＿＿＿＿＿＿＿

　　有些活动可能属于多个类型。比如，对于有的人来说，散步或锻炼属于娱乐活动，可对于另一些人来说则属于有成就感的活动。若保持身体健康是你最珍视的事情，则锻炼身体也可以被归类为"与我珍视的事物相关的活动"。而若你有段时间很不愿意锻炼，那么这项活动就属于你需要直面的困难。根据你自己的实际情况，怎样分类都无所谓。只要你能在一周中把四种类型的活动都覆盖到，就可以了。

工作表 13.6 活动安排表

根据"安排活动"练习中的说明，用本工作表安排你的一周活动。请写下你打算执行本活动安排表的时间和日期。在此期间，如果你有了更喜欢的或更重要的活动，可以改做新的活动。只需把原有计划划去，在旁边写上你实际做了什么即可。实际执行时，每过一个时间段，就在对应的格子里写上：（1）你实际做的活动；（2）情绪评分（0—100）。

（我要评估的情绪是：_____）。

时间	周一	周二	周三	周四	周五	周六	周日
早上6–7点							
早上7–8点							
早上8–9点							
上午9–10点							
上午10–11点							
中午11–12点							
中午12–1点							
下午1–2点							

时间	周一	周二	周三	周四	周五	周六	周日
下午2-3点							
下午3-4点							
下午4-5点							
晚上5-6点							
晚上6-7点							
晚上7-8点							
晚上8-9点							
晚上9-10点							
晚上10-11点							
半夜11-12点							
半夜12-1点							

工作表 14.1   理智胜过情感焦虑量表

对于每一个条目中所描述的症状，请根据你最近一周的表现，圈出最符合实际情况的一个数字。

	从无	有时	经常	总是
1. 感到紧张	0	1	2	3
2. 感到担心	0	1	2	3
3. 发抖	0	1	2	3
4. 肌肉紧张，肌肉酸痛	0	1	2	3
5. 坐立不安	0	1	2	3
6. 易疲劳	0	1	2	3
7. 呼吸急促	0	1	2	3
8. 心跳得很快	0	1	2	3
9. 无缘无故地出汗	0	1	2	3
10. 口干	0	1	2	3
11. 头晕目眩	0	1	2	3
12. 呕吐、腹泻、肠胃问题	0	1	2	3
13. 尿频尿急	0	1	2	3
14. 一阵阵发热或发冷	0	1	2	3
15. 吞咽困难或"如鲠在喉"	0	1	2	3
16. 感到神经紧绷	0	1	2	3
17. 易受惊吓	0	1	2	3
18. 很难集中精力	0	1	2	3
19. 入睡困难或睡得不沉	0	1	2	3
20. 易怒	0	1	2	3
21. 回避那些让自己感到焦虑的场合	0	1	2	3
22. 想到危险的事	0	1	2	3
23. 觉得难以应付目前的状况	0	1	2	3
24. 总觉得有什么可怕的事要发生了	0	1	2	3
总分（各项相加）				

工作表 14.2　理智胜过情感焦虑量表分数记录表

分数											
72											
69											
66											
63											
60											
57											
54											
51											
48											
45											
42											
39											
36											
33											
30											
27											
24											
21											
18											
15											
12											
9											
6											
3											
0											
日期											

练习：创建我的恐惧阶梯

　　下面请你创建自己的恐惧阶梯。在工作表 14.4 中，你可以用头脑风暴的方式找出你因焦虑而回避的场景，并给这些场景评级打分。然后请将这些场景按评分高低顺序写在工作表 14.5 的阶梯中，最焦虑的写在最上面，最不焦虑的写在最下面。如果某几个场景的评分是一样的，就请你再仔细考虑考虑，给这几个场景排排序，这样就能保证你在使用恐惧阶梯的时候一定是从最不害怕的场景开始，慢慢向最害怕的场景前进。注意，你不一定非要将阶梯的每一级都填满。

工作表 14.4　创建恐惧阶梯

　　1. 首先，用头脑风暴法想出一些你因焦虑而回避的场景，把它们写在左边一栏。顺序无所谓。

　　2. 写完之后，请想象每一个场景，它让你感到有多焦虑？然后 0—100 打分，0 分是完全不焦虑，100 分是有史以来你感到最焦虑的状态。把评分写在对应的右边一栏。

我回避的场景	焦虑评分（0–100）

我回避的场景	焦虑评分（0-100）

工作表 14.5   我的恐惧阶梯

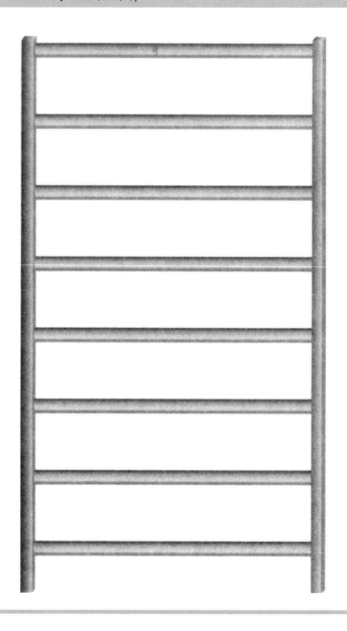

工作表 15.1   测量和追踪我的情绪

你可以使用本工作表来测量和追踪任何你想提升的情绪，包括该情绪的频率、强度和持续时间。你也可以使用本工作表来测量和追踪积极情绪，比如快乐。

我要评估的情绪：_____

频率

在刚过去的一周里，你体验到这种情绪的次数是多少？在下面的标尺上标出最符合你实际情况的数字：

0	10	20	30	40	50	60	70	80	90	100
从无		有过几次			每天一次		每天几次			总是

强度

在刚过去的一周里，你体验到的这种情绪有多强烈？在下面的标尺上标出最符合你实际情况的数字。不管你这周经历了多少次这种情绪，请评价你体验到的最强烈的那一次。0 分表示你本周完全没有体验到这种情绪。100 分表示你一生中经历过的最强烈的这种情绪。如果情绪非常强烈，分值将会在 70 分以上。如果是中等强度，评分应在 30 ~ 70 之间。如果比较平和，则在 1 ~ 30 分之间。

0	10	20	30	40	50	60	70	80	90	100
没有		温和			中等		强烈			历史最强

持续时间

在下面的标尺上标出最符合你的情绪持续时间的数字。请根据本周中你的情绪最强烈的那次来评价（就是你在上面强度标尺里标记的那次情绪发作）。如果你本周没经历过这种情绪，就标 0。

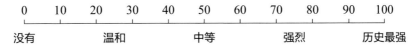

0	10	20	30	40	50	60	70	80	90	100
没有	少于1小时	1-2小时	2-4小时	4-8小时	8-12小时	12-24小时	1-2天	2-4天	4-7天	7天

练习：情绪分数

你可以将你在工作表 15.1 中对情绪发生频率、强度、持续时间的评分记录在工作表 15.2 里。你可以用字母标记出这三个维度，用 F 表示频率，S 表示强度，D 表示持续时间，你也可以用不同的颜色来区分这三者。在同一张图上追踪情绪三个维度的变化，你就可以更清楚地看到，本书中介绍的各种技巧是否对你的情绪有影响。如果你想追踪几种不同的情绪，请把每一种情绪单独记录在一张表上。比如，你想评估羞耻情绪，也想评估快乐情绪，那就使用两张工作表 15.2，分别记录它们。

工作表 15.2　情绪分数记录表

我要评估的情绪：

100												
90												
80												
70												
60												
50												
40												
30												
20												
10												
0												
日期												

工作表15.4　写原谅信

1. 这就是你对我做的事情：

2. 这就是你的所作所为给我的生活造成的影响：

3. 你的所作所为还在这些方面持续影响着我：

4. 在我的想象中，如果我原谅了你，我的生活会在这些方面变好：

5.（一般来讲，如果你能深刻理解这个伤害过你的人，原谅就开始了。请写出一些你了解到的这个人的人生经历，可能是什么经历让他对你造成了那些伤害？）我猜测，你为什么会做出这样的事：

6.（每个人都可能伤害过别人。当你伤害了别人的时候，你希望那个人怎么看待你？）如果我伤害了别人，我希望别人这样看待我：

7.（原谅并不意味着你要赞同、忘记或否认对方的所作所为和你经历过的痛苦。原谅意味着让愤怒消散，意味着从不同的角度来理解当初的事件。）我打算以这样的方式原谅你的所作所为：

8. 我拥有这些资源和特质，让我得以继续前行：

练习：宽恕自己

　　有些人很难宽恕自己；他们内心深处总有一个严厉批判自我的声音。如果你发现，你能够原谅别人的错误，却很难原谅自己的错误，你就应该学着练习自我宽恕。这个练习需要你能够以相同的眼光看待他人和自己，如果你对别人能够充满仁慈和同情，你就应学着以相同的标准对待自己。工作表15.9可以指导你完成这个过程。

工作表 15.9　宽恕自己

1. 在这件事上，我需要宽恕自己：

2. 我的所作所为对我和我生命中的其他人产生了这样的影响：

3. 这件事还在持续地对我和其他人产生这样的影响：

4. 在我的想象中，如果我宽恕了自己，我的生活将会发生这样的好转：

5. 宽恕通常始于理解。可能是什么样的生活经历让我做了这样的事呢？

6. 如果是别人做了这样的事，我会怎么看待他们？

7. 当我陷入内疚或羞耻情绪当中时，我忽略了自己哪些好的方面？忽略了我生活中哪些美好的事物？

8. 宽恕并不意味着你要容忍、忘记或否认你做过的事和经历过的痛苦。宽恕意味着为你的内疚和羞耻找到一条通路，将它们释放出去，意味着从不同的角度理解你曾经的行为。请想象一个仁慈而充满同情的声音，它会指导你如何宽恕自己曾经的过失。请写下这个声音所说的内容：

9. 我具备这样的品质，让我可以继续前行：

工作表 16.2　降低复发风险计划表

1. 我的高危情境：

_____

_____

_____

_____

_____

_____

2. 我的早期信号：

_____

_____

_____

_____

_____

_____

定期（比如，每月一次）评估我的情绪。我的警戒分数是_____

3. 我的活动计划（查看工作表 16.1 以作参考）：

_____

_____

_____

_____

_____

_____